U0236264

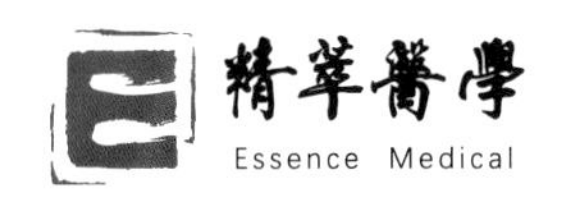

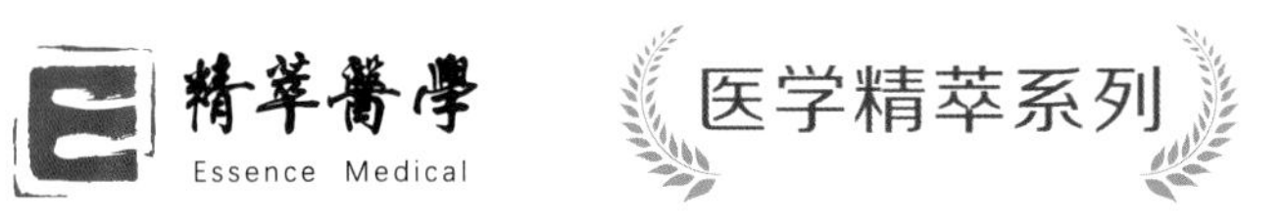

经导管二尖瓣介入治疗中的3D打印技术

应用与实践

杨 剑 潘湘斌 主编

Clinical Application and Practice
of 3D Printing Technique
in Transcatheter Mitral Valve Intervention

化学工业出版社
·北京·

内容简介

二尖瓣疾病是最常见的心脏瓣膜病，经导管二尖瓣介入治疗 (TMVI) 对于二尖瓣疾病患者来说是一种微创、有效的治疗手段，近年来取得了实质性的技术突破和迅猛发展。心血管 3D 打印技术与 TMVI 融合，为二尖瓣疾病患者的个性化及精准诊疗带来了新思路。

全书共 8 章，首先对二尖瓣疾病、经导管二尖瓣介入治疗及器械、超声心动图在经导管二尖瓣介入治疗中的应用、CTA 在经导管二尖瓣介入治疗中的应用、二尖瓣的数字化建模及 3D 打印方法进行了介绍；接着对 3D 打印技术在经导管二尖瓣介入治疗中的应用进行了阐述；之后借助多个 3D 打印技术指导经导管二尖瓣介入治疗的临床实践案例，全方位介绍其方法、应用与价值；最后展望了 3D 打印技术应用于经导管二尖瓣介入治疗的未来。

本书可供各级心血管内、外科医师，麻醉、放射学、超声影像学等专业医师，生物医学工程学相关工作者阅读，同时也为相关医学专业研究生、进修生和高年级本科生提供参考。

图书在版编目（CIP）数据

经导管二尖瓣介入治疗中的3D打印技术：应用与实践/杨剑，潘湘斌主编. —北京：化学工业出版社，2023.1

ISBN 978-7-122-42403-7

Ⅰ.①经… Ⅱ.①杨… ②潘… Ⅲ.①快速成型技术-应用-心脏瓣膜疾病-导管治疗 Ⅳ.①R542.505-39

中国版本图书馆CIP数据核字（2022）第194411号

责任编辑：杨燕玲　　文字编辑：李　平
责任校对：刘曦阳　　装帧设计：史利平

出版发行：化学工业出版社（北京市东城区青年湖南街 13 号　邮政编码 100011）
印　　装：河北京平诚乾印刷有限公司
787mm×1092mm　1/16　印张 14½　字数 297 千字　　2023 年 3 月北京第 1 版第 1 次印刷

购书咨询：010-64518888　　售后服务：010-64518899
网　　址：http://www.cip.com.cn
凡购买本书，如有缺损质量问题，本社销售中心负责调换。

定　　价：199.00 元

主编简介

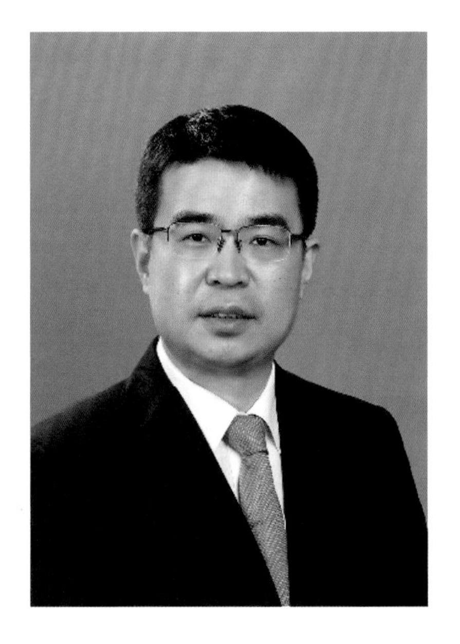

杨剑，空军军医大学西京医院心血管外科一病区主任，博士研究生导师。美国心脏协会专家会员（FAHA）、美国心脏病学会专家会员(FACC)。获聘陕西省中青年科技创新领军人才、陕西省科技创新团队带头人，为陕西省杰出青年科学基金项目获得者。临床擅长于二尖瓣、主动脉瓣等多种结构性心脏病的经导管微创介入治疗，获评第四届“国之名医”。在微创心血管器械研发、临床转化及以 3D 打印为主的多模态影像学评估方面有一定建树。先后在 *Eur Heart J*、*JACC* 等国际期刊上以第一或通讯作者发表 SCI 论文 50 余篇，承担国家重点研发计划、国家自然科学基金等 10 余项基金，经费 1000 余万元。荣获国家科技进步二等奖、中华医学科技一等奖等奖励。授权国家专利 30 余项。主编《心血管 3D 打印技术》《Cardiovascular 3D Printing》《经导管主动脉瓣置换术中的 3D 打印技术——应用与实践》及《经导管主动脉瓣置换操作指南手册》4 部专著。

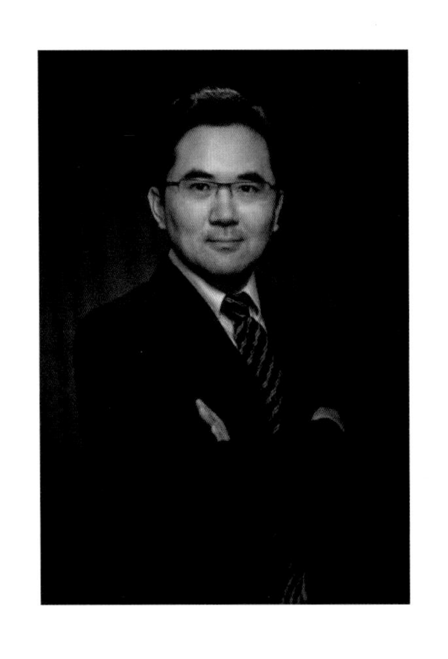

潘湘斌，国家结构性心脏病介入质控中心主任，中国医学科学院阜外医院副院长、结构性心脏病中心主任，云南省阜外心血管病医院执行院长。心脏内、外科双博士研究生导师。发明16项世界首创技术，获得30余项国内外专利，多项产品在中国及欧洲上市，以中国技术、中国产品构建了具有完全自主知识产权的中国方案。其发明的超声引导经皮介入技术及系列产品具有“保护患者、保护医师、减少创伤、节约费用、易于推广”的明显优势，甚至可以在门诊治疗常见心血管疾病，显著节约医疗费用、减轻患者痛苦，优于传统技术；其发明成果以巨大的优势得到国际社会广泛赞誉，多次受邀赴法国、俄罗斯、加拿大、土耳其、泰国等二十多个国家和地区现场演示手术，出色完成国家医疗外交任务；受聘担任美国胸外科医师协会（STS）、美国心血管造影和介入学会（SCAI）及美国心脏病学会（ACC）外籍资深专家。

编者名单

主　　编　杨　剑　空军军医大学西京医院
潘湘斌　中国医学科学院阜外医院

副 主 编　刘　洋　空军军医大学西京医院
谢涌泉　中国医学科学院阜外医院
周　青　武汉大学人民医院
朱光宇　西安交通大学能源与动力学院

编写人员　（以姓氏拼音为序）
Alex Pui-Wai Lee　香港中文大学威尔斯亲王医院
安景辉　河北医科大学第二医院
白　炜　空军军医大学西京医院
曹　省　武汉大学人民医院
曹铁生　空军军医大学唐都医院
陈金玲　武汉大学人民医院
陈　茂　四川大学华西医院
陈　敏　空军军医大学西京医院
陈　澍　华中科技大学同济医学院附属协和医院
陈　涛　空军军医大学西京医院
程　康　西安市人民医院
段福建　中国医学科学院阜外医院
段维勋　空军军医大学西京医院
高　伟　新疆维吾尔自治区中医医院

郭惠明　广东省人民医院
郭　娟　武汉大学人民医院
郭应强　四川大学华西医院
胡海波　中国医学科学院阜外医院
胡晓鹏　中国医学科学院阜外医院
黄焕雷　广东省人民医院
黄　磊　北京大学深圳医院
金　屏　空军军医大学西京医院
金振晓　空军军医大学西京医院
李红昕　山东第一医科大学第一附属医院
李兰兰　空军军医大学西京医院
李伟栋　浙江大学医学院第一附属医院
李　悟　中国人民解放军新疆军区总医院
李亚杰　西安马克医疗科技有限公司
梁嘉赫　空军军医大学唐都医院
刘金成　空军军医大学西京医院
刘丽文　空军军医大学西京医院
刘先宝　浙江大学医学院第二附属医院
刘　洋　空军军医大学西京医院
马克军　西安马克医疗科技有限公司
马燕燕　空军军医大学西京医院
毛　予　空军军医大学西京医院
孟　欣　空军军医大学西京医院
潘文志　复旦大学附属中山医院
潘湘斌　中国医学科学院阜外医院
潘　欣　上海交通大学附属胸科医院
尚小珂　华中科技大学同济医学院附属协和医院
沈会华　中国人民解放军新疆军区总医院

宋光远　首都医科大学附属北京安贞医院
宋宏宁　武汉大学人民医院
苏　洁　空军军医大学西京医院
陶　凌　空军军医大学西京医院
王　浩　武汉大学人民医院
王　晶　西安交通大学机械学院
王首正　中国医学科学院阜外医院
王振东　临汾市人民医院
魏　来　复旦大学附属中山医院
吴永健　中国医学科学院阜外医院
谢涌泉　中国医学科学院阜外医院
徐　健　空军军医大学西京医院
徐学增　空军军医大学西京医院
许荆棘　空军军医大学西京医院
薛武超　空军军医大学西京医院
杨　剑　空军军医大学西京医院
杨丽芳　西安交通大学附属儿童医院
杨婷婷　西安交通大学能源与动力学院
杨毅宁　新疆维吾尔自治区人民医院
杨远婷　武汉大学人民医院
Yat-yin Lam　香港亚洲心脏病中心
易　蔚　空军军医大学西京医院
俞世强　空军军医大学西京医院
袁丽君　空军军医大学唐都医院
曾　飞　新疆维吾尔自治区中医医院
翟蒙恩　空军军医大学西京医院
张戈军　中国医学科学院阜外医院
张海波　首都医科大学附属北京安贞医院

张金洲　西安国际医学中心医院

张龙岩　武汉亚洲心血管病医院

赵　荣　空军军医大学西京医院

郑　磊　烟台毓璜顶医院

郑敏文　空军军医大学西京医院

周　青　武汉大学人民医院

周曙光　西安马克医疗科技有限公司

朱　达　云南省阜外心血管病医院

朱光宇　西安交通大学能源与动力学院

前言

经导管二尖瓣介入治疗(transcatheter mitral valve intervention，TMVI)是一种应用经导管介入的方式对二尖瓣疾病进行治疗的新兴技术，与传统外科治疗方式相比，具有创伤小、术后恢复快等优点，近年来获得了显著进步和蓬勃发展。由于二尖瓣的解剖结构复杂，包括变异度极大的二尖瓣瓣叶、马鞍形的二尖瓣瓣环、瓣下腱索和乳头肌等解剖结构，加上毗邻回旋支动脉、冠状静脉窦、希氏束及主动脉窦等重要组织结构，对经导管二尖瓣器械的研发以及多种TMVI技术的普及开展提出了巨大的挑战和更高的要求。同时，传统平面及虚拟三维医学图像对二尖瓣复杂空间结构的显示效果有限，迫切需要新的影像学技术指导TMVI的精准实施和普及开展。

3D打印技术基于传统影像学技术，在复杂解剖结构空间结构展示方面具有明显的优势，近年来在心血管领域取得了长足的发展。笔者带领团队长期深耕3D打印技术于心血管疾病的临床应用，联合国内知名心脏中心的多位中青年专家，于2020年编写并由化学工业出版社出版专著《心血管3D打印技术》，全方位介绍了3D打印技术在心血管疾病诊治中的理念、方法、临床应用、进展及展望。2021年Springer出版社出版该书英文版——《Cardiovascular 3D Printing》，面向全球发行。

近年来，随着各类经导管瓣膜治疗新技术的蓬勃发展，笔者带领团队紧随国际医学发展潮流，积极探索3D打印技术在经导管瓣膜介入中的应用与实践。临床结果表明，3D打印技术可以协助确定个性化手术方案；评估瓣周漏、传导阻滞、冠状动脉风险等严重并发症；提高经导管介入治疗的成功率和安全性；增进医师与患者的沟通；增强医务工作者及医学生培训；推动结构性心脏病的个性化和精准医疗，取得了积极有益的效果。基于临床实践经验并结合国内外相关领域的最新进展，笔者规划出版3D打印技术及经导管瓣膜介入治疗系列丛书，并于2022年主编出版了《经导管主动脉瓣置换操作指南手册》《经导管主动脉瓣置换术中的3D打印技术——应用与实践》两部专著。

为了更好普及和推广 TMVI 及 3D 打印新技术，促进二尖瓣疾病患者的个性化及精准化诊疗实施，笔者所在空军军医大学西京医院及中国医学科学院阜外医院结构性心脏病团队结合所在中心的临床实践，联合武汉大学人民医院、西安交通大学等的多位国内中青年医学及工程学专家，借助多个 3D 打印指导 TMVI 的临床案例，全方位介绍经导管二尖瓣介入治疗技术、超声心动图及计算机体层血管成像（CTA）在 TMVI 中的应用，二尖瓣结构的数字化建模与工程方法以及 3D 打印技术在 TMVI 的应用、进展和展望等。期待本书能对各级心血管内、外科医师，麻醉、放射学及超声影像学等专业医师以及生物医学工程学和其他医疗工作者的临床实践有所帮助，同时也为相关医学专业研究生、进修生和高年级本科生提供参考。

本书作为《经导管主动脉瓣置换术中的 3D 打印技术——应用与实践》一书的姊妹篇，沿袭了上本书的写作风格。全书共分为 8 章，含附图 500 余幅，其中绝大多数为笔者所在单位及国内多家中心的原创性工作，并得到西安马克医疗科技有限公司等企业及中国医疗器械行业协会增材制造医疗器械专业委员会的大力支持和帮助，在此一并致以衷心感谢！本书的出版还得到了国家重点研发计划项目（2020YFC2008100、2022YFC2503402）、陕西省创新能力支撑计划 - 科技创新团队项目（2020TD-034）、西京医院学科助推计划（XJZT19ML36）等课题的资助。

由于编写时间仓促，加之作者学识有限，书中难免存在不足之处，望广大读者不吝指正。

杨　剑　潘湘斌

2023 年 1 月

目录

第1章 二尖瓣疾病

中国老年瓣膜性心脏病住院患者队列研究（China-DVD）显示，我国的瓣膜性心脏病患者中，二尖瓣反流患者占老年瓣膜病患者的57%，二尖瓣反流是最常见的心脏瓣膜病之一。

二尖瓣的主要生理功能是在舒张期完全开放，保证左心房向左心室充分的前向血流，实现左心室充盈，而在收缩期完全关闭，保证左心室向主动脉充分的前向射血功能。当二尖瓣发生病变时，其主要病理表现是二尖瓣狭窄、二尖瓣关闭不全或两者同时存在。二尖瓣狭窄导致舒张期左心室不能完全充盈，二尖瓣关闭不全则造成收缩期左心室向左心房的逆向血流，两者均影响左心室的有效搏出量，因此二尖瓣疾病的主要临床表现是心室射血功能下降导致的心功能不全，心室重构和继发性结构改变导致的心力衰竭、心律失常等。

二尖瓣疾病病因较多，包括风湿性心脏病、老年性退行性病变、感染性心内膜炎、先天性瓣器发育不良、心房颤动、外伤等。风湿性心脏病曾是我国二尖瓣疾病患者最常见的病因，随着生活条件改善及人口老龄化等问题，老年性退行性病变已成为我国二尖瓣疾病的首要病因，且未来老年性二尖瓣疾病患者的比例还会进一步增加。

体外循环下外科二尖瓣修复和人工瓣膜置换手术是二尖瓣疾病的经典治疗方式，技术成熟，疗效肯定。但随着老年性二尖瓣疾病患者比例增多，部分患者因心脏功能差、合并症多、体外循环手术风险高，限制了外科治疗的应用。近年来，快速发展的经导管二尖瓣介入治疗技术不断创新，涌现出了多种经导管二尖瓣修复和置换技术及器械，为外科手术高风险的患者提供了全新的治疗选择。

1.1 二尖瓣应用解剖

二尖瓣（mitral valve，MV）是由安德烈亚斯 • 范 • 韦塞尔（Andreas Van Wesel）根据

mitra 一词命名的，mitra 一词用于形容类似主教帽的形状，形象地描述了二尖瓣的静态解剖形状。事实上，随着对二尖瓣疾病的认识，特别是外科直视二尖瓣修复技术的发展，学者们更加充分认识到二尖瓣解剖结构和功能的复杂。二尖瓣解剖结构是由二尖瓣前叶、后叶、附着在瓣叶上的腱索、与腱索相连接的乳头肌以及瓣环等组成的复合结构，因此也称为二尖瓣复合体（图 1.1）。作为二尖瓣复合体的组成部分，瓣叶、腱索、乳头肌、瓣环在二尖瓣功能实现中均起着重要作用，每个解剖单元发生病理改变均会导致二尖瓣功能的异常，表现为二尖瓣疾病。

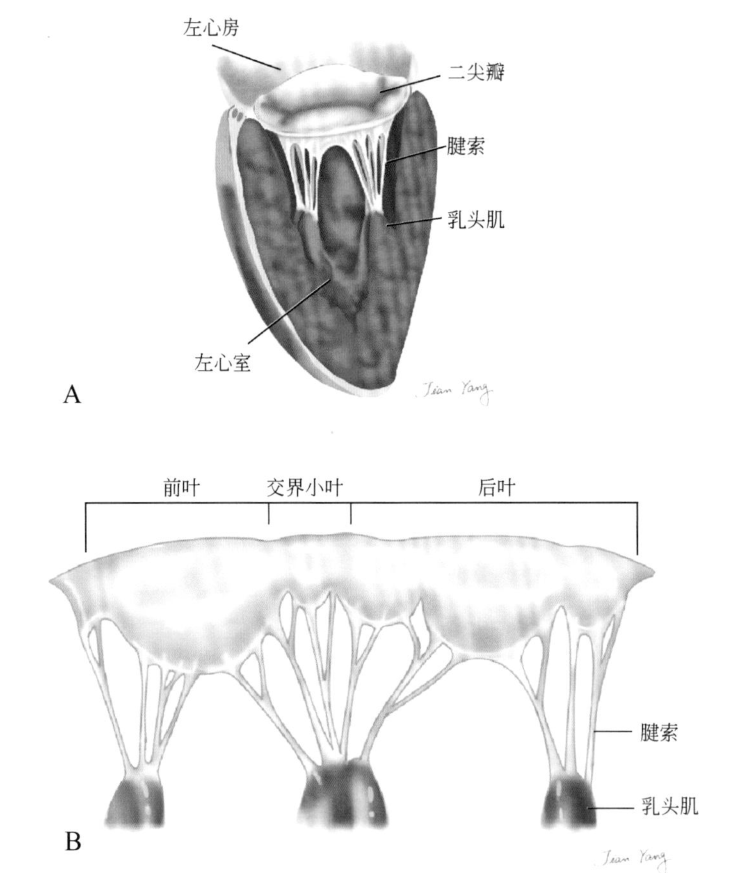

图 1.1　二尖瓣复合体的解剖示意

A. 纵行剖面图；B. 瓣叶、腱索及乳头肌

1.1.1　瓣叶

二尖瓣瓣叶分为前叶和后叶，以及位于前后瓣叶内外侧两个交界之间存在的交界小叶。瓣叶从外向内依次为与瓣环相连的瓣叶根部、构成瓣叶主体的光滑带和构成对合缘的

粗糙带。前叶相对面积较大，约占二尖瓣总面积的 3/4，后叶约占 1/4。前叶基底部占据了二尖瓣周长的 1/3，后叶约占据周长的 2/3。前叶主要通过主动脉瓣 - 二尖瓣幕帘与左心室流出道相延续，而二尖瓣后叶与左心室基底部的肌肉相连形成后瓣环。瓣叶表面积和瓣口面积的精确匹配是维持二尖瓣理想功能的重要前提，正常二尖瓣前、后叶会在瓣膜关闭时形成足够的对合缘，在对合缘部位前叶和后叶匹配重合完全关闭，从而阻挡二尖瓣逆向血流通过（图 1.2）。

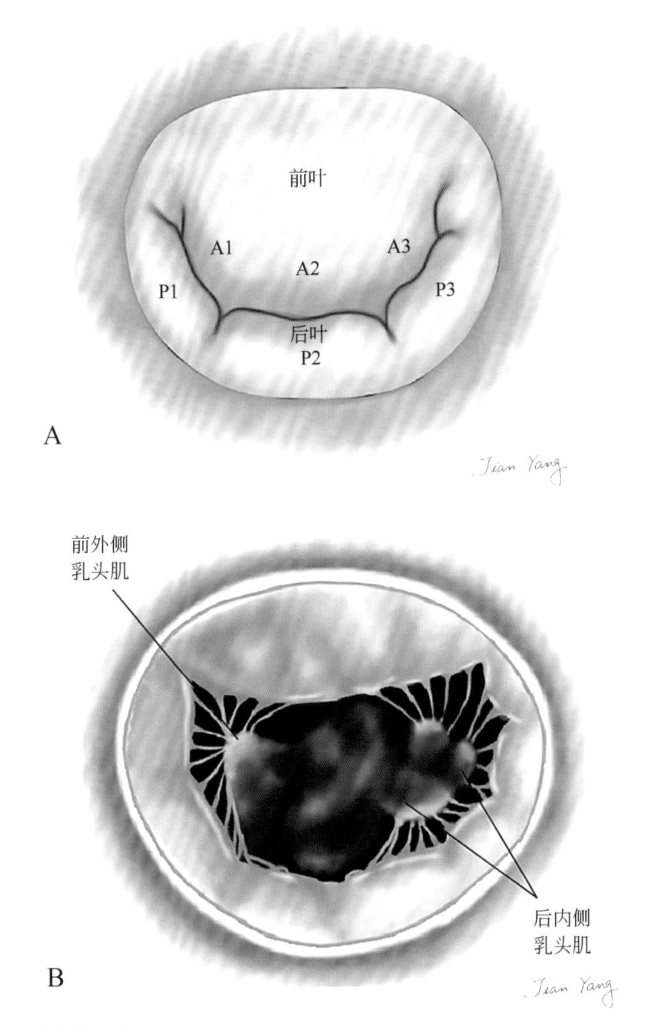

图 1.2　二尖瓣前叶和后叶分布示意

A. 二尖瓣关闭显示前后瓣叶的不同分区；B 二尖瓣开放显示瓣下腱索及乳头肌

二尖瓣前叶位于左右纤维三角之间，呈半卵圆形，是二尖瓣面积的主体，其根部是主动脉瓣 - 二尖瓣幕帘的延续。中部光滑带也称心房区，质地光滑、菲薄，半透明，二尖瓣关闭时起到阻挡逆向血流的主体作用。游离缘也称粗糙带或对合区，质地相对增厚、粗糙，与一级腱索连接，收缩期舒张期运动幅度最大，二尖瓣关闭时与后叶对合区组成对合缘。为了便于影像识别诊断和解剖位置确定，根据与后叶相对位置区域，二尖瓣前叶从外交界向内交界依次分为 A1 区、A2 区和 A3 区。

二尖瓣后叶位于二尖瓣后外侧区域，其根部与左心室壁顶点心肌连接，中部光滑带相对较少，内侧粗糙带在二尖瓣关闭时与前叶粗糙带构成对合缘，游离缘附着众多腱索结构。后叶展开后呈长条形，较前叶结构相对短小。后叶中部有两条切迹（瓣裂），可将后叶分为三个区域，由外向内依次为 P1 区、P2 区、P3 区。前叶并无此切迹，其分区是根据与后叶分区相对应位置命名的（图 1.2）。二尖瓣后叶是心动周期中受力最大的区域，由于左心室收缩舒张运动，二尖瓣瓣环呈现三维立体形变，其中后瓣环形变和运动幅度最大，后叶在二尖瓣关闭时承受的张力也最大，特别是 P2 区较 P1 区和 P3 区面积更大，且位于张力最大区域的中部，因此 P2 区及邻近区域是二尖瓣脱垂和腱索断裂发生率最高的部位。

交界瓣叶也称交界小体，是前后瓣叶交界处的融合延续，形成较小的独立三角形瓣叶区域，二尖瓣关闭时与前后瓣叶共同形成对合缘。交界瓣叶基底部附着于瓣环内外交界区，游离缘由 1 ～ 2 条特征性的扇形腱索附着。交界瓣叶对保持前后瓣叶的连续性和完整的二尖瓣对合缘具有重要作用。

1.1.2 瓣环

心脏解剖中的二尖瓣瓣环是瓣叶与左心房组织的连接移行部位，并没有明确的纤维环组织结构。如果将瓣叶比作门，瓣环就是支撑门的门框，左心房与瓣膜连接部则是保证门能够活动的铰链。二尖瓣瓣环实际只存在于后叶附着处，在此部位存在心肌组织与瓣叶结缔组织的移行转换。瓣环在前叶的附着处实际上并不存在，因为前叶是主动脉瓣 - 二尖瓣幕帘的延续，二尖瓣前叶基底部的两侧分别被前外侧纤维三角和后内侧纤维三角加固。

二尖瓣瓣环重要毗邻解剖结构：①回旋支动脉。起始于左心耳基底部和前外交界之间，距瓣叶附着点约 3 ～ 4mm，沿后瓣环走行。②冠状静脉。起源于后外侧，围绕后叶附着处的边缘，跨过回旋支动脉向内走行，贴近于后瓣附着处，比后瓣环略高。③希氏束。靠近后内侧纤维三角及后内交界。④主动脉瓣根部。二尖瓣前叶延续于主动脉瓣 - 二尖瓣幕帘，主动脉窦的无冠窦和左冠窦与二尖瓣前叶的基底部关系密切，一般与前叶瓣环根部之间有 6 ～ 10mm 的距离（图 1.3）。

1.1.3 腱索

腱索是连接二尖瓣瓣叶与乳头肌的众多纤维条索结构，类似连接风帆的绳索，一端附着于瓣叶，另一端连接乳头肌和左心室壁，控制二尖瓣瓣叶的开放和回弹关闭幅度，在二尖瓣正常启闭功能中起着重要作用（图 1.1B）。根据腱索在瓣叶附着区域的不同，将其分为一级腱索、二级腱索和三级腱索。一级腱索连接乳头肌附着于瓣叶的边缘，相对较为粗大，也称边缘腱索，相邻两个边缘腱索间距一般不超过 3mm；二级腱索连接乳头肌心室壁，附着于邻近瓣叶边缘的瓣叶心室面中部区域，也称中间腱索；三级腱索连接乳头肌心室壁，附着于后叶的基底部或瓣环处，也称基部腱索。

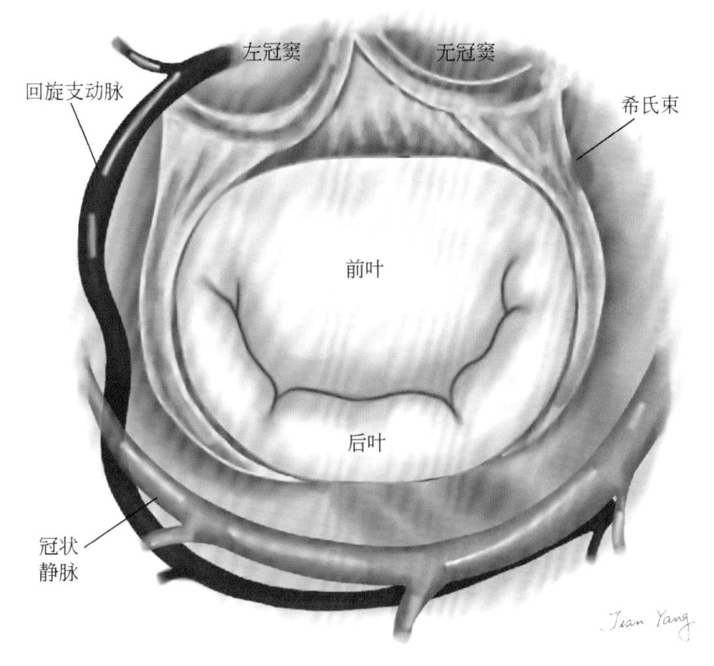

图 1.3　二尖瓣瓣环重要毗邻解剖结构

1.1.4　乳头肌

乳头肌是二尖瓣腱索在左心室连接的支点，在实现瓣叶舒张期正常开放、防止收缩期瓣叶移位至瓣环以上等方面起着重要作用。左心室乳头肌一般分为两组，起自距心尖约 1/3、距二尖瓣瓣环约 2/3 的心室壁上。两组乳头肌分别位于前外侧交界与后内侧交界的下方，称为前外侧乳头肌和后内侧乳头肌。但在两组乳头肌之间也会有中间组乳头肌的出现，通过部分腱索连接二尖瓣 A2 区或 P2 区。前外侧乳头肌由前降支、对角支或回旋支的边缘动脉形成的多个分支供血，后内侧乳头肌由回旋支或右冠状动脉的小分支供血，因此后内侧乳头肌比前外侧乳头肌更容易发生缺血坏死或功能障碍，是急性心肌梗死乳头肌断裂的好发位置（图 1.4）。

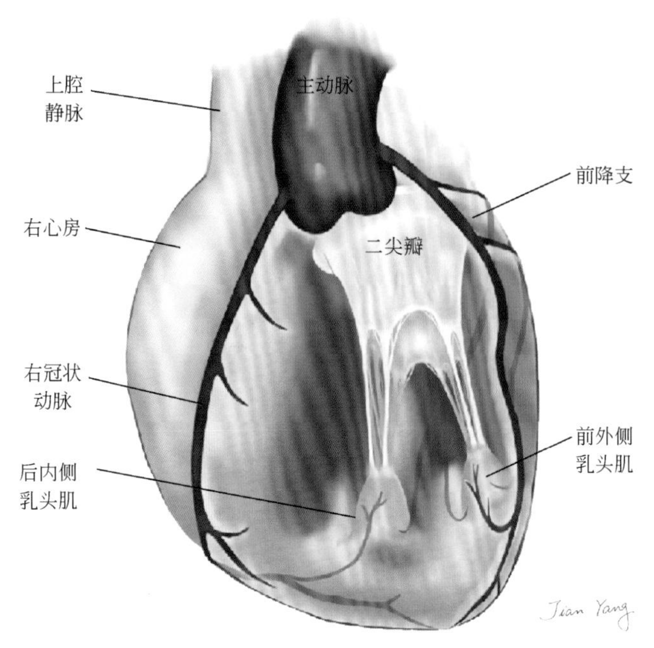

图 1.4　左心室乳头肌冠状动脉供血分布

1.2　二尖瓣狭窄

1.2.1　病因和流行病学

二尖瓣狭窄的病因包括风湿性心脏病、退行性二尖瓣病变、瓣环钙化、先天性发育不良、特发性免疫疾病等，其中风湿性心脏病仍是二尖瓣狭窄的主要病因。一般发病于青壮年，女性较男性多见。风湿性心脏病的发生率与生活条件差密切相关，随着生活条件不断改善，我国风湿性心脏病发病率逐年下降。同时，随着人口老龄化的不断发展，退行性病变相关的二尖瓣及瓣环钙化导致的二尖瓣狭窄发生率有逐年增高趋势。

1.2.2　病理解剖

二尖瓣狭窄的主要病因目前仍是风湿性心脏病，其病理过程发展影响二尖瓣复合体的整体功能，包括瓣叶、腱索、乳头肌的病理变化。二尖瓣狭窄病理解剖特点主要表现为瓣叶增厚、瓣口狭窄、瓣下腱索挛缩、腱索和乳头肌融合等，导致二尖瓣开放受限，有效开口面积减小，舒张期左心室不能充分充盈（图 1.5）。二尖瓣狭窄，左心房压力增高，导致左心房扩大。同时，左心室不能充分充盈，导致左心室相对萎缩、减小，严重时出现左心室失用性萎缩。

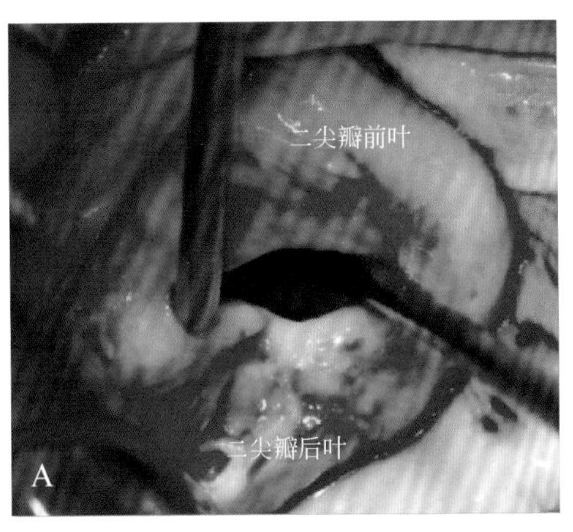

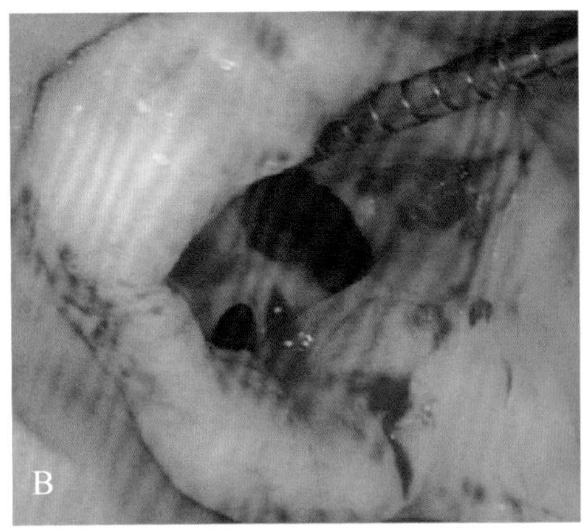

图 1.5 二尖瓣狭窄病理解剖

A. 瓣叶增厚，瓣口狭窄；B. 腱索及乳头肌融合挛缩

1.2.3 病理生理

二尖瓣的正常生理功能是在左心室收缩、舒张的不同期相保证充分的开放和关闭，实现左心室有效的前向射血功能和充足的左心室每搏输出量。正常二尖瓣质地柔软，能够在舒张期充分开放，瓣口面积约 4 ～ 6cm^2。当出现二尖瓣狭窄时，瓣口开放面积减小，影响舒张期左心室的有效充盈。一般根据瓣口开放面积减小的程度将二尖瓣狭窄分为三级：面积减小为 1.5 ～ 2.0cm^2 时为轻度狭窄，1.0 ～ 1.5cm^2 时为中度狭窄，瓣口面积＜ 1.0cm^2 时为重度狭窄。

二尖瓣狭窄的主要病理生理改变是舒张期血流由左心房流入左心室受限，左心室不能有效充盈，左心房压力代偿性增高，左心房与左心室之间的压力阶差增加以保持有效的心排血量。左心房压力升高可引起肺静脉和肺毛细血管压力升高，继而发生扩张和淤血。此时患者休息时可无明显症状，但在体力活动时，因血流增快，肺静脉和肺毛细血管压力进一步升高，即可出现呼吸困难、咳嗽、发绀，甚至急性肺水肿。肺循环血容量长期超负荷，可导致肺动脉压力上升。长期肺动脉高压，使肺小动脉痉挛而硬化，并引起右心室肥厚和扩张，继而可发生右心室衰竭。此时肺动脉压力有所降低，肺循环血流量有所减少，肺淤血得以缓解。重度二尖瓣狭窄患者的病理生理表现包括二尖瓣口开放受限，左心室充盈不足，左心房代偿性扩大，肺静脉淤血，肺动脉高压，右心功能不全以及合并心房颤动等引起的一系列症状和体征。

1.2.4 临床表现

二尖瓣狭窄一般病情进展缓慢，患者出现症状较晚，但随着二尖瓣狭窄病变加重，症状会逐渐加重。早期症状主要是出现肺淤血和低心排血量相关的典型二尖瓣狭窄的症状，包括夜间阵发性呼吸困难，严重时端坐呼吸。早期出现心房颤动的患者可有心悸、气短等症状。轻度的二尖瓣狭窄患者在较重体力活动时出现呼吸困难，随着瓣膜病变加重，较轻体力活动即有胸闷、气短、呼吸困难等发作。如果合并严重肺动脉高压和右心功能不全，患者可出现三尖瓣关闭不全、双下肢水肿和腹水、胸腔积液等相关症状，胸闷、气短症状加重。在二尖瓣狭窄病变过程中，还可因为左心房压升高和肺血容量增多引起支气管动脉破裂发生咯血，也有因急性肺水肿而出现咳粉红色泡沫痰等表现。部分合并心房颤动的患者伴有左心房血栓形成，血栓脱落可致相关神经系统并发症。

二尖瓣狭窄有系列典型体征表现，包括二尖瓣面容、口唇发绀、心胸比扩大、典型心脏杂音、心房颤动心律等。中重度二尖瓣狭窄患者心前区隆起，心尖部可触及舒张期细震颤，心界于第 3 肋间向左扩大。典型病例在心尖部第一心音亢进，呈拍击性，在胸骨左缘第 3 ～ 4 肋间至心尖内上方可闻及开瓣音。心尖部可闻及典型舒张中、晚期隆隆样杂音，呈递增性，以左侧卧位、呼吸末及活动后杂音更明显。肺动脉压力增高时，肺动脉瓣第二心音亢进伴分裂。多数二尖瓣狭窄患者伴发心房颤动，可闻及心房颤动心律的典型特点。

1.2.5 诊断

根据二尖瓣狭窄患者的典型症状、体征，结合心电图、胸片、超声心动图等辅助检查手段可明确二尖瓣狭窄诊断。二尖瓣狭窄患者心电图可出现典型的二尖瓣 P 波，包括增宽 ＞ 0.12s，出现切迹等，后期可出现右心室肥大。伴有心房颤动的患者，心电图可出现心房颤动表现。X 线胸片检查可见心影扩大、肺动脉干突出、左主支气管上抬、食管可见左心房压迹等。肺上部血管影增多、增粗，肋膈角可见 Kerley's B 线，典型患者可出现“烧瓶心”特点。超声心动图是诊断二尖瓣狭窄的金标准，可以明确二尖瓣病变特点，包括二尖瓣狭窄程度、瓣口开放面积、瓣叶活动度、二尖瓣反流程度、左心室收缩舒张功能，估测肺动脉压力及右心功能等指标，是判断病情进展程度、确定手术指征及选择手术方式的主要依据。

1.2.6 治疗

中重度二尖瓣狭窄患者明确诊断后均应考虑手术治疗。《2020 ACC/AHA 瓣膜性心脏病患者治疗指南》对风湿性二尖瓣狭窄患者治疗给出了明确建议，手术方式包括经皮二尖瓣球囊扩张术及二尖瓣外科手术。对于瓣口面积 $<1.5cm^2$ 的二尖瓣狭窄患者，如不伴有左心房血栓，二尖瓣反流在 2+ 以内，指南推荐在有经验的心脏中心首选经皮二尖瓣球囊扩张术，对于合并有血栓和二尖瓣中度以上反流的患者，推荐首选外科手术治疗。

1.2.6.1 经皮二尖瓣球囊扩张术

经皮二尖瓣球囊扩张术也称为经皮二尖瓣球囊成形术，是采用球囊扩张的原理对狭窄的二尖瓣口进行球囊扩张，达到扩大二尖瓣开口、降低二尖瓣跨瓣压力阶差和左心房压力的治疗效果。该术式不必开胸，一般在局部麻醉下经股静脉 - 房间隔穿刺进行，患者损伤小，康复快。ACC/AHA 和 ESC 等欧美瓣膜病管理指南均将经皮二尖瓣球囊扩张术作为中重度二尖瓣狭窄患者治疗的 I 类推荐。

该手术多采用专为二尖瓣狭窄设计的 INOUE 球囊。一般应在术前根据超声心动图进行解剖适应证筛选，明确是否合并左心房血栓、二尖瓣反流程度、二尖瓣及瓣下结构钙化程度、二尖瓣对合缘长度等病理解剖信息。经股静脉穿刺后，在卵圆窝中部穿刺房间隔，将 INOUE 球囊导管送入左心房，并在专用导丝引导下将二尖瓣球囊导管送入左心室，定位于狭窄的二尖瓣位置进行扩张（图 1.6）。球囊扩张术后二尖瓣开口面积明显扩大，跨瓣压差下降，患者症状可有明显改善。但该术式的解剖适应证筛选和手术操作均有一定难度，需要一定的学习曲线，因此指南建议该术式在有经验的心脏中心进行。根据文献报道，长期随访结果提示二尖瓣球囊扩张术 10 年的再次手术率（包括再次球囊扩张术和外科手术）约为 50%。

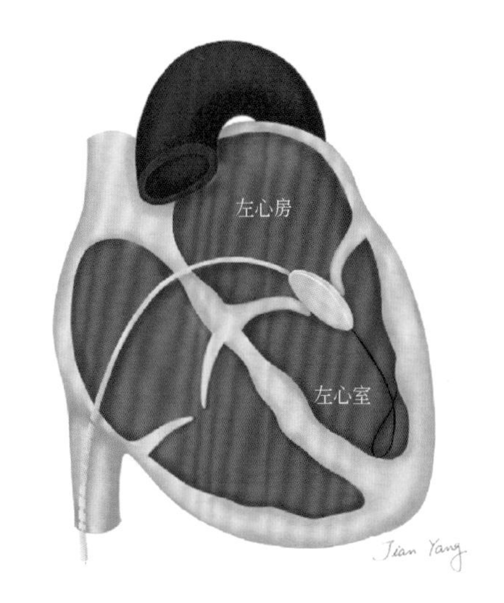

A

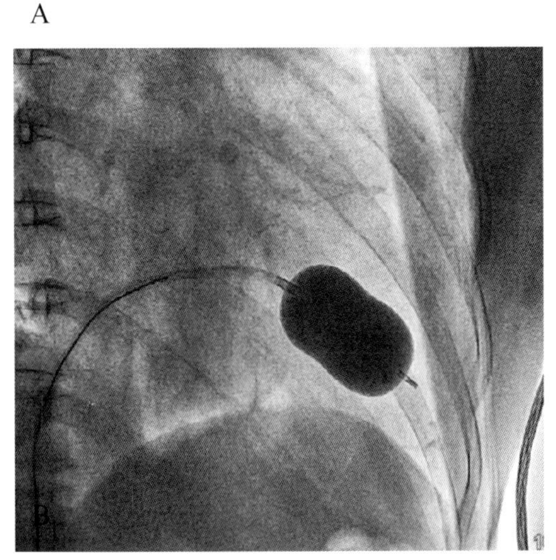

图 1.6　二尖瓣狭窄经皮球囊扩张术

A. 示意图；B. 透视图

1.2.6.2 外科手术

目前二尖瓣狭窄首选的外科手术治疗方式是人工瓣膜置换术。该手术需在全身麻醉体外循环下进行，术中通过正中开胸或右侧肋间小切口，进而通过房间隔或房间沟切口，显露并切除病变二尖瓣瓣叶及瓣下腱索，可酌情保留部分或全部二尖瓣后叶及瓣下结构，有助于术后左心室功能恢复。替换人工二尖瓣可选用间断或连续缝合法。目前临床应用的人工二尖瓣主要有机械瓣和生物瓣两种：机械瓣使用寿命较长，但需要在术后终身服用抗凝药物治疗，一般推荐年轻患者选择（图 1.7）；生物瓣使用寿命有限，但术后抗凝治疗要求低，患者生活质量高，不合并心房颤动的患者可短期服用抗凝药物治疗后停药，一般推荐老年患者选择生物瓣膜。随着生物瓣防钙化技术的不断突破以及经导管瓣膜置换技术的发展，生物瓣应用的比例越来越高，《2020 ACC/AHA 瓣膜性心脏病患者治疗指南》已把生物瓣的推荐使用年龄降低至 50 岁。二尖瓣置换手术作为二尖瓣狭窄的经典治疗方案，预后较好，目前临床的手术成功率大于 98%，但机械瓣置换术后抗凝治疗相关的出血或血栓事件发生率较高是临床关注的重要问题，建议定期复查凝血指标，监测指导抗凝治疗方案。

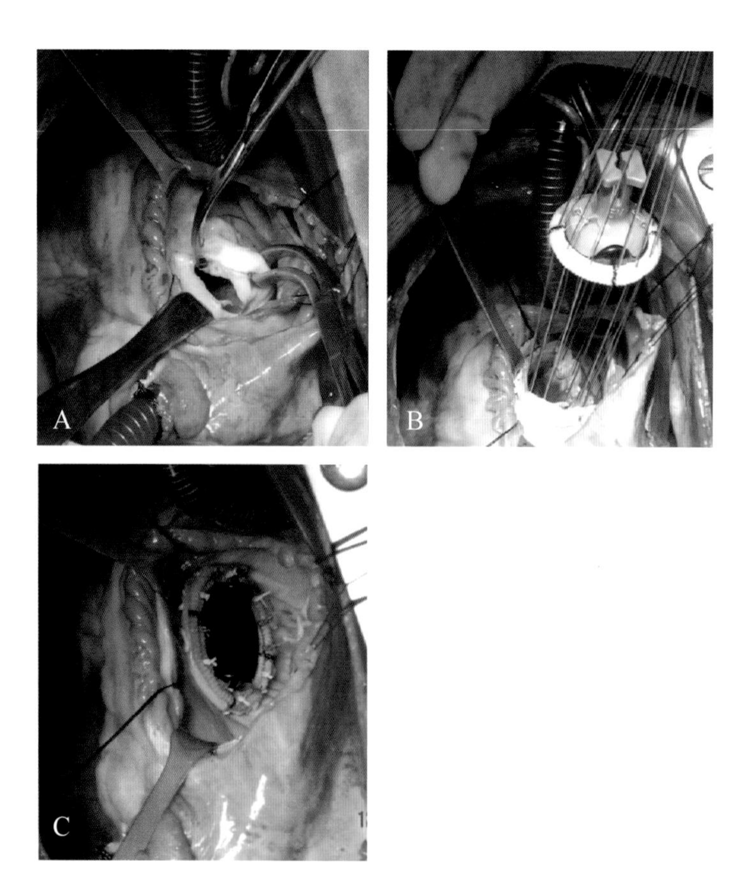

图 1.7 二尖瓣人工机械瓣置换术

A. 剪除增厚的瓣叶及瓣下组织；B. 机械瓣膜置换；C. 落瓣后打结

二尖瓣狭窄的外科修复手术近年来有增加趋势，术中通过交界切开、腱索松解、瓣环成形、瓣叶切削等操作，恢复二尖瓣的活动度及有效开口面积，手术难度相对较大，预后效果有待大样本研究确定，目前主要在一些有经验的中心开展。该术式的主要优势是可避免人工瓣膜应用，利于术后左心功能的维护和避免抗凝治疗。

除手术治疗外，对于一些早期的二尖瓣狭窄患者可行强心、利尿等药物治疗，合并心房颤动的患者可应用 β 受体阻滞剂控制心室率，同时抗凝治疗预防血栓。对于不能耐受手术的晚期患者，也可选择药物保守治疗缓解症状，但预后较差。同时，随着经导管瓣膜置换技术的不断进展和突破，笔者所在空军军医大学西京医院心血管外科团队及华西医院心血管内科陈茂教授团队，尝试应用上海纽脉医疗科技股份有限公司研发的我国首款球囊扩张式瓣膜 Prizvalve®，对重度风湿性二尖瓣狭窄（合并二尖瓣关闭不全）的患者进行经导管二尖瓣置换术，初步早期探索性临床研究结果表明取得良好的临床疗效，有可能成为风湿性二尖瓣狭窄的另一重要治疗手段。

1.3 二尖瓣关闭不全

1.3.1 病因和流行病学

二尖瓣关闭不全是最常见的瓣膜病之一，主要病因包括退行性病变、黏液样变、风湿性心脏病、缺血性心肌病、感染性心内膜炎、先天性发育不良、外伤、心房颤动等。欧洲流行病学统计结果显示，二尖瓣关闭不全在所有年龄组患者中均有发生，老年患者更为多见，65 岁以上老年人发病率约 5.1%，且随年龄增长发病率进一步提高，75 岁以上人群发病率约 9.3%。虽然对二尖瓣关闭不全的治疗已发展多年，并形成了以外科手术为主的经典治疗方式，但仍有超过 50% 的患者因为高龄、手术风险大等因素未能进行手术治疗。近年来快速发展的经导管二尖瓣修复和置换技术，将有望成为解决这一问题的革命性技术及创新解决方案。

1.3.2 病理解剖

二尖瓣关闭不全的病因众多，以老年性退行性病变和心室扩大导致的继发性二尖瓣关闭不全最为常见。目前常将二尖瓣关闭不全分为器质性二尖瓣关闭不全（原发性二尖瓣关闭不全）和功能性二尖瓣关闭不全（继发性二尖瓣关闭不全）。

Carpentier 分型是二尖瓣关闭不全常用的分型方式，该分型根据瓣叶活动度将二尖瓣关闭不全分为三种类型：Ⅰ型是瓣叶活动正常的二尖瓣关闭不全，主要是瓣环扩大引起的瓣叶对合缘不足造成的反流。Ⅱ型是瓣叶活动过度的二尖瓣关闭不全，主要是腱索和乳头肌断裂、瓣叶脱垂等引起的二尖瓣关闭不全。Ⅲ型是瓣叶活动受限的关闭不全，又分为Ⅲ a 和Ⅲ b 两个亚型。Ⅲ a 型是限制性瓣叶开放受限，主要是瓣叶增厚、钙化，交界融合，腱索和乳头肌挛缩融合引起的对合缘不足造成的二尖瓣关闭不全；Ⅲ b 型是限制性瓣叶关闭受限，主要是心室扩大、腱索相对短缩等造成的继发性二尖瓣关闭不全（图 1.8）。

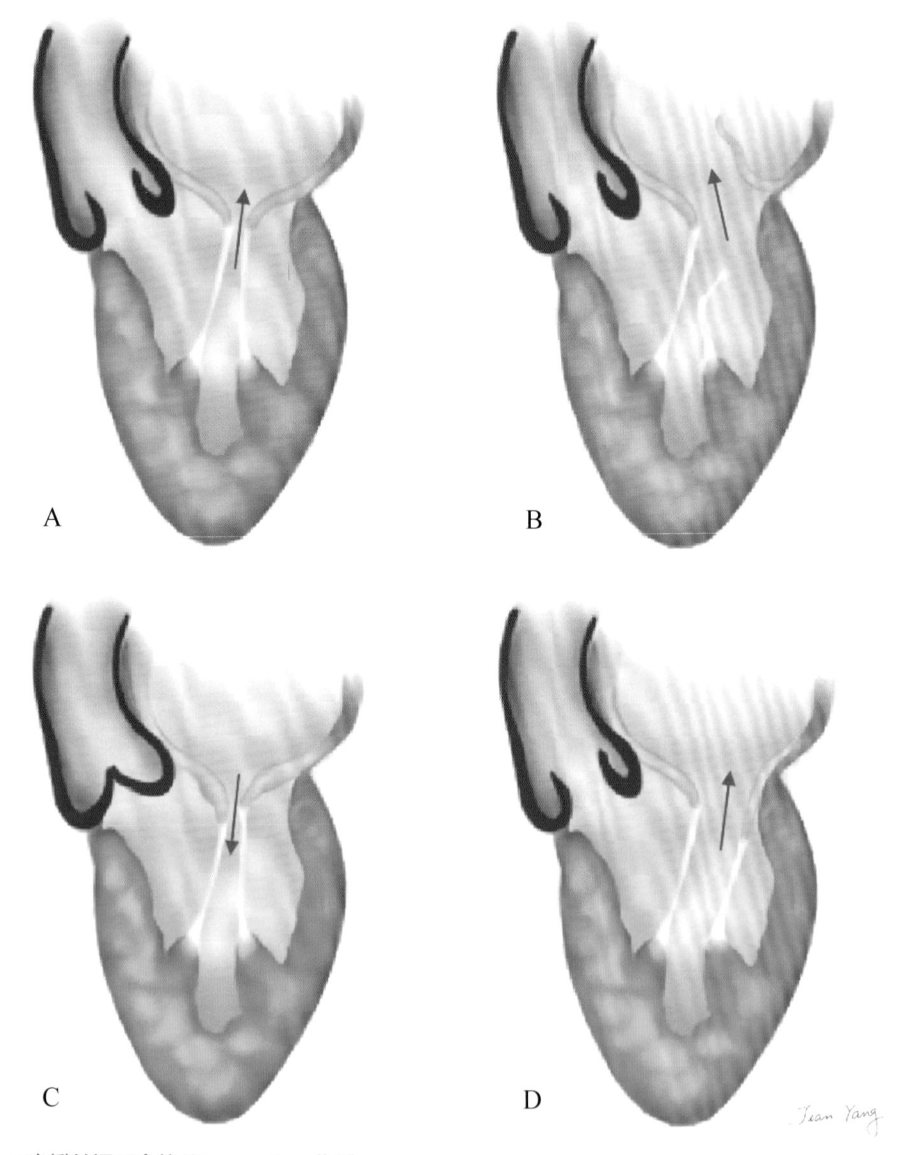

图 1.8　二尖瓣关闭不全的 Carpentier 分型

A. Ⅰ型；B. Ⅱ型；C. Ⅲ a 型；D. Ⅲ b 型

Carpentier 分型针对病因和解剖分型，有效指导了外科二尖瓣修复技术的选择，是二尖瓣外科及经导管二尖瓣修复手术的重要参考依据。

1.3.3 病理生理

急性二尖瓣关闭不全多见于感染性心内膜炎、外伤等，引起左心房突然增加大量反流的血液，可使左心房和肺静脉压力急剧上升，引起急性肺水肿。慢性二尖瓣关闭不全的主要病理生理改变是逐步加重的二尖瓣反流，使得左心房负荷和左心室舒张期负荷加重。左心室收缩时，血流由左心室注入主动脉及反流入左心房，流入左心房的反流量可达左心室排血量的 50% 以上。左心房除接受肺静脉回流的血液外，还接受左心室反流的血液，因此左心房压力的升高可引起肺静脉和肺毛细血管压力升高，继而出现肺静脉扩张和淤血，同时左心室舒张期容量负荷增加，左心室扩大。二尖瓣关闭不全患者早期通过代偿，每搏输出量和射血分数增加，左心室舒张末期容积和压力可不增加，此时可无临床症状；晚期失代偿时，每搏输出量和射血分数下降，左心室舒张末期容量和压力明显增加，临床上出现肺淤血和体循环灌注低下等左心功能不全表现，甚至出现肺动脉高压和全心衰竭。

1.3.4 临床表现

急性二尖瓣关闭不全患者，表现为严重的左心衰竭、肺水肿症状，患者可出现呼吸困难、咳粉红色泡沫痰等。慢性进展期二尖瓣关闭不全患者，早期可无明显症状或仅有轻度不适感。随着病情进展，二尖瓣反流加重，左心扩大，肺淤血加重。严重二尖瓣关闭不全患者可表现为劳力性呼吸困难、疲乏、端坐呼吸等，活动耐力显著下降。与二尖瓣狭窄患者不同，二尖瓣关闭不全患者的咯血和栓塞较少见。晚期患者合并右心衰竭时可出现肝淤血、双下肢水肿、胸腔积液、腹水等。

二尖瓣关闭不全患者心脏明显增大，心界向左下扩大，心尖区可触及抬举样搏动。肺动脉高压和右心衰竭时，可有颈静脉怒张、肝大、下肢水肿等。心尖区可闻及收缩期吹风样杂音，多向左腋下传导，吸气时减弱，反流量小时音调高，瓣膜增厚者杂音粗糙。二尖瓣前叶损害为主时，杂音向左腋下或左肩胛下传导；后叶损害为主时，杂音向心底部传导，可伴有收缩期震颤。

1.3.5 诊断

根据二尖瓣关闭不全患者的典型症状、体征，结合心电图、胸片、超声心动图等辅助检查手段可明确诊断。轻度二尖瓣关闭不全者心电图可表现正常，严重者可有左心室肥大和劳损；肺动脉高压时可出现左、右心室肥大的表现。慢性二尖瓣关闭不全伴左心房增大者多伴有心房颤动。窦性心律者可出现 P 波增宽且呈双峰形。二尖瓣关闭不全患者胸部 X 线片提示左心房和左心室明显增大，明显增大的左心房可在钡餐时出现食管压迹。肺动脉高压、右心衰竭时，右心室明显增大，肺动脉干突出，可见肺静脉淤血、肺间质水肿等。老年退行性病变可伴有二尖瓣瓣叶和瓣环的钙化表现。

超声心动图是二尖瓣关闭不全诊断的金标准。二维超声心动图可见二尖瓣前后叶增厚，回声增强，瓣口在收缩期关闭对合不佳；腱索断裂时，二尖瓣可呈连枷样改变，在左心室长轴切面可见瓣叶在收缩期呈鹅颈样钩向左心房，舒张期呈挥鞭样漂向左心室。M 型超声可见舒张期二尖瓣前叶 EF 斜率增大，瓣叶活动幅度增大，左心房扩大，收缩期过度扩张及室间隔活动过度。多普勒超声显示左心房收缩期反流，可对二尖瓣反流程度进行定量测量，从而确定病变程度，并明确二尖瓣反流病因和病变位置，进而指导手术治疗方案制订，特别是经食管三维超声心动图（3D-TEE）可精确测量二尖瓣反流位置和反流程度，指导介入手术术中操作及治疗效果判定。

1.3.6 治疗

1.3.6.1 药物治疗

早期二尖瓣关闭不全患者应适当避免过度的体力活动和剧烈运动，限制钠盐摄入，保护心功能。适当使用利尿药、血管扩张药，特别是减轻后负荷的血管扩张药，通过降低左心室射血阻力，可减少反流量，增加心排血量，从而产生有益的血流动力学作用。慢性二尖瓣关闭不全患者可用血管紧张素转化酶抑制剂，急性二尖瓣关闭不全患者可用硝普钠、硝酸甘油等；洋地黄类药物可用于心力衰竭患者；合并心房颤动还应进行抗凝治疗预防血栓及栓塞事件发生。

1.3.6.2 手术治疗

（1）二尖瓣关闭不全外科治疗原则

外科手术二尖瓣修复是二尖瓣关闭不全的经典治疗方式。长期随访研究表明，手术治疗后二尖瓣关闭不全患者心功能的改善明显优于药物治疗；即使在合并心力衰竭或心房颤动的患者中，手术治疗的疗效也明显优于药物治疗。同时，对于二尖瓣关闭不全，瓣膜修复术比人工瓣膜置换术能够更好地保持术后心脏功能，且随访死亡率低，长期存活率高，同时避免了术后抗凝治疗的血栓和栓塞风险。因此，在二尖瓣关闭不全的手术方式选择上，目前一致的看法是优先选择修复手术，对二尖瓣关闭不全患者应做到应修尽修；确有修复困难、缺乏解剖修复基础的可考虑人工瓣膜置换。

随着经导管二尖瓣缘对缘修复技术（TEER 技术）等微创新技术快速发展，对于二尖瓣关闭不全的治疗策略选择更加多元化。在《2020 ACC/AHA 瓣膜性心脏病患者治疗指南》中，对原发性二尖瓣关闭不全首选外科手术修复外，对于外科手术高危和不能耐受外科手术患者推荐行 TEER 手术治疗；而对于以往认为外科手术治疗效果不佳的继发性二尖瓣关闭不全患者，除合并冠状动脉问题需要外科手术同期推荐行二尖瓣手术外，也推荐部分药物治疗效果不佳患者可选择 TEER 手术治疗。

（2）二尖瓣外科综合成形修复技术

外科二尖瓣修复技术经过长期发展，已经形成了二尖瓣综合成形手术修复策略。针对二尖瓣病变的具体部位，包括瓣叶脱垂、腱索断裂、乳头肌断裂、瓣环扩大、特发性的瓣叶穿孔、黏液样变等，都有针对性的修复策略。不同策略针对二尖瓣的瓣叶、瓣环、腱索及乳头肌进行功能修复。Carpentier 提出了二尖瓣修复手术的三个基本原则：①恢复或保持瓣叶充分的活动度；②重建足够的瓣叶对合缘；③重塑瓣环以提供最佳和稳定的瓣口面积。以上原则是目前外科进行二尖瓣修复的共识理念。在具体修复手术中，一般均采用综合成形方式，即在修复手术中可能应用人工腱索修复、脱垂瓣叶切除修补、人工瓣环固定等多种修复方式，最终实现更理想的修复效果和更好的耐久性。

（3）外科缘对缘修复与 TEER

目前经导管二尖瓣修复技术最成熟的治疗方式是 TEER 技术，该术式源于外科二尖瓣缘对缘修复技术，也称双孔修复技术。术中将脱垂部位二尖瓣进行缘对缘缝合最终形成双孔开放形式，根据缝合的脱垂部位可形成不同大小的两个开口。如果脱垂部位靠近交界区，缘对缘缝合后相当于关闭一侧交界，形成一个开口。该技术由意大利圣拉斐尔医院 Alfieri 教授在 1991 年提出并开始应用，该团队在长期的临床实践中总结了丰富经验，报道了大量基于外科缘对缘修复技术的随访结果，表明该技术简便易行、效果理想、耐久性可靠，并在 1998 年首先提出了微创经导管实现心脏搏动下缘对缘技术二尖瓣修复的概念。根据 Alfieri 团队的经验，外科缘对缘技术可用于前瓣脱垂、前后瓣脱垂、交界脱垂、功能性二尖瓣反流等修复。原则上除本身二尖瓣开口面积过小、风湿性二尖瓣关闭不全、过大的脱垂范围等之外，其他类型的二尖瓣关闭不全均可考虑缘对缘修复技术，这也成为目前经导管缘对缘修复技术适应证和禁忌证的重要参考原则。虽然时至今日，外科缘对缘修复技术在很多中心只是作为常规修复技术的补充，但 TEER 已成为欧美瓣膜病治疗指南推荐的临床治疗方法。

随着经导管介入修复技术和器械的不断进步，临床上已出现针对不同病变类型的微创经导管瓣叶、腱索、瓣环修复技术和器械，以及针对二尖瓣关闭不全的经导管二尖瓣置换技术和器械。基于外科综合成形技术的临床实践经验，未来经导管二尖瓣治疗技术也趋于向多种技术融合和综合应用的方向发展。

参考文献

[1] Agur AMR, Dalley AF. Grant's atlas of anatomy. 15th Edition. Amsterdam, Netherlands: Wolters Kluwer,

2020: 193-290.
[2] Alfieri O, De Bonis M. The role of the edge-to-edge repair in the surgical treatment of mitral regurgitation. J Cardiovasc Surg, 2010, 25(5): 536-541.
[3] Alfieri O, Maisano F, De Bonis M, et al. The double-orifice technique in mitral valve repair: A simple solution for complex problems. J Thorac Cardiovasc Surg, 2001, 122(4): 674-681.
[4] Carpentier A, Filsoufi F, Adams DH. Carpentier's reconstructive valve surgery. Amsterdam, Netherlands: Elsevier, 2010: 5-10.
[5] Cohen BD, Napolitano MA, Edelman JJ, et al. Contemporary management of mitral valve disease. Adv Surg, 2020, 54: 129-147.
[6] Debonnaire P, Palmen M, Marsan NA, et al. Contemporary imaging of normal mitral valve anatomy and function. Curr Opin Cardiol, 2012, 27(5): 455-464.
[7] Del Forno B, De Bonis M, Agricola E, et al. Mitral valve regurgitation: A disease with a wide spectrum of therapeutic options. Nat Rev Cardiol, 2020, 17(12): 807-827.
[8] Gheorghe LL, Mobasseri S, Agricola E, et al. Imaging for native mitral valve surgical and transcatheter interventions. JACC: Cardiovascular Imaging, 2021, 14(1): 112-127.
[9] Gillinov M, Burns DJP, Wierup P. The 10 commandments for mitral valve repair. Innovations (Phila), 2020, 15(1): 4-10.
[10] Lawrie GM. Surgical treatment of mitral regurgitation. Curr Opin Cardiol, 2020, 35(5): 491-499.
[11] Luo T, Meng X. Rheumatic mitral valve repair: The score procedure. Asian Cardiovasc Thorac Ann, 2020, 28(7): 377-380.
[12] Maisano F, La Canna G, Colombo A, et al. The evolution from surgery to percutaneous mitral valve interventions: The role of the edge-to-edge technique. J Am Coll Cardiol, 2011, 58(21): 2174-2182.
[13] McCarthy KP, Ring L, Rana BS. Anatomy of the mitral valve: Understanding the mitral valve complex in mitral regurgitation. Eur J Echocardiogr, 2010, 11(10): 3-9.
[14] Oliveira D, Srinivasan J, Espino D, et al. Geometric description for the anatomy of the mitral valve: A review. J Anat, 2020, 237(2): 209-224.
[15] Otto CM, Nishimura RA, Bonow RO, et al. 2020 ACC/AHA Guideline for the management of patients with valvular heart disease: A report of the american college of cardiology/American Heart Association Joint Committee on clinical practice guidelines. J Am Coll Cardiol, 2021, 77(4): e25-e197.
[16] Zamorano JL, González-Gómez A, Lancellotti P. Mitral valve anatomy: Implications for transcatheter mitral valve interventions. EuroInterv, 2014, 10 Suppl: U106-U111.
[17] 王增涛 , 蔡开灿 , 丁自海 , 等 . 胸心外科临床解剖学 . 2 版 . 济南 : 山东科学技术出版社 , 2021: 13-55.
[18] 叶蕴青 . 中国多中心老年二尖瓣关闭不全患者临床特征 , 治疗决策及预后临床研究 . 北京协和医学院 , 2021.
[19] 叶蕴青 , 许海燕 , 周政 . 中国多中心老年二尖瓣关闭不全患者临床特点、治疗现状及预后分析——中国老年瓣膜性心脏病国家注册登记研究报告 . 中国分子心脏病学杂志 , 2021, 21(3): 3928-3932.
[20] 张斌 , 许海燕 , 高润霖 , 等 . 中国老年瓣膜性心脏病不同性别住院患者的流行病学特点 : 一项全国性多中心横断面研究 . 中国医刊 , 2020, 55(1): 26-30.
[21] 易定华 , 徐志云 , 王辉山 . 心脏外科学 . 2 版 . 北京 : 人民军医出版社 , 2016: 11-29.

第2章 经导管二尖瓣介入治疗及器械

2.1 经导管二尖瓣介入治疗技术概述

外科二尖瓣置换或修复是治疗重度二尖瓣疾病的标准方案，能够明显改善患者的临床症状及生活质量，延长生存时间。然而并非所有重度二尖瓣疾病患者都有机会接受外科治疗。据报道，美国49%的二尖瓣疾病患者因心功能低下、合并症多、高龄等高风险因素而未能接受外科手术。近年来，随着经导管二尖瓣介入治疗(transcatheter mitral valve intervention, TMVI)的出现及快速发展，多种经导管二尖瓣修复及置换的技术及器械不断问世，为广大二尖瓣疾病患者带来了新的治疗选择。

2.2 经导管二尖瓣修复技术及器械发展概况

2.2.1 经导管二尖瓣缘对缘修复技术

1991年，意大利外科医师Alfieri提出了缘对缘的二尖瓣修复技术，目前该技术在外科领域很少应用，但在经导管二尖瓣介入治疗领域却大放异彩。《2020 ACC/AHA瓣膜性心脏病患者治疗指南》将经导管二尖瓣缘对缘修复（TEER）技术推荐用于外科手术高危、解剖合适、预期寿命超过1年、重度原发性二尖瓣关闭不全患者（推荐级别为Ⅱa级）。对于继发性二尖瓣关闭不全（MR），指南建议经最佳药物治疗后仍有持续症状、左心室射血分数（LVEF）为20%～50%、左心室收缩末期内径（LVESD）≤70mm和肺动脉收缩压≤70mmHg，解剖合适的重度MR患者行TEER（推荐级别为Ⅱa级）。目前TEER技术的相关器械如下：

2.2.1.1 MitraClip

MitraClip 是美国 Abbott 公司研发的世界上第一个经导管二尖瓣修复器械（图 2.1）。2002 年，第一代 MitraClip 问世，2013 年，MitraClip 经 FDA 批准上市，成为了经导管二尖瓣介入技术发展的里程碑。通过器械设计的不断改进，Abbott 公司又相继发布了 MitraClip NT（第二代）、MitraClip NTR/XTR（第三代）和 MitraClip G4（第四代）系统。2019 年 9 月，MitraClip G4 获得 FDA 批准于美国上市。2020 年 6 月，MitraClip 获得我国国家药品监督管理局（NMPA）批准在中国上市。MitraClip G4 系统提供 4 种夹子尺寸，使医师可以根据患者独特的二尖瓣解剖结构来定制更多的治疗选择，允许医师在手术中单独捕获二尖瓣瓣叶，以降低手术难度。此外，还可以提供心房压力监测，实时监测手术效果。通过近 20 年的临床应用，MitraClip 已经在全球范围内应用于超过 15 万余例患者，其安全性和有效性得到充分验证。MitraClip 手术成功率高，且围手术期并发症发生率较低，术后二尖瓣反流程度、再住院率和死亡率均明显降低，患者生活质量得到明显改善。

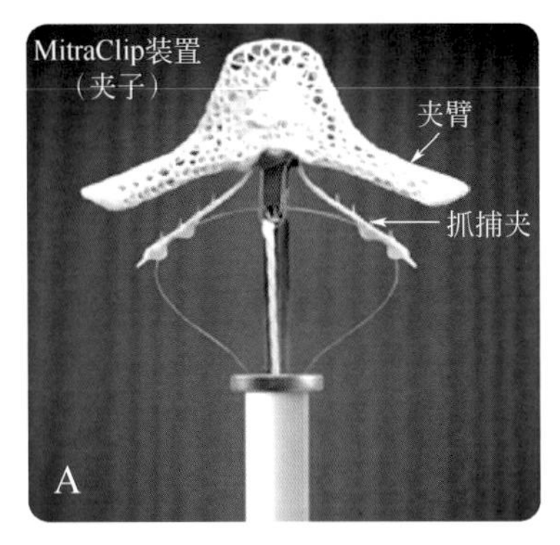

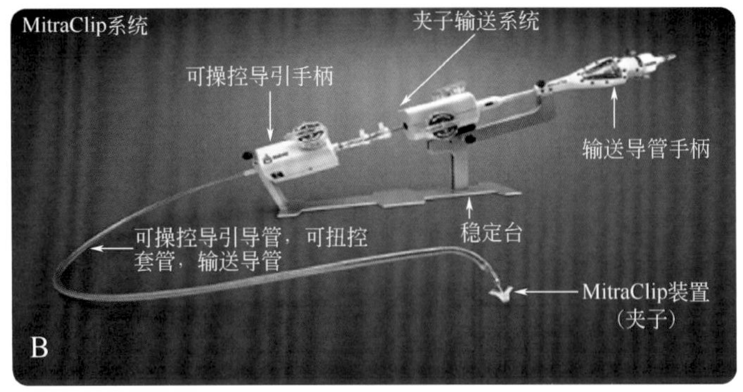

图 2.1 MitraClip 经导管二尖瓣修复系统

A. MitraClip 夹子；B. 输送系统

MitraClip 的主要相关临床研究有 EVEREST Ⅱ、COAPT 以及 MITRA-FR 研究等。其

中 COAPT 研究共入选 614 例中重度或重度继发性 MR 患者，这些患者经过规范的指南指导药物治疗（guideline-directed medical therapy，GDMT）后，仍存在心力衰竭症状，他们被 1 : 1 随机分成 GDMT + MitraClip 组和 GDMT 组。研究结果表明，在合并中重度继发性 MR 的心力衰竭人群中，用 MitraClip + GDMT 联合治疗的患者 2 年死亡率及因心力衰竭住院率明显低于 GDMT 组。严格筛选合适的解剖条件对于手术的成功进行具有重要作用，《2020 ACC/AHA 瓣膜性心脏病患者治疗指南》指出，MitraClip 的适应证为：经多学科心脏团队充分评估后认为是 GDMT 治疗效果不佳、外科手术禁忌、有症状、预期寿命大于 1 年、LVEF 为 20% ～ 50%、左心室收缩末期内径（LVESD）≤ 70mm、原发性或继发性重度（MR ≥ 3+）MR 患者。禁忌证为：①无法耐受术中或术后抗凝及抗血小板治疗；②对夹子组件（镍、钛、钴、铬、聚酯等）或对比剂过敏；③活动期二尖瓣感染性心内膜炎；④合并心腔内、下腔静脉或者股静脉血栓。

2.2.1.2 PASCAL

PASCAL 是美国 Edwards 公司研发的经导管二尖瓣缘对缘修复器械，其命名源自四个单词的英文首字母：PAddles、Spacer、Clasps、Alfieri，主要由夹子和输送系统构成。夹子本身由两个 U 形宽桨叶状瓣叶抓捕夹合装置（paddles）、两个瓣叶抓捕固定装置（clasps）以及一个填充杆（spacer）组成。填充杆密封夹子与瓣叶之间的空隙，可减少瓣叶折叠程度，降低瓣叶所受的应力，有效减少反流。PASCAL 可呈现出 3 种工作状态：①拉伸形态。输送系统内的延展状态，便于植入输送，在夹子缠绕二尖瓣腱索时也可轻松脱离。②瓣叶抓捕形态。独立的瓣叶固定装置可以独立捕获固定二尖瓣瓣叶。③异形桨形态，即最终的瓣叶捕获形态（图 2.2）。PASCAL 的输送系统与 MitraClip 的输送系统类似，采用三层鞘管结构，外鞘直径 22F，第一层及第二层为可调弯鞘管，通过重叠设计达到前后内外的全向调弯，第三层为输送鞘，用于输送及控制夹子的工作。

关于 PASCAL 目前报道最大样本的研究为德国注册研究 German CLASP 研究，为前瞻性多中心上市后观察研究。共入选德国 10 个成熟瓣膜中心 309 例患者，平均年龄 76.9 岁，原发性反流占 32.7%。73.5% 的患者植入 1 个夹子。手术操作时间（96±47）min，即刻的手术成功率为 96.4%，与 MitraClip G4 接近。30 天随访时器械成功率（定义为：无死亡或卒中，平均压差梯度≤ 5mmHg，无外科手术或再介入，无器械失效，MR ≤ 2+）为 81.9%。该研究显示，PASCAL 系统临床效果满意，单夹子使用比例较 MitraClip 更高，有利于手术简化，但跨瓣压差略高于 MitraClip，特别是在使用双夹子时。在 PASCAL 长期耐久性方面，CLASP-1 显示了优异结果。2 年超声心动图随访结果显示 78% 的患者 [84% 的功能性二尖瓣关闭不全（FMR），71% 的退行性二尖瓣关闭不全（DMR）]MR ≤ 1+ 和 97% 的患者（95% 的 FMR，100% 的 DMR）MR ≤ 2+。

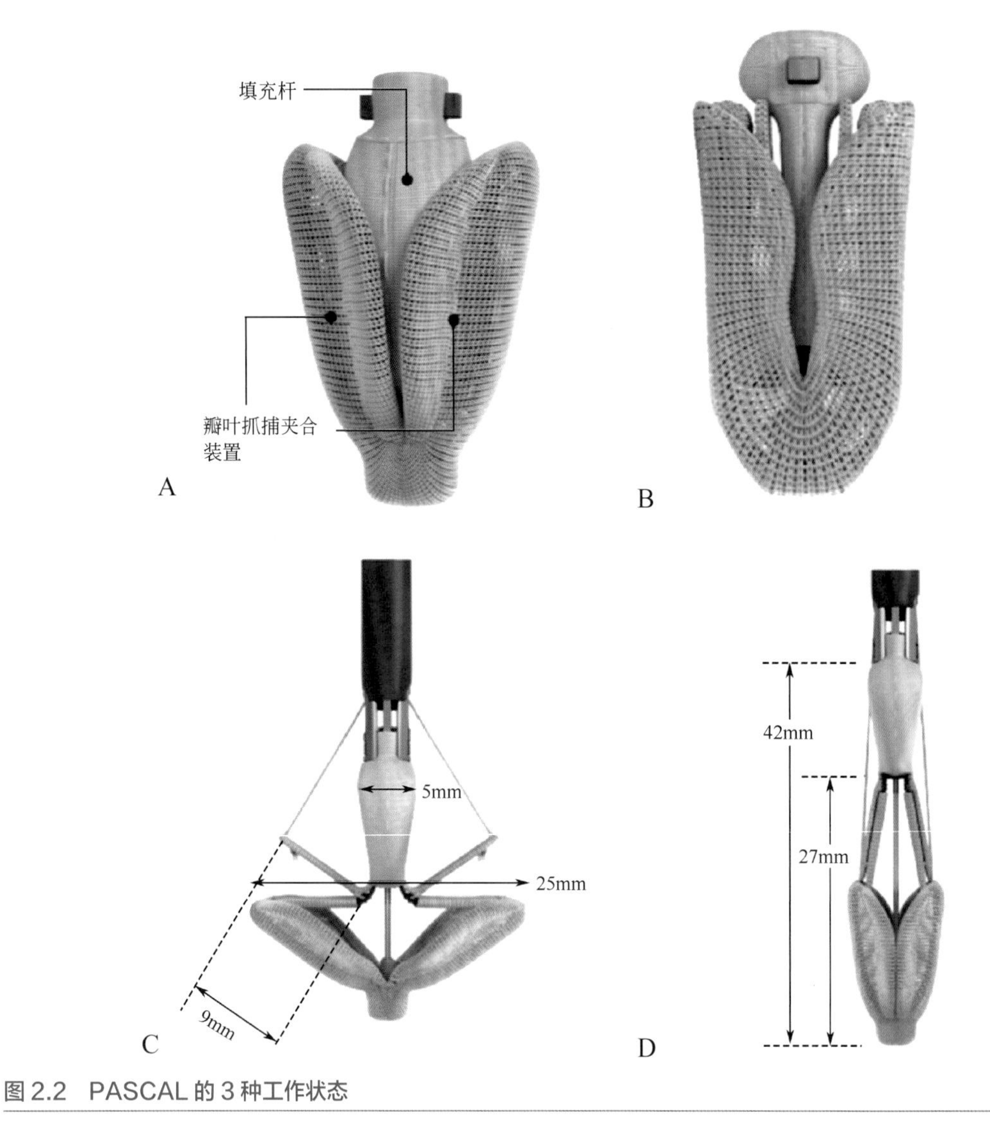

图 2.2 PASCAL 的 3 种工作状态

A. 异形桨形态正位观；B. 异形桨形态侧位观；C. 瓣叶抓捕形态；D. 拉伸形态

2.2.1.3 ValveClamp

ValveClamp 是复旦大学附属中山医院和上海捍宇医疗科技股份有限公司联合研发的一款经心尖的二尖瓣缘对缘修复系统，由输送系统、跨瓣器、夹合器 3 部分组成（图 2.3）。该系统采用了特殊的闭合环设计，对瓣膜产生“卷缩效应”，更易夹合。此外，相较于其他 TEER 器械，该器械有以下优点：手术时间短，学习曲线短；不需要 DSA 机器及导管室，在普通手术室即可完成；输送系统型号小，夹合稳固，捕获范围大，适应证广；生产成本低，更适合我国国情。ValveClamp 首次人体试验纳入了 12 例患者，手术成功率 100%。所有患者术后二尖瓣反流减少到 1 级或 0 级，未出现严重并发症。平均手术时间 28.5min，90 天随访结果显示，11 例患者为 MR 1 级（91.7%），1 例为 MR 2 级（8.3%），且未出现二尖瓣狭窄。ValveClamp 最新临床研究纳入了 2018 年 7 月至 2019 年 12 月国内 8 个中心 62 名重度继发性 MR 患者，其中 59 名患者仅夹合了 1 次，3 名患者夹合了 2 次，其中 14 名（22.6%）患者术后即刻 MR>2+，全国多中心 NMPA 注册研究初步结果已证实其安全性和有效性。

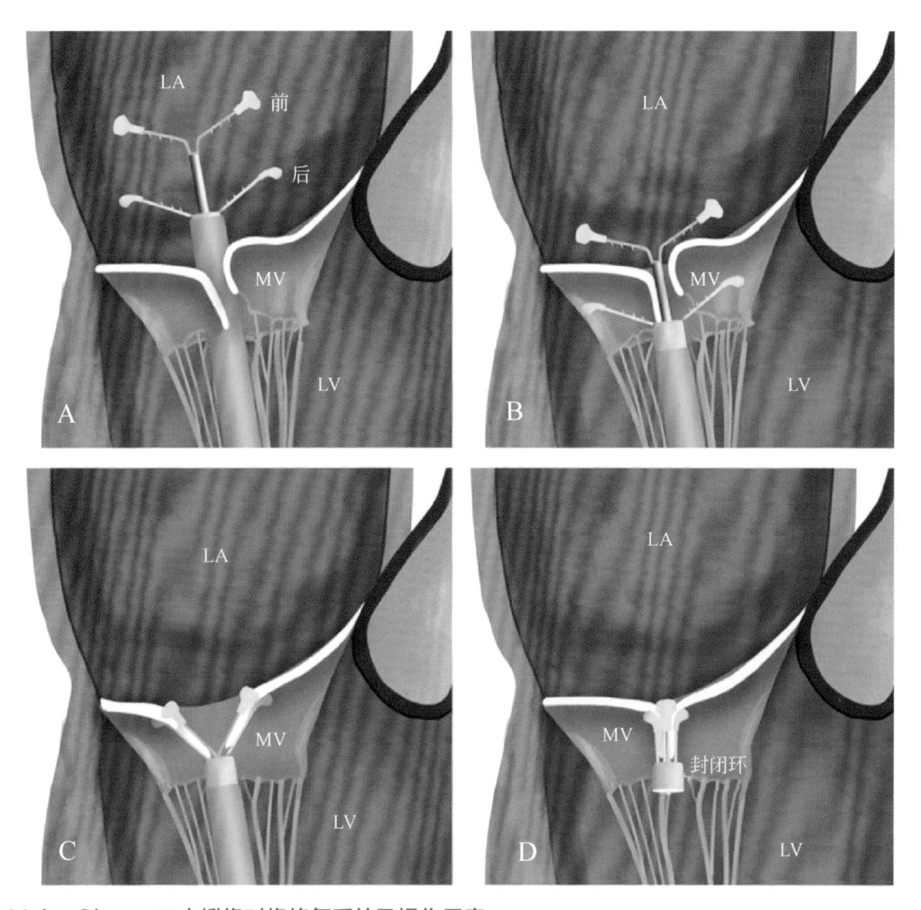

图 2.3 ValveClamp 二尖瓣缘对缘修复系统及操作示意

A. 夹子入左心房；B. 捕获瓣叶；C. 完全夹合；D. 收紧夹子并释放

LA—左心房；LV—左心室；MV—二尖瓣

2.2.1.4 DragonFly

DragonFly 是杭州德晋医疗科技有限公司研发的我国首款经房间隔二尖瓣缘对缘修复系统（图 2.4），相比较于 MitraClip 和 PASCAL 两款产品，DragonFly™ 器械主要具有 4 个方面的特点：①瓣膜夹中心独特的封堵网设计，可进一步降低中心反流，减少瓣叶应力，避免瓣叶损伤；②稳定的传动机械结构系统，使瓣膜夹关闭时更稳定可靠，可极大提升手术安全性；③单独捕获瓣叶的功能，可以分别抓取前叶和后叶，能应对复杂解剖结构的病变；④优化设计的输送系统，保证器械输送顺畅、操作便利，同时设计了更加符合人机工程学的操作手柄。最新注册临床试验为前瞻性、多中心、单组目标值法的试验设计，纳入了 120 例外科手术高危的 DMR 患者，已完成入组，82% 的患者出院时 MR ≤ 1+，100% 的患者出院时 MR ≤ 2+，展示了 DragonFly 可有效地减少二尖瓣反流。

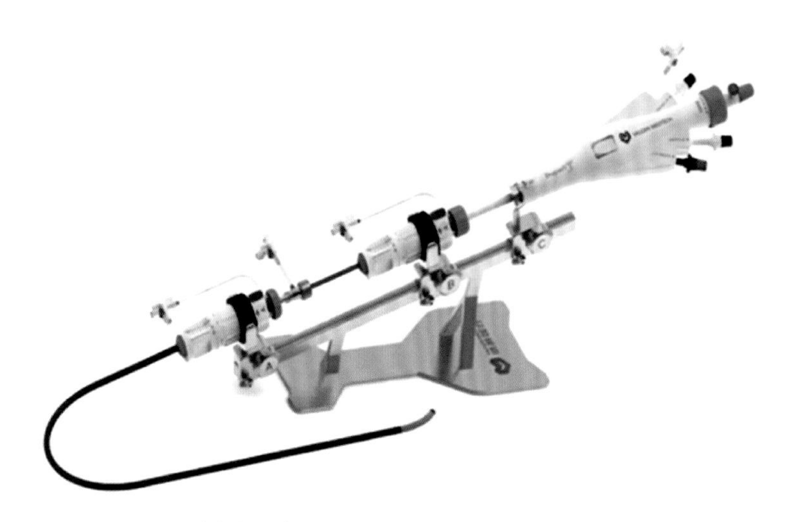

图 2.4 DragonFly 经导管二尖瓣膜夹系统

除以上二尖瓣缘对缘修复器械外，目前国内还有上海申淇医疗科技有限公司的淇麟™、科凯生命科学有限公司的 KoKaclip™、端佑医疗科技有限公司的 Neonova、上海纽脉医疗科技有限公司的 Valveclip，宁波健世科技股份有限公司、上海御瓣医疗科技有限公司、苏州沛嘉医疗科技有限公司等多款二尖瓣 TEER 产品也在临床试验阶段。

2.2.2 经导管二尖瓣瓣环成形术

2.2.2.1 Carillon

Carillon 是美国 Cardiac Dimensions 公司研发的一款经冠状静脉窦间接二尖瓣瓣环成形系统，由两端带有自膨胀锚定件的镍钛合金带组成，该系统经右侧颈内静脉 9F 鞘输送到冠状静脉窦和心大静脉，通过环缩心大静脉来缩小二尖瓣后瓣环，减少二尖瓣反流（图 2.5）。植入 Carillon 系统时需在全身麻醉下，经冠状动脉造影确认冠状动脉和冠状静脉的位置以及经食管超声心动图同时进行二尖瓣瓣环位置的确认。Carillon 于 2009 年就获得了 CE 认证，但由于手术成功率较低、有压迫回旋支引起冠脉阻塞的风险，并未在临床进一步推广。最近发表的一篇荟萃分析系统地回顾了 REDUCE-FMR、TITAN、TITAN Ⅱ 3 项临床研究 139 名植入 Carillon 的功能性 MR 患者的临床资料，结果表明：与术前相比，Carillon 植入后 1 个月和 1 年，患者 6min 步行距离和 KCCQ-OSS 评分均明显改善。

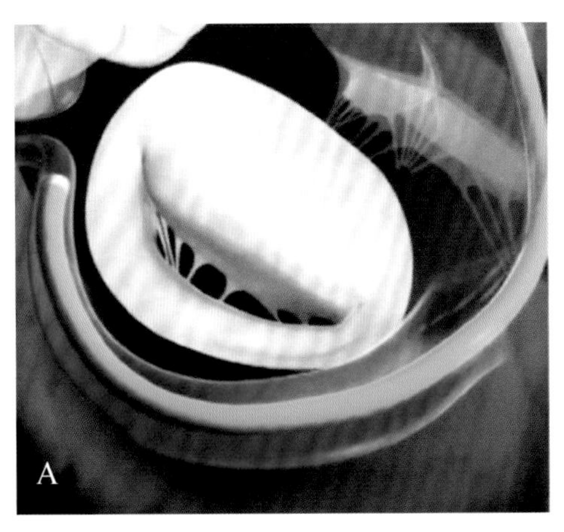

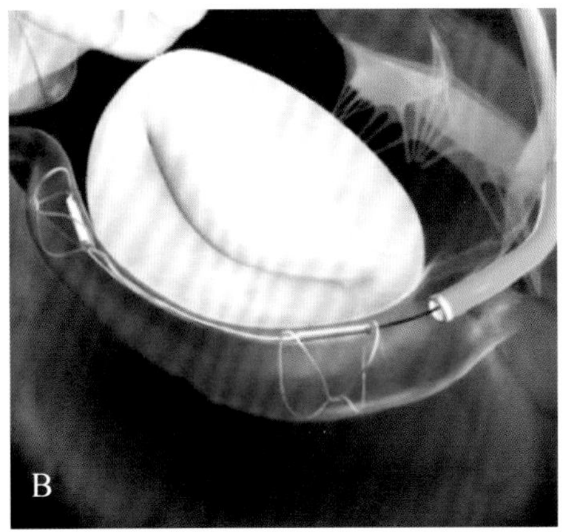

图 2.5 Carillon 瓣环成形系统操作示意

A. 导管进入冠状静脉窦；B. Carillon 系统进入冠状静脉窦

2.2.2.2 Cardioband

Cardioband 是 Valtech Cardio 公司（以色列）研发的一款经股静脉 - 房间隔途径直接瓣环环缩系统（图 2.6），设计理念为外科“缩环”技术，2015 年获得 CE 认证，2016 年底被 Edwards 公司收购。Cardioband 系统在高危功能性二尖瓣反流患者的治疗中具有良好的安全性和有效性。手术策略为在经食管超声心动图检查（TEE）和 X 线的引导下，通过股静脉 - 房间隔途径将人工瓣环锚定在二尖瓣瓣环上，应用一系列可复位的螺丝将环形条带固定在瓣环，再通过调整人工瓣环减小二尖瓣瓣环的内径，增强瓣叶的对合，从而纠正二尖瓣反流。

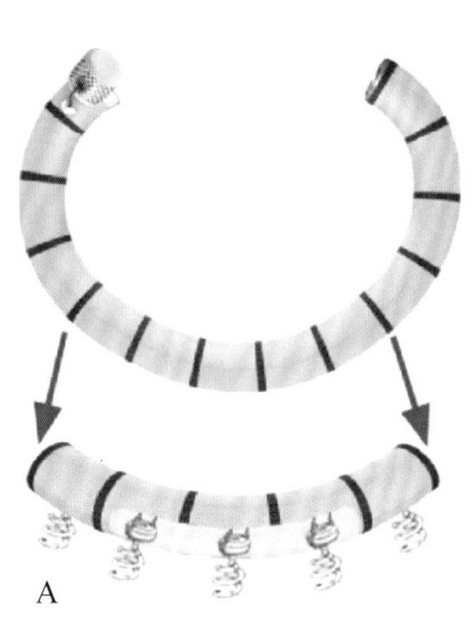

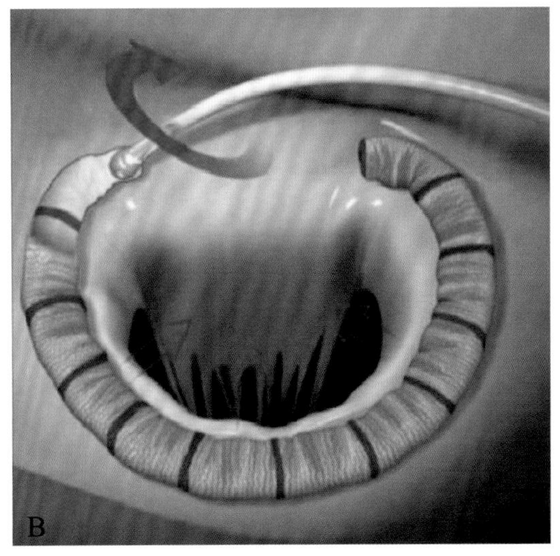

图 2.6

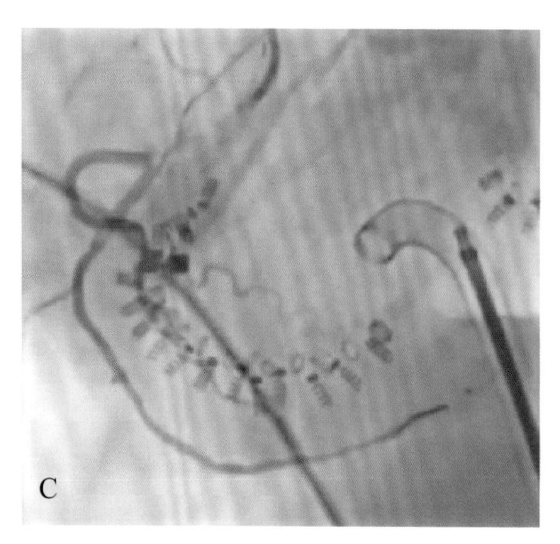

图 2.6 Cardioband 二尖瓣瓣环成形系统及操作示意

A. 结构示意；B. 系统进入左心房，贴附二尖瓣瓣环；C. 系统完全解离

早期 FIM 研究纳入了 31 例经最佳药物治疗后仍有心力衰竭症状的外科手术高危的继发性中重度 MR 患者，装置植入成功率为 100%，技术成功率为 93.5%，术后 1 个月随访时 MR ≤ 2 级的患者比例为 88%。另一项研究报道了 60 例中重度继发性 MR 患者 Cardioband 植入 1 年后的随访结果，结果显示患者生存率为 87%，中度及中度以下 MR 患者比例为 61%。Cardioband 也可与其他经导管二尖瓣修复设备同时或先后使用。需要注意的是，Cardioband 的植入过程操作较为复杂且后期可能出现锚定装置脱落的情况，手术时间较长，操作难度较大，操作者的学习曲线明显，不利于广泛开展，世界目前使用量不到 1000 例。

2.2.2.3 Mitralign

Mitralign 系统是由美国 Mitralign 公司研发的一款经股动脉间接瓣环环缩系统（图 2.7），于 2016 年 2 月获得欧洲 CE 认证。该系统通过外周动脉将可调弯鞘管送达左心室，通过射频导丝穿刺二尖瓣瓣叶交界处瓣环到达左心房，沿射频导丝送入 2 个锚定垫片附着于二尖瓣瓣环的两个交界处，通过收紧垫片间距进而达到缩小二尖瓣瓣环的目的。Mitralign 对瓣叶或腱索损坏的 MR 无效，仅适用于继发性 MR。

Mitralign 的早期研究入选了 71 例中重度继发性 MR 患者，平均年龄为 67.7 岁，LVEF 为 34.0%，器械成功率为 70.4%。术后 1 个月全因死亡率为 4.4%，卒中发生率 4.4%，心肌梗死发生率 0%；术后 6 个月全因死亡率为 12.2%，卒中发生率 4.9%，心肌梗死发生率 0%，术后 6 个月超声随访发现仅有 50% 的患者二尖瓣反流程度降低，植入成功的患者瓣环明显缩小，平均左心室内径缩小，6min 步行距离和心功能分级明显改善。该手术纳入标准为：①二尖瓣结构正常，无腱索、乳头肌异常；②慢性继发性 MR ≥ 2+；③ NYHA 分级≥ 2 级；④ LVEF 25% ～ 60%；⑤二尖瓣瓣环平面至心尖距离≥ 5cm。排除标准为：①明显二尖瓣器质性病变，中重度二尖瓣钙化；②二尖瓣狭窄或二尖瓣手术史；③术前 30 天内有过冠状动脉支架术 / 急

性心肌梗死 / 冠状动脉旁路移植术史。该系统全世界目前使用量数百例，由于效果欠佳（术后 6 个月有效率仅 50%）、并发症发生率较高（心脏压塞 8.9%），并未广泛推广。

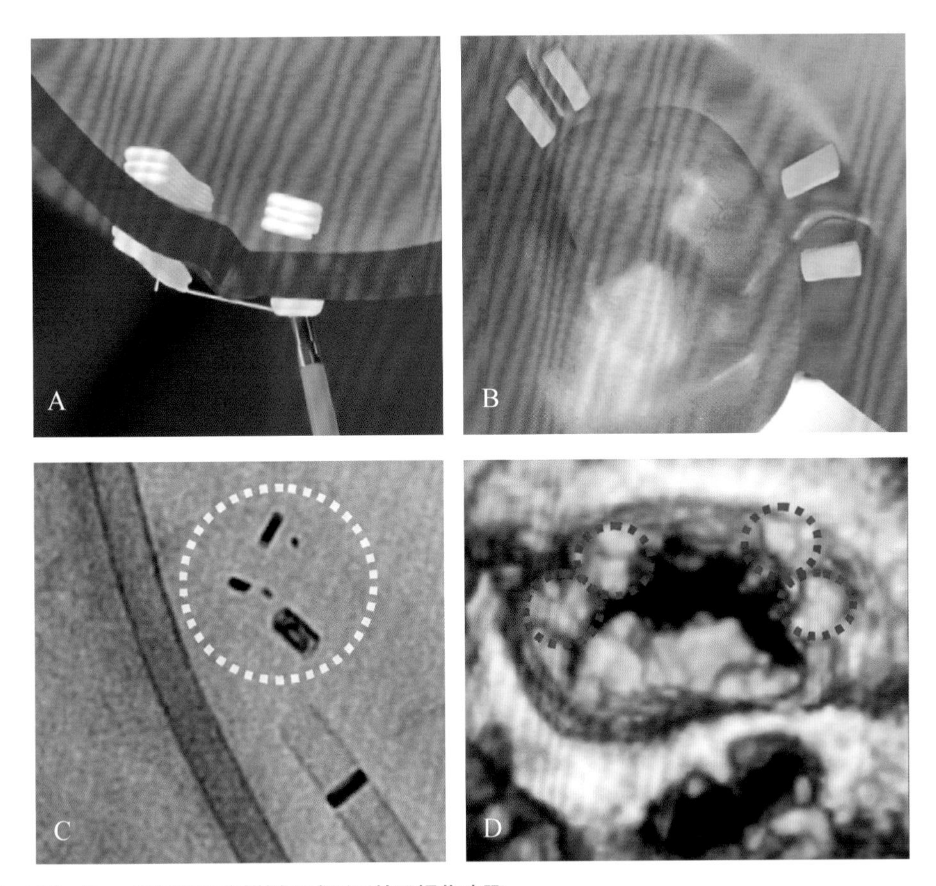

图 2.7　Mitralign 经导管二尖瓣瓣环成形系统及操作步骤

A. 操作示意；B. 垫片附于瓣环交界；C. 透视影像；D. TEE 三维影像

2.2.3　经导管二尖瓣腱索修复技术

2019 年美国胸外科医师协会 (STS) 及欧洲心胸外科协会 (EACTS) 数据库提示在退行性二尖瓣关闭不全（DMR）外科手术中，人工腱索的使用率分别超过了 40%（美国）以及 70%（欧洲）。对于 DMR，外科植入人工腱索修复瓣膜脱垂已经成为标准治疗方式。经导管人工腱索修复正是基于这一成熟技术，利用特殊的器械，在心脏搏动下于病变瓣膜区域植入人工腱索达到修复的作用，其中最为代表性的是 NeoChord 以及我国的 MitralStitch 二尖瓣修复系统，两个系统均采用经心尖途径入路完成手术，区别主要在于腱索的锚定方式。理论而言，该技术不仅可以治疗不适合外科或者外科手术高危患者，更可以应用于低外科风险或者更为年轻的患者，从而在很大程度上替代传统外科修复手术，应用前景十分广阔。但目前由于该类技术仅有经心尖途径的产品，有着较大创伤，以及导致远期心包粘连、干扰未来可能二次干预等不利因素，限制了此类经导管二尖瓣修复技术的普及推广，经外周血管途径依旧是介入人工腱索的最终方向。

2.2.3.1 NeoChord DS 1000

NeoChord DS 1000是目前唯一经FDA和CE批准的经心尖人工腱索植入设备（图2.8A和图2.8B），其植入流程是通过心尖小切口将输送器引入左心室内，在TEE的引导下抓住脱垂瓣叶并植入人工腱索，调整腱索长度后将其固定于心尖处的心室壁。但从目前研究数据来看，其对单纯后叶P2区脱垂的病例效果较好，对于其他地方脱垂及其他原因的MR效果较差。全世界目前使用量已超1000例，最新发表于Circulation的大规模队列研究提示（纳入144例患者），对于选择合适的患者，1年免于2+级及以上二尖瓣反流的概率约为80%，其结果类似于缘对缘修复的MitraClip临床结果。

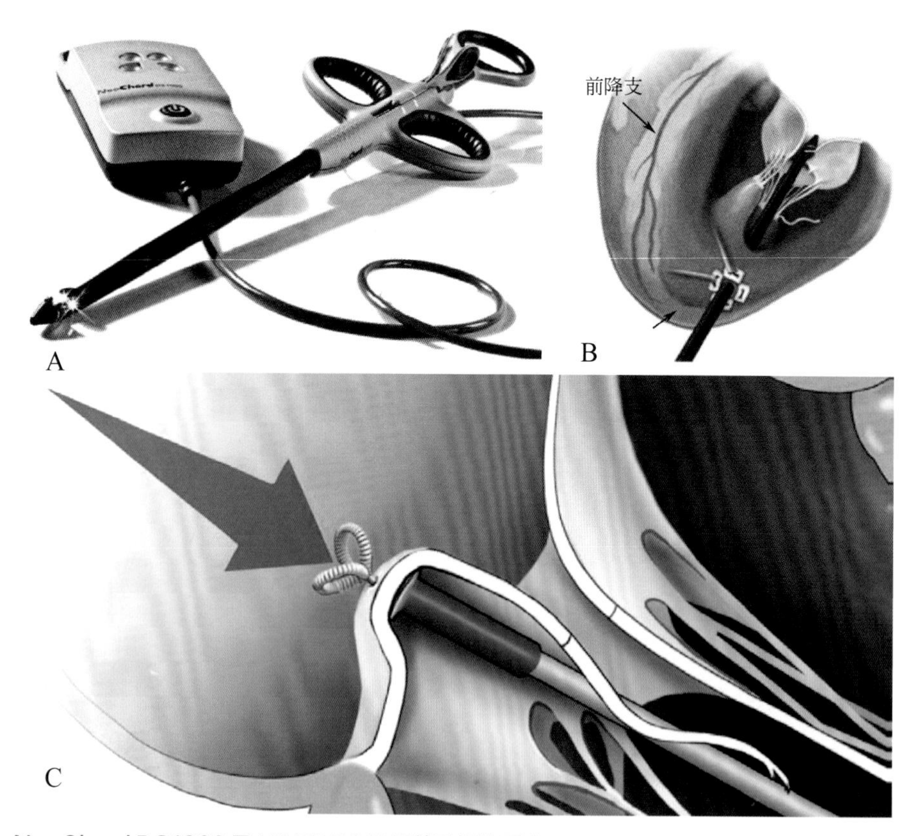

图2.8 NeoChord DS1000及HARPOON系统及操作示意

A. NeoChord DS1000系统；B. NeoChord DS1000操作示意；C. HARPOON操作示意

2.2.3.2 HARPOON

与NeoChord DS 1000类似的还有美国Edwards公司收购的HARPOON经心尖人工腱

索植入设备（图 2.8C），该装置在食管超声引导下经心尖置入。在 HARPOON 一年期 CE 试验中，65 名患者中的 62 名（95%）取得了手术成功，2 名患者转为开放手术，1 名患者中止了手术。由于该类修复方式为标准的生理性修复，保护了瓣膜自然形态，从而保留了未来再次二尖瓣干预的可能。

2.2.3.3 MitralStitch

MitralStitch 是杭州德晋医疗科技有限公司研发的一款经心尖腱索植入和缘对缘修复系统（图 2.9），其设计原理与传统外科手术非常接近，通过导管介入的方式实现外科手术缝线 + 垫片的修复方法，既可以实现单纯人工腱索植入术，又可以完成二尖瓣缘对缘修复术，且前叶和后叶牵拉靠近的程度可调。与 MitraClip 系统相比，其应用范围更广，MitralStitch 既可被用于修复治疗退行性二尖瓣关闭不全（DMR），又可被用于修复功能性二尖瓣关闭不全（FMR）。此外，MitralStitch 二尖瓣瓣膜修复系统经心尖路径使操作距离更短，器械可控性更强；辅助臂不但可以在超声下定位器械方向，还可以用辅助钳夹瓣叶；器械具有夹持效果探测功能，保证每次操作都能在瓣叶的正确部位穿刺。目前，MitralStitch 系统的上市前临床研究正在顺利开展。

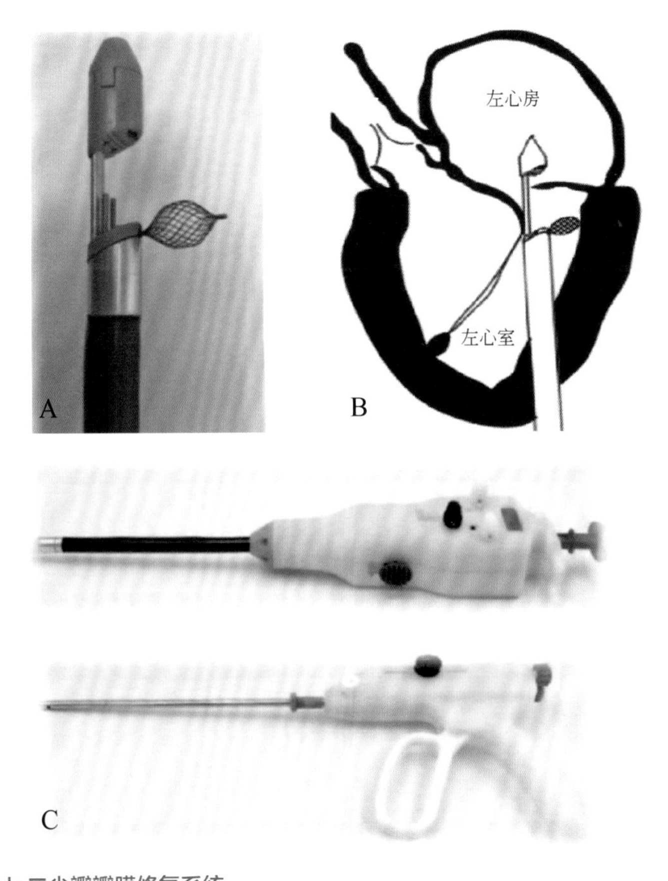

图 2.9 MitralStitch 二尖瓣瓣膜修复系统

A. 释放出定位装置；B. 植入示意；C. 输送系统

近年来，以TEER为代表的多种经导管二尖瓣修复技术获得蓬勃发展，已于全世界造福众多二尖瓣关闭不全的患者。经导管二尖瓣修复技术显示出较高的安全性及有效性，是目前二尖瓣介入的主流技术。未来随着科技、材料学、影像学等加速发展，还有可能出现更多的突破性的经导管二尖瓣修复技术和新的进展。

2.3 经导管二尖瓣置换技术及器械发展概况

二尖瓣复合体解剖结构非常复杂，主要由瓣叶、瓣环、腱索、乳头肌及心室壁构成，加上二尖瓣解剖结构在整个心动周期中是动态变化的，这对经导管二尖瓣置换（TMVR）器械设计提出了独特挑战，必须确保介入瓣膜和二尖瓣瓣环贴合良好无反流，锚定牢固无位移，同时能够提供良好的血流动力学和操作性。TMVR从理论上可以为二尖瓣疾病的治疗提供一个具有通用性全覆盖治疗能力的可能，彻底消除MR，加上生物瓣膜的耐久性已经得到充分验证，远期治疗效果可以更可靠地预测，手术创伤性又远远小于传统的外科术式，这也正是自2012年第一例TMVR成功进行人体植入以来，虽然较经导管二尖瓣介入修复技术而言，TMVR进展相对缓慢，但新器械及产品仍然如雨后春笋一般涌现的主要原因。目前TMVR技术的相关器械如下。

2.3.1 Tendyne

Tendyne是由美国Abbott公司研发的经心尖介入二尖瓣置换装置，该系统由自膨胀镍钛合金支架、三叶猪心包瓣膜及固定于心底部的密封垫组成，可完全回收并重新调节位置。外支架为D形设计，仿二尖瓣瓣环解剖结构，此外还特别设计了心房边衬，用于密封（防止收缩期瓣周漏）和锚定（当力施加到系绳时防止瓣膜被拉入心室）；内支架为圆形设计，保证瓣膜的血流动力学性能（图2.10）。

Tendyne植入过程可归纳为4个步骤：①通过左胸肋间小切口建立经心尖入路；②将带有球囊的导管推进左心房以输送导丝，撤回导管后，沿导丝置入36F输送系统，将瓣膜送入左心房并定位在二尖瓣瓣环上方，释放瓣膜左心房部分；③通过TEE验证和校正瓣膜的方向，确保D形外支架方向对准二尖瓣幕帘的方向，然后释放其余部分瓣膜；④系绳穿过心尖，将锚定垫固定在左心室入路的心外膜上，在TEE影像学的引导下调节系绳长度，以确保瓣膜的稳定性。Tendyne第二代瓣膜对支架进行了系统性的优化，在保证锚定力的同时，削减了流出道部分的支架空间，降低了瓣膜释放后对左心室流出道的影响。

2020年PCR e-Course会议公布了Tendyne拓展性临床研究前100例患者的2年随访结果，结果显示患者全因死亡率为39%，93%的患者MR治疗效果保持了2年，NYHA Ⅲ/Ⅳ级比例从术前的66%下降至18.4%，KCCQ评分从术前的49分上升至67.2分，因心力衰竭住院率明显下降。2020 年 2 月，Tendyne 经导管二尖瓣获得欧盟的 CE Mark 批准，成为全球首个获得 CE 认证的 TMVR 器械。目前，Tendyne 相关的多项临床研究，如 SUMMIT（NCT03433274）、拓展性研究（NCT02321514）、二尖瓣瓣环钙化研究（NCT03539458）等均在进行中，预期纳入全球 40 个中心的 350 名患者，评估植入后 5 年的临床效果，以获得关于 Tendyne 装置安全性和性能的进一步数据，预计研究完成日期为 2025 年 12 月。

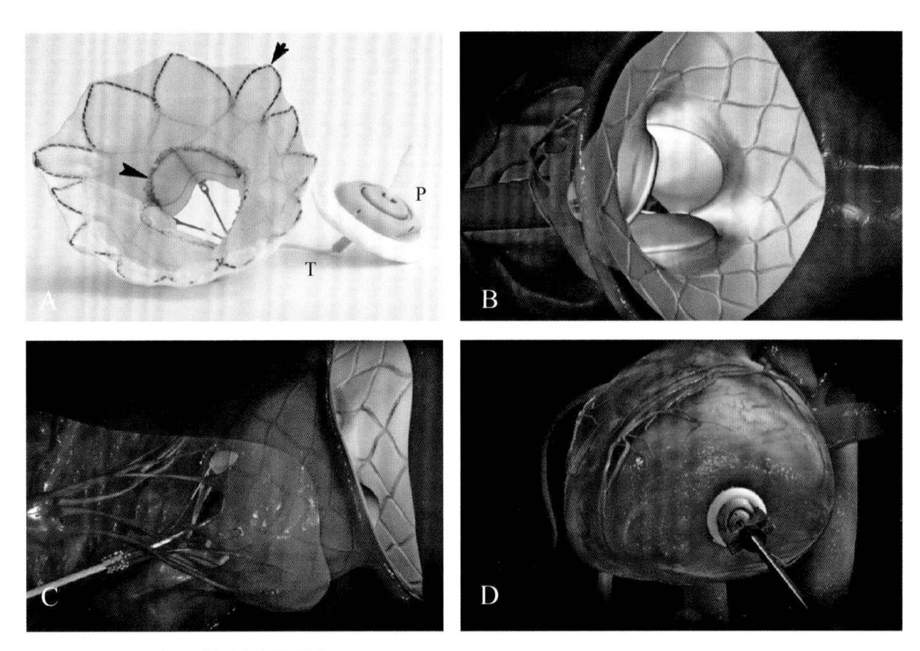

图 2.10 Tendyne 系统及植入过程示意

A. Tendyne 系统；B. 系统进入左心房；C. 系统释放出左心室部分；D. 心尖锚定

2.3.2 Intrepid

Intrepid 是由美国 Medtronic 公司研发的经导管二尖瓣置换系统，由支架瓣膜和输送系统 2 个部分组成。支架瓣膜为双层自膨胀式镍钛合金支架设计，外支架与瓣环紧密贴合，有 43mm、46mm 和 50mm 3 个型号，适合不同大小及形态的二尖瓣瓣环；内支架装载有 27 mm 的三叶牛心包瓣膜（图 2.11）。由于内外双层支架的设计，内层支架外形可保持圆形，不受心动周期的影响，进而保证了瓣膜的血流动力学性能。支架的牢固锚定主要通过以下因素实现：①瓣膜外支架尺寸较二尖瓣原始瓣环略大，因此可通过径向支撑力紧密贴合瓣环；②柔软的心房和二尖瓣瓣环部分支架在受到瓣环挤压下向内凹陷，而相对坚硬的心室中段抗压并保持其形态，最终产生类似窄颈宽身的“香槟软木塞状”构象，以抵抗高左心室收缩压下的位移；③支架外层的软性锚定摩擦元件能够锚定前后瓣叶，从而进一步帮助固定。

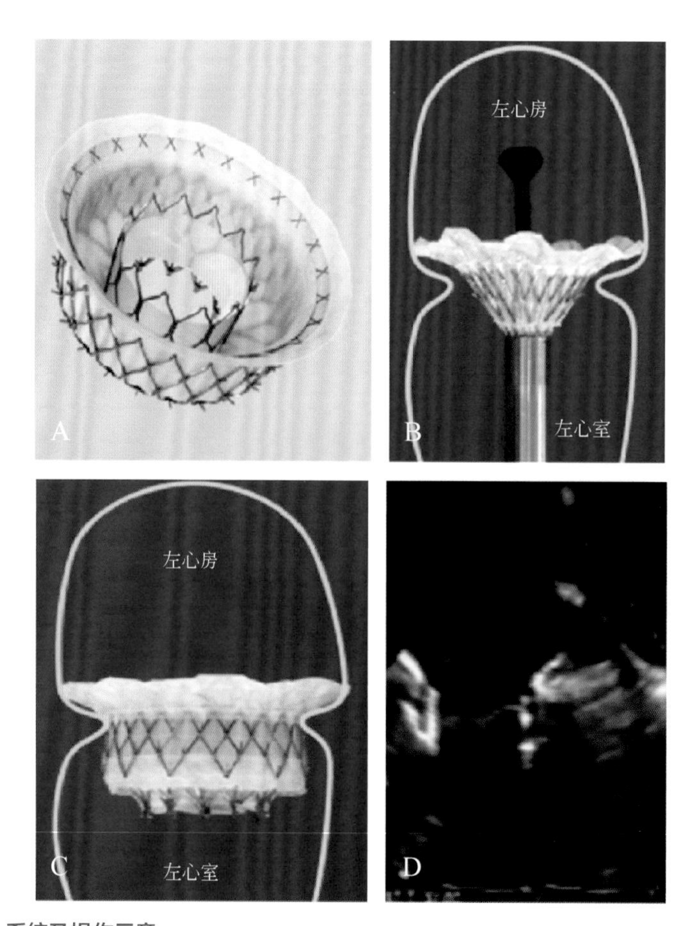

图2.11 Intrepid系统及操作示意

A. Intrepid 瓣膜；B. 系统进入左心房示意；C. 系统完全释放；D. 超声影像

Intrepid TMVR一代输送系统为经心尖途径，外径为35F，由心尖导引鞘（带扩张器）和液压驱动输送导管组成。Intrepid系统释放无须进行旋转和方向定位，仅需要控制轴向及瓣膜释放深度，也无须牵拉或者捕获瓣叶，从而大大降低了手术操作难度。目前，第二代可回收经股静脉-房间隔系统的Intrepid TMVR已经问世。新一代的瓣膜对支架进行了优化，从而使得其能够采用外径为29F的输送系统进行装载，大大降低外周血管并发症的发生，提高手术的安全性、减少创伤。

早期的第一代Intrepid全球可行性研究报告了前50名患者的临床结果：器械植入成功率为96%，术后30天死亡率为14%。超声心动图随访结果显示所有患者术后无MR或仅有轻度MR，术后1年生存率为76.5%。2021年11月，TCT会议发布了Medtronic第二代经股静脉入路Intrepid系统的早期临床结果，共纳入15例患者，手术操作时间中位数为46min，30天短期随访数据显示零死亡率及卒中率，二尖瓣反流量消失或微量。目前正在进行全球多中心、前瞻性、随机对照的APOLLO研究（NCT03242642），计划纳入1300例患者，按照1∶1随机分至TMVR组与外科手术组，比较TMVR和外科手术的术后30天全因死亡率、因心力衰竭住院率以及术后1年KCCQ评分的差异。

2.3.3 Tiara

Tiara是加拿大NeoVasc公司研发的一款经心尖二尖瓣置换系统，由牛心包三叶瓣和自膨胀镍钛合金支架组成，采用了独特设计的D形支架设计，用以贴合自体二尖瓣马鞍形解剖并减少左心室流出道（LVOT）梗阻风险，通过心室锚定装置（2前和1后）将瓣膜分别固定于左右纤维三角和瓣环后部。共有两个尺寸：35mm瓣膜的内径为30mm和35mm，40mm瓣膜的内径为34.2mm和40mm，输送系统外径为32F。其植入过程主要分为4个步骤：①通过左侧胸部小切口暴露左心室尖端，使用细针穿刺，引导钢丝穿过二尖瓣；② Tiara输送系统直接引入并穿过二尖瓣，将人工瓣的心房部分释放，旋转植入器轴向，与D形二尖瓣瓣环对齐；③回拉输送系统，将瓣膜贴合心房组织；④位置确定后，释放心室锚定装置及左心室面人工瓣膜，释放后影像学可以清晰显示瓣膜的D形结构（图2.12）。

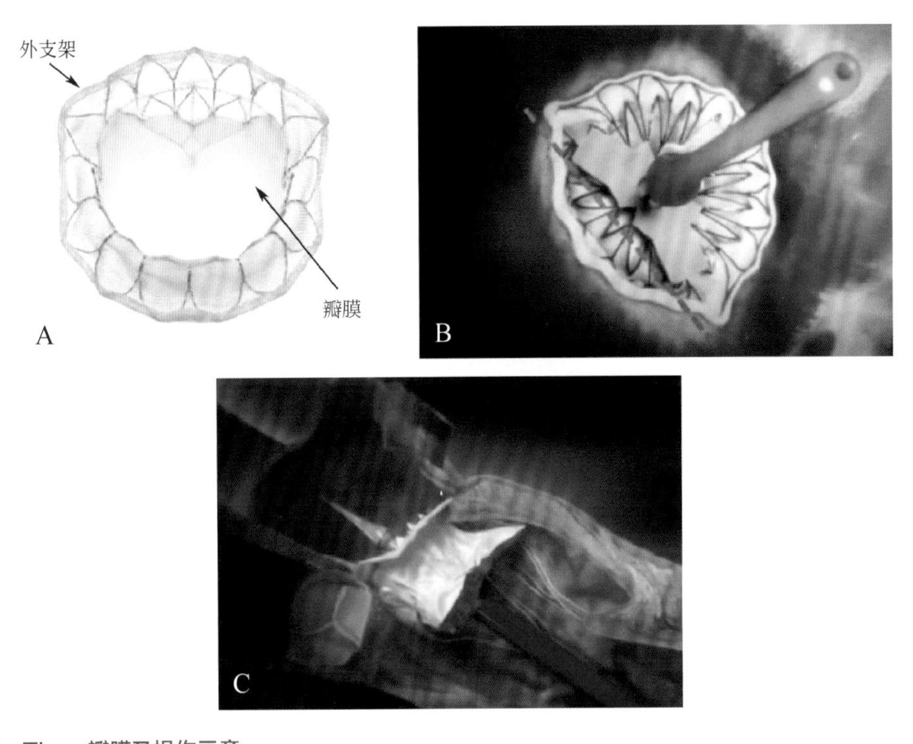

图2.12 Tiara瓣膜及操作示意

A. Tiara瓣膜；B. 系统进入左心房；C. 系统释放出左心室部分

Tiara-I（NCT02276547）和Tiara-Ⅱ（NCT03039855）研究中前79名接受治疗的患者的数据显示，器械植入成功率为92%，免于急诊手术或再次干预率为94%，无围手术期死亡。术后30天随访患者死亡率为12.3%，瓣膜移位发生率为7%，需要再次手术干预率为10.5%。所有患者均未发生LVOT梗阻，88%的患者在出院时MR完全消失或仅有微量反流。

2.3.4 SAPIEN M3

SAPIEN M3 是美国 Edwards 公司研发的一款经房间隔途径球囊扩张式二尖瓣置换系统，采用了“环中瓣”的设计理念。主要由镍钛合金锚定环以及 29mm 的球囊扩张式三叶牛心包瓣膜组成（图 2.13）。操作中首先需要通过经股静脉 - 房间隔途径在二尖瓣瓣环下形成一个人工环作为锚定，继而植入球囊扩张式瓣膜。早期 10 名患者的植入效果研究充分证明了其安全性和有效性。器械植入成功率为 90%，术后 30 天随访无死亡、卒中或瓣膜功能障碍等不良事件的发生。另外一项在美国进行的可行性研究纳入了 35 名外科手术高危患者，技术成功率 89%，术后 30 天全因死亡率为 3%（n=1），致残性卒中发生率 3%（n=1），88% 的患者 MR ≤ 1+。

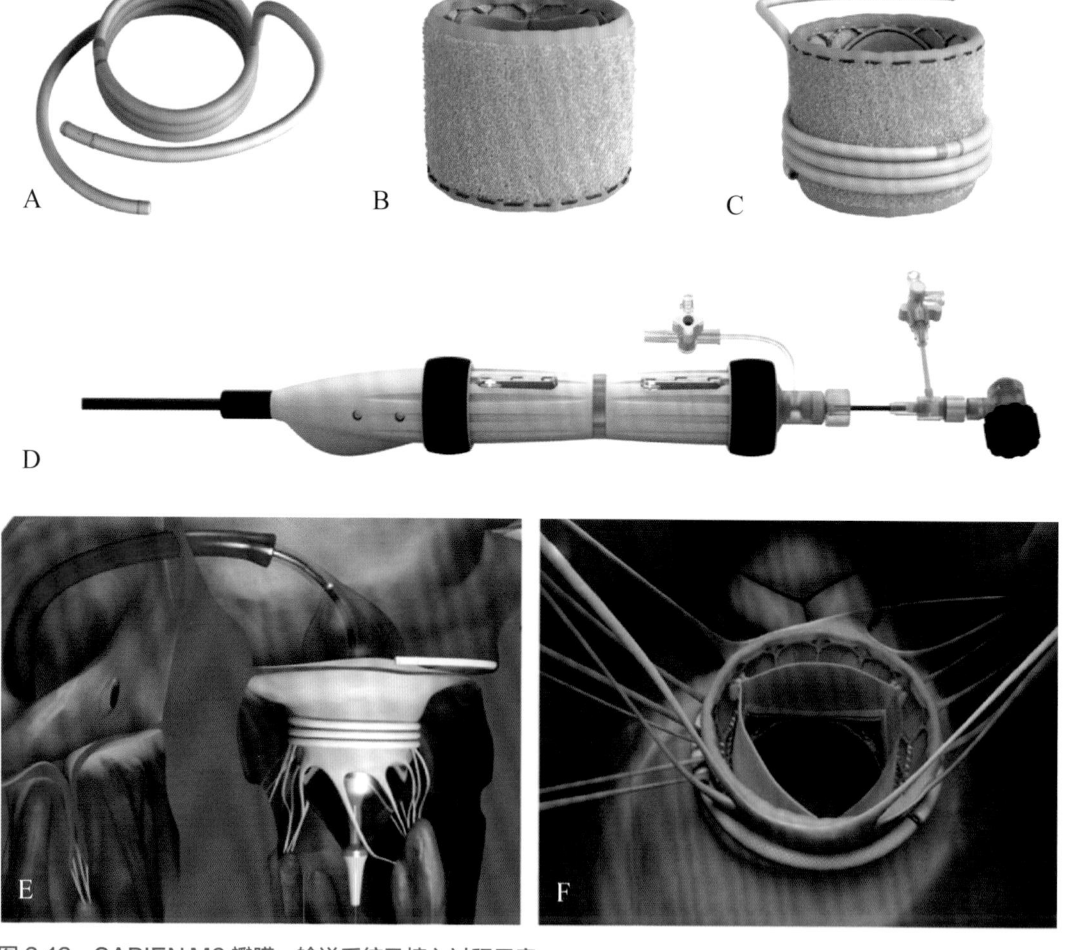

图 2.13 SAPIEN M3 瓣膜、输送系统及植入过程示意

A. 镍钛合金锚定环；B. 球囊扩张式瓣膜主体；C. 组合后的锚定环及瓣膜；D. 输送系统；E. SAPIEN M3 系统操作示意；F. 释放后左心室面观

2.3.5 CardiAQ

CardiAQ 是由美国 Edwards 公司研发的较早应用于人体的介入二尖瓣系统，是介入二尖瓣置换领域的先驱。该系统由三叶牛心包瓣膜及单层自膨胀式支架构成。其特点是镍钛合金支架由 2 组锚定器组成，从而达到将装置固定到二尖瓣瓣环上的作用。心室锚定器释放后位于二尖瓣瓣叶和瓣下结构的后方，这样做既保留了腱索，又可以使用自体瓣叶作为支撑。第二代 CardiAQ 瓣膜相对第一代有了进一步改进，主要包括：①在优化支架力学形态的基础上于左心室部增加了额外的裙边，从而增加密封性；②从第一代的经心尖途经改进为依赖可调弯鞘的经房间隔途经。CardiAQ 的生物瓣膜材料处于瓣架较为上方的位置，旨在减少心室侧尺寸，降低 LVOT 梗阻的风险，由于瓣膜采用的是对称设计，所以在释放过程中没有方向性的要求。该瓣膜的释放过程可归纳为 5 个步骤：①输送系统推进穿过房间隔或经心尖置入输送装置；②在穿过二尖瓣后，行心室造影以再次评估二尖瓣平面并校正系统的高度；③释放左心室锚定装置并回拉瓣膜以捕获瓣叶；④完成瓣叶捕获；⑤确认正确位置后，释放瓣膜（图 2.14）。

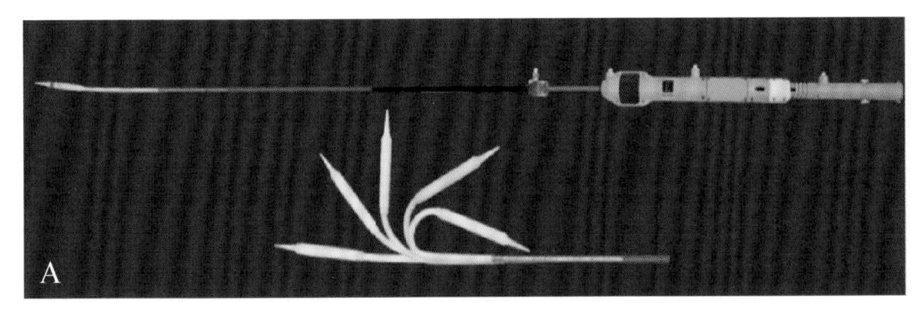

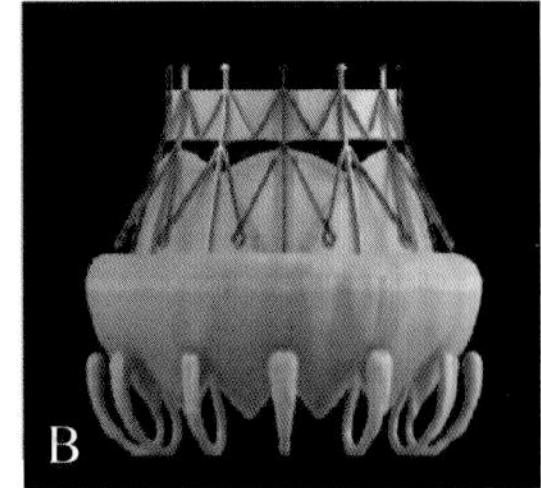

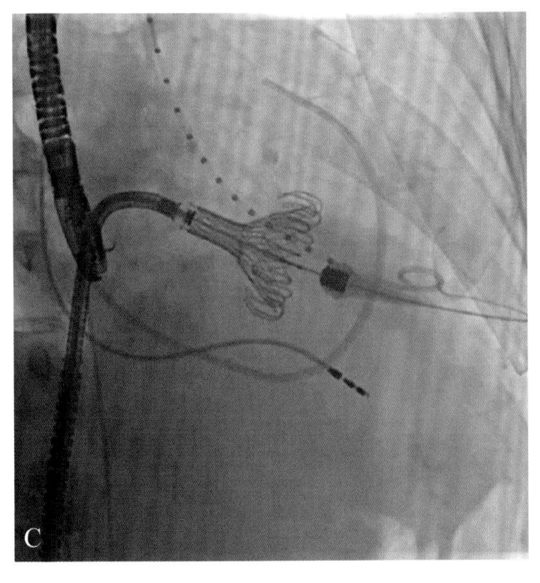

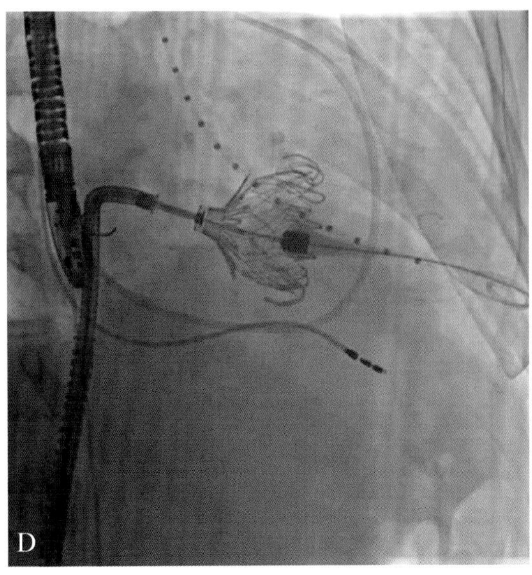

图 2.14 经股静脉 CardiAQ 瓣膜输送系统及植入过程

A. 经股静脉输送系统；B. CardiAQ 瓣膜；C. 捕获瓣叶；D. 释放瓣膜

CardiAQ 目前已经有超过 20 例病例的经股静脉 - 房间隔入路第二代瓣膜报道，早期结果较好。然而 CardiAQ 相关的两项早期注册临床研究（NCT02515539，NCT02722551）目前处于撤回的状态。

2.3.6 HighLife

HighLife 是由法国 HighLife Medical 研发的经导管二尖瓣置换系统，该系统使用了“环中瓣”的设计理念（图 2.15）。首先，通过经股动脉逆行经主动脉瓣在二尖瓣瓣环下形成一个人工环，该环用作自膨胀式三叶牛心包瓣膜的锚定部位。然后通过房间隔途径或者心尖途径植入 HighLife 瓣膜。该瓣膜仅有 1 种型号（28mm），可用于瓣环直径为 32 ～ 48mm 的患者，理论上可降低瓣周漏和 LVOT 梗阻的风险。Piazza 在 2018 年 TVT 大会上报道了 15 名患者的手术结果，其中 13 名患者成功植入，2 名患者（13%）中转外科。术后 30 天死亡率为 20%，1 例患者发生 LVOT 梗阻，术后 MR 均消失。目前关于该器械的早期可行性研究（NCT02974881）正在进行中，主要纳入人群为无法进行外科手术和介入治疗的有症状的重度 MR 患者。2020 年 12 月，HighLife 向我国苏州沛嘉医疗科技有限公司授出独家许可，2021 年 12 月，四川大学华西医院的陈茂教授及其团队首次成功完成亚洲 2 例 HighLife 植入，目前正在开展国内多中心注册登记研究。

2.3.7 Cardiovalve

Cardiovalve 公司成立于 2010 年，总部设于以色列，是首家获得美国 FDA 批准，同时进行二尖瓣反流及三尖瓣反流治疗器械早期可行性研究的公司，2022 年 1 月被杭州启明医疗器械股份有限公司收购。Cardiovalve 是一款自膨胀式、可重复定位、可回收式的介入二尖瓣置换系统（图 2.16），手术途径为经股静脉 - 房间隔途径，输送系统外径为 28F。手术分为 3 个核心步骤：捕获二尖瓣瓣叶、释放心房侧支架及最后完全瓣膜释放。该瓣膜以外科二尖瓣生物瓣（Edwards Perimount Magna）为原型，支架内装载有三叶牛心包瓣膜，并且提供 3 种瓣膜尺寸以适应不同大小的瓣环；心室端支架设计较短，可最大限度地降低 LVOT 梗阻风险。5 名患者的早期数据表明器械植入成功率为 100%，其中 4 名患者术后 MR 完全消失，1 名患者术后 MR 为 1+，没有患者出现 LVOT 梗阻情况，平均手术时间 109min，术后 30 天死亡率为 60%，但所有死亡病例均与穿刺部位并发症有关。目前有两项注册研究 AHEAD US (NCT03813524) 和 AHEAD EU(NCT03339115) 均在进行中。

2.3.8 AltaValve

AltaValve 是美国 4C Medical 公司研发的一种设计独特的经导管二尖瓣系统（图 2.17），

其瓣膜释放位置在左心房而不是二尖瓣瓣环内，可以最大限度地降低 LVOT 梗阻和栓塞的风险，输送系统外径为 32F，经房间隔途径以及经心尖途径均可完成器械植入，是首个使用环上瓣置入和心房固定技术的二尖瓣反流解决方案。该系统由一个自膨胀球形镍钛合金框架组成，其中装有 27mm 的三叶牛心包瓣膜。它可以为经导管二尖瓣修复失败的患者提供一种新的解决方案，并且与其他瓣膜系统相比，对超声心动图成像的依赖度较小。该系统的早期可行性研究正在进行中（NCT03997305）。2021 年 11 月，微创医疗科技有限公司旗下子公司心通医疗科技有限公司完成对 AltaValve 的战略投资，成为其最大股东。

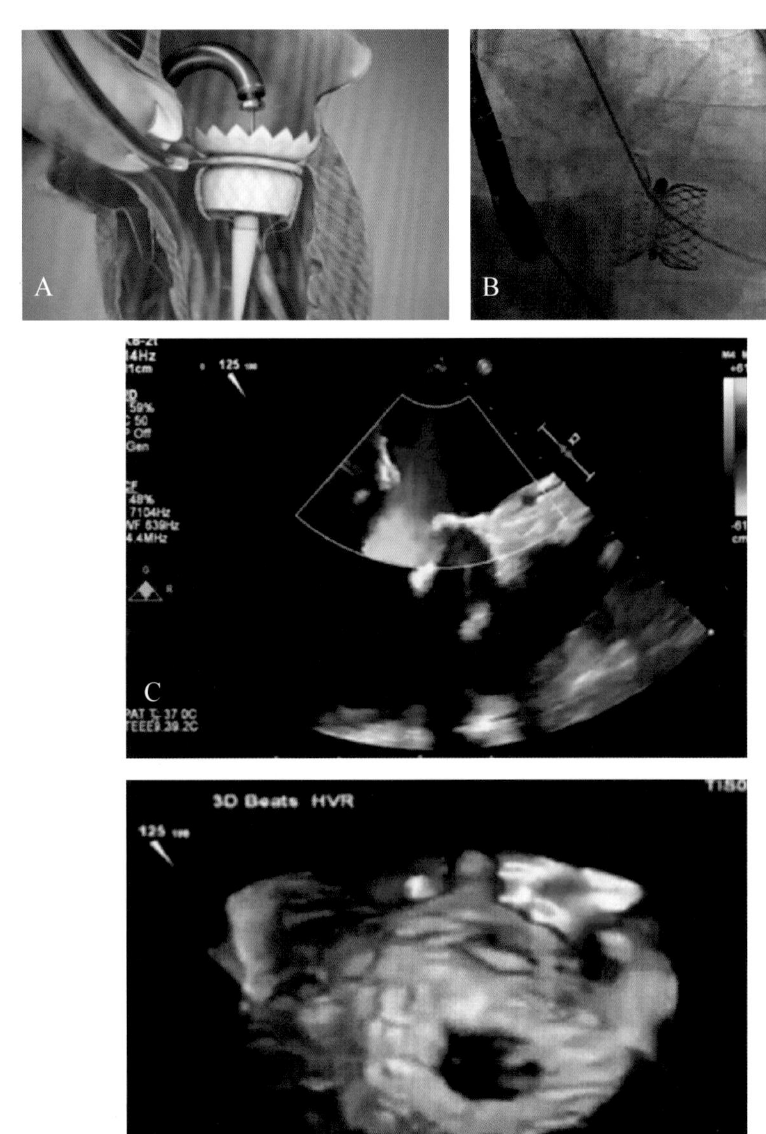

图 2.15 HighLife 系统及手术过程

A. 手术过程示意；B.DSA 影像；C. 二维超声影像；D. 三维超声影像

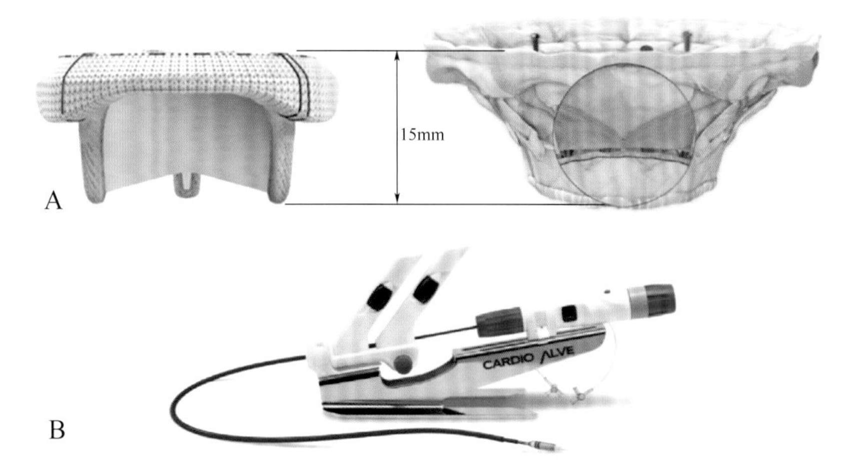

图 2.16 Cardiovalve 瓣膜及输送系统

A. Cardiovalve 瓣膜；B. 输送系统

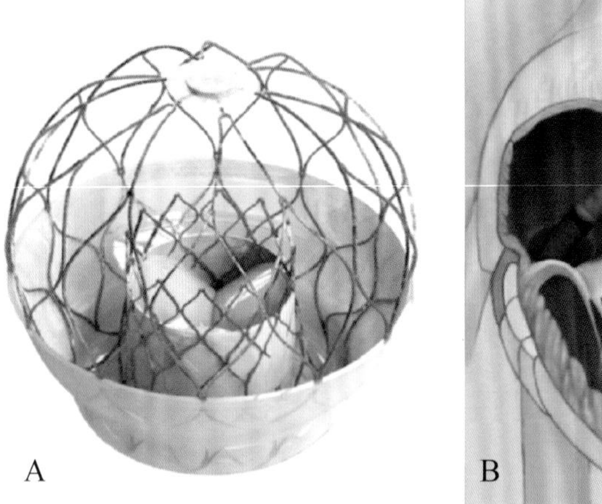

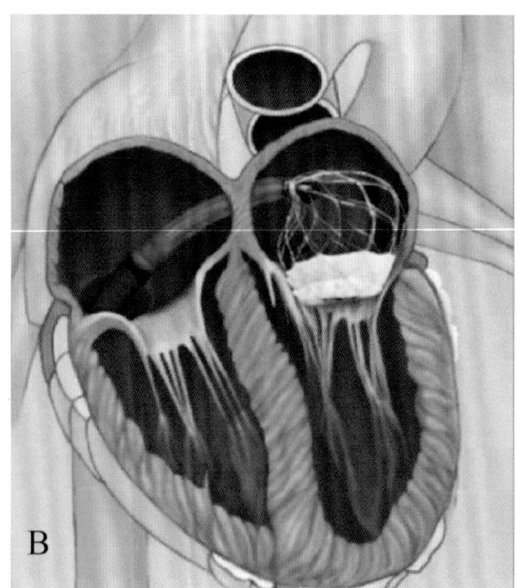

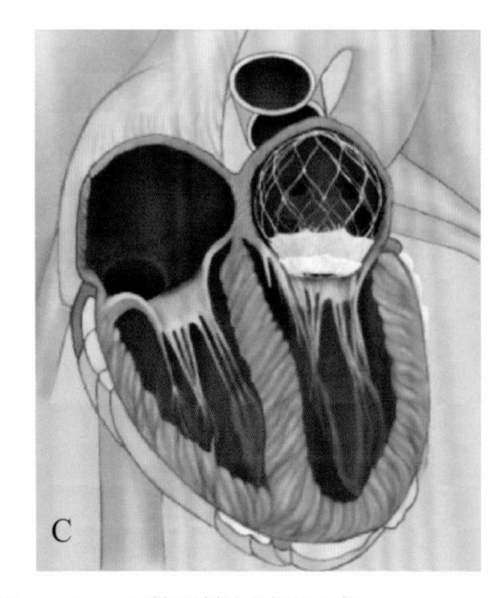

图 2.17 AltaValve 系统及植入过程示意

A. AltaValve 瓣膜；B. 释放操作示意；C. 完全释放示意

2.3.9 Cephea

Cephea 是美国 Abbott 公司的一款自膨胀式双盘设计瓣膜（图 2.18），内环固定三叶牛心包瓣膜，有 32mm、36mm 和 40mm 3 种型号。与其他双层支架瓣膜类似，该设计允许外层支架紧密贴合二尖瓣瓣环，同时隔离内支架和瓣叶。该系统主要通过径向支撑力进行锚定，

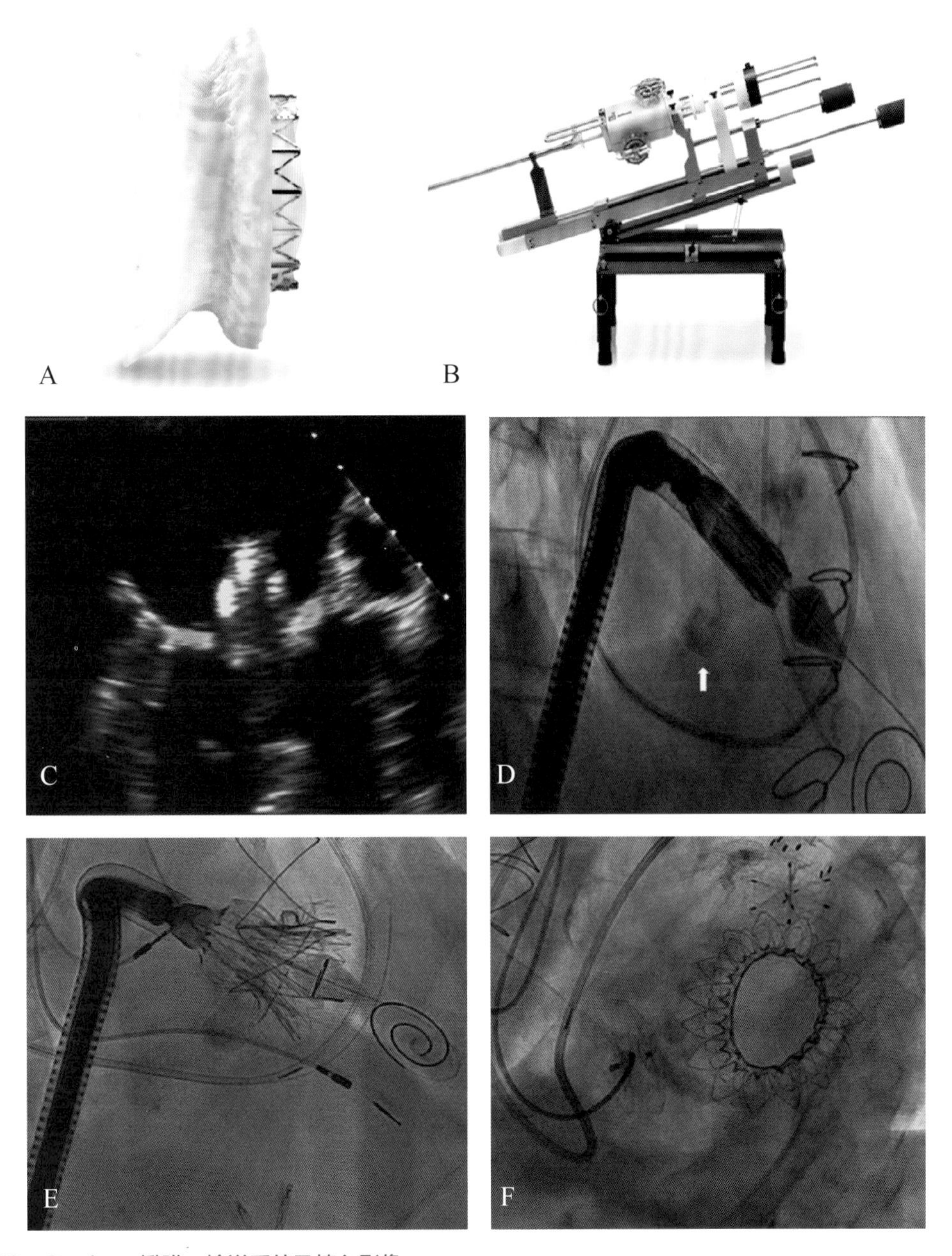

图 2.18 Cephea 瓣膜、输送系统及植入影像

A. Cephea 瓣膜；B. 输送系统；C. 超声显示输送系统进入左心室；D. 透视影像显示 Cephea 系统跨越二尖瓣瓣环；E. 透视影像显示 Cephea 系统左心室部分释放；F. 透视影像显示 Cephea 系统完全释放

没有使用瓣下锚定系统。瓣架高度较低，能尽可能地减少对LVOT的干扰。最近一篇文献报道了3名外科手术禁忌的重度原发性MR患者接受Cephea植入的情况，器械植入成功率100%，均未出现LVOT梗阻。术后6个月患者生活质量明显改善，瓣膜功能正常，无瓣膜结构衰败发生。

2.3.10 Mi-thos®

Mi-thos® 是上海纽脉医疗科技股份有限公司研发的我国首款经心尖二尖瓣置换系统，采用镍钛合金双层自膨胀式支架，外层为D形支架，配有弹性裙边，内层为圆形支架，瓣膜使用的是牛心包瓣叶，为半可回收设计（图2.19）。前期已于复旦大学附属中山医院及空军军医大学西京医院完成10余例的探索性研究，30天随访结果显示无死亡，无重要并发症，初步临床研究结果已显示其可行性。2021年1月，Mi-thos® 经导管二尖瓣置换系统顺利通过科技部中国人类遗传资源管理办公室备案审批，正式进入注册临床研究阶段，成为中国首款经导管二尖瓣置换系统。目前正在进行多中心单臂前瞻性临床研究（NCT04195984）。

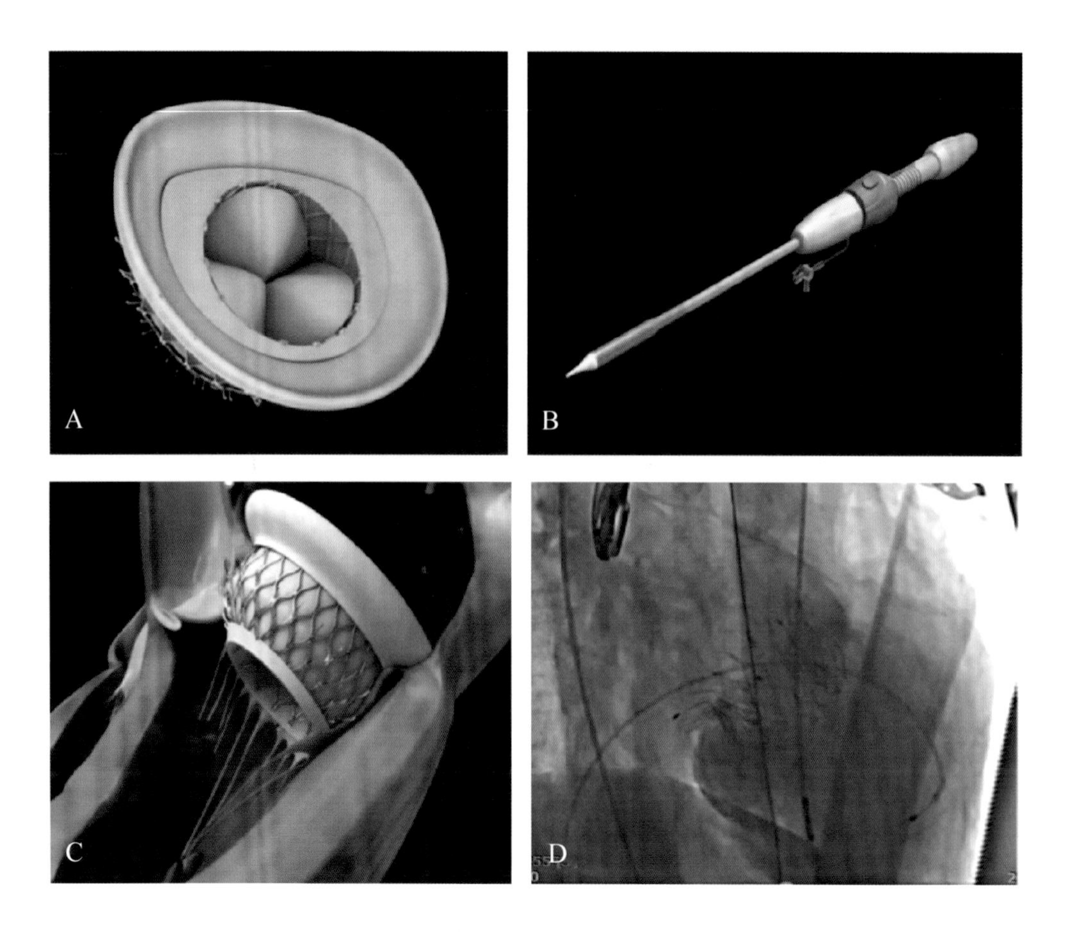

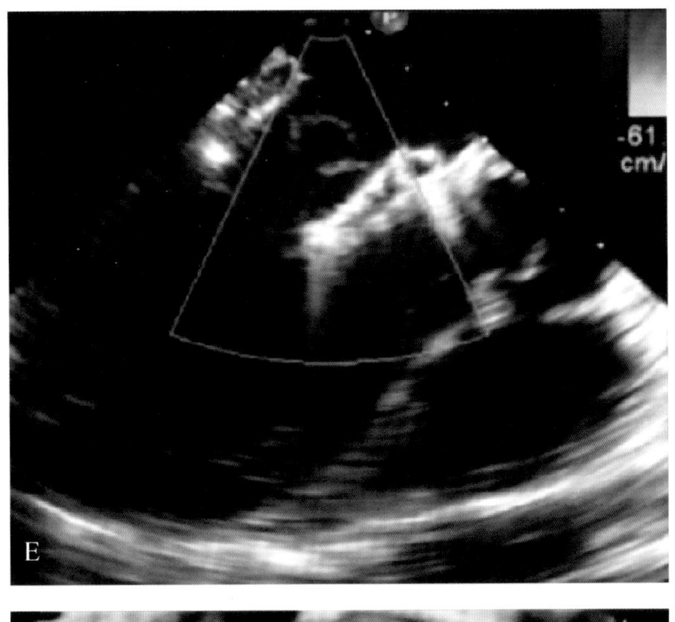

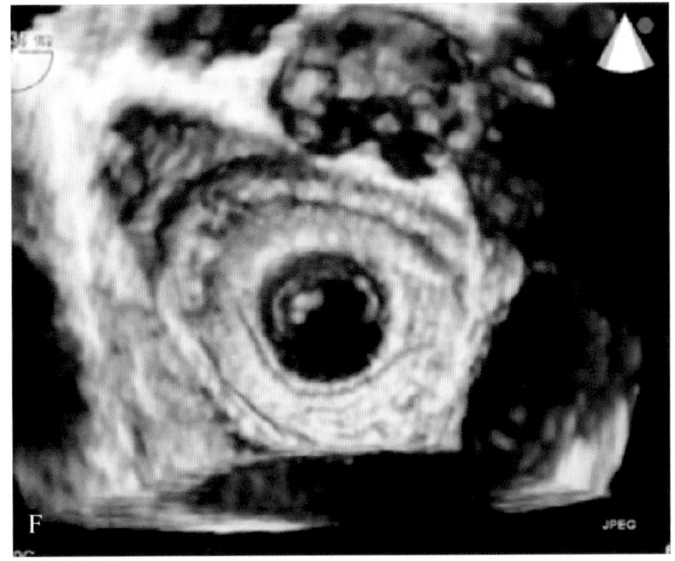

图 2.19 Mi-thos® 瓣膜、输送系统及植入影像

A. Mi-thos® 瓣膜；B. 输送系统；C. 植入示意；D. 术后左心室造影；E. 释放后的二维超声影像；F. 释放后的三维超声影像

2.3.11 MitraFix

MitraFix 是上海以心医疗器械有限公司研发的经食管超声引导下经心尖途径二尖瓣置换系统，由自膨胀镍钛合金支架和三叶牛心包瓣膜组成，输送系统外径为 30F，已经完成数例的探索性研究，2021 年 5 月通过科技部中国人类遗传资源管理办公室备案审批，进入注册临床研究阶段。其植入过程如下：①通过左侧肋间小切口暴露左心室心尖，使用细针

穿刺，并引导穿过二尖瓣；②在 TEE 引导下沿导丝将 MitraFix 系统送入左心房，将输送系统上的超声标记对齐二尖瓣瓣环平面，旋转输送系统使得 D 形标记点对准主动脉中心；③释放心室部分；④释放左心房部分，撤出系统（图 2.20）。目前由中国医学科学院阜外医院牵头，正在进行多中心单臂前瞻性临床研究。

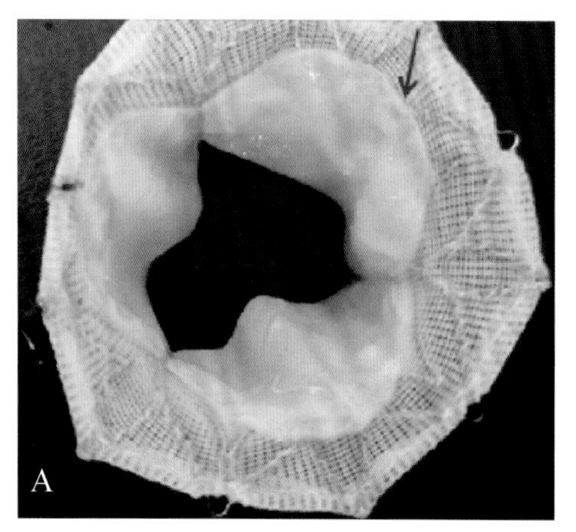

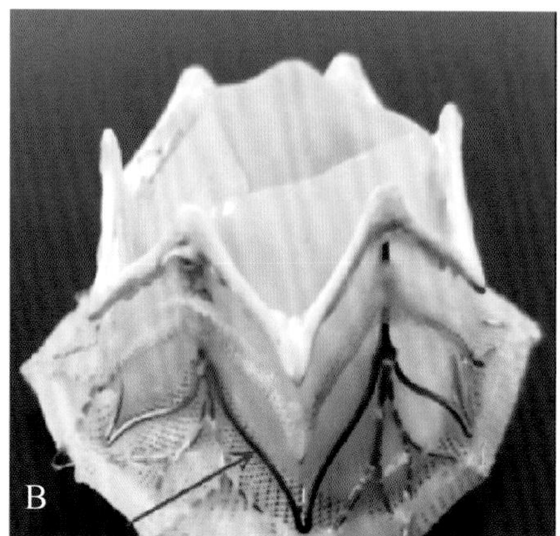

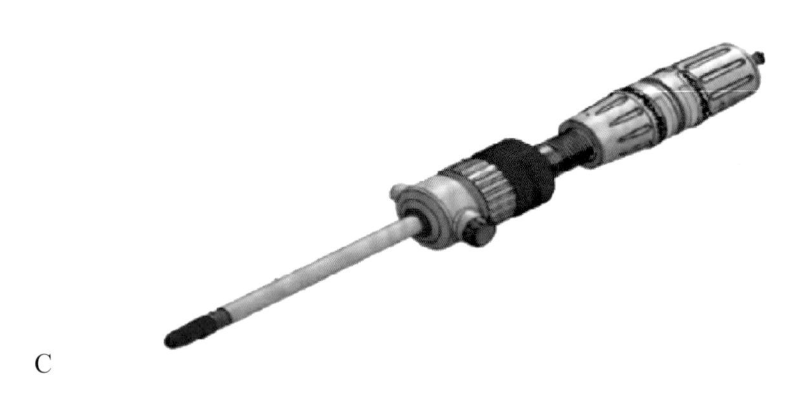

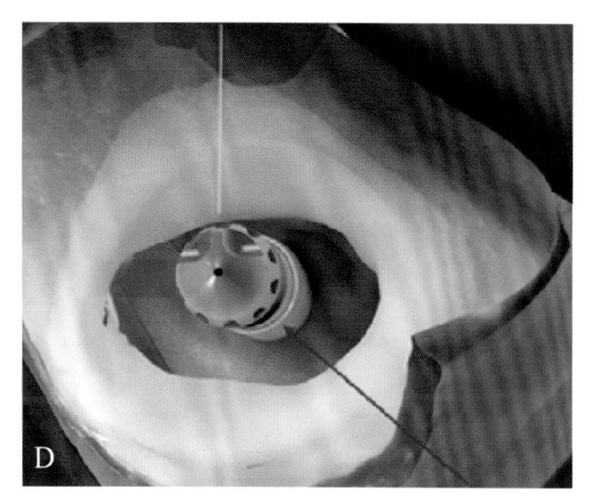

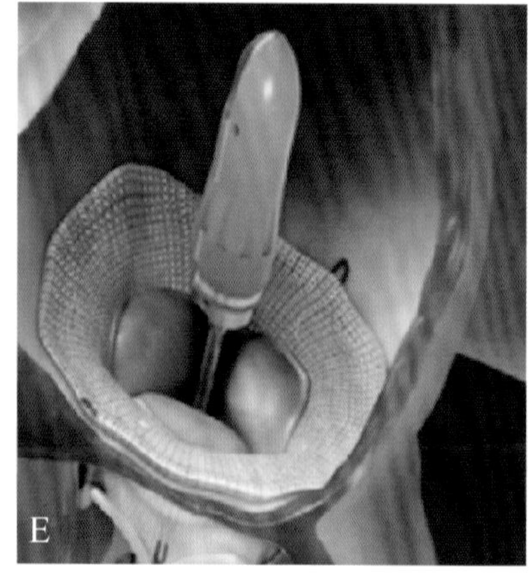

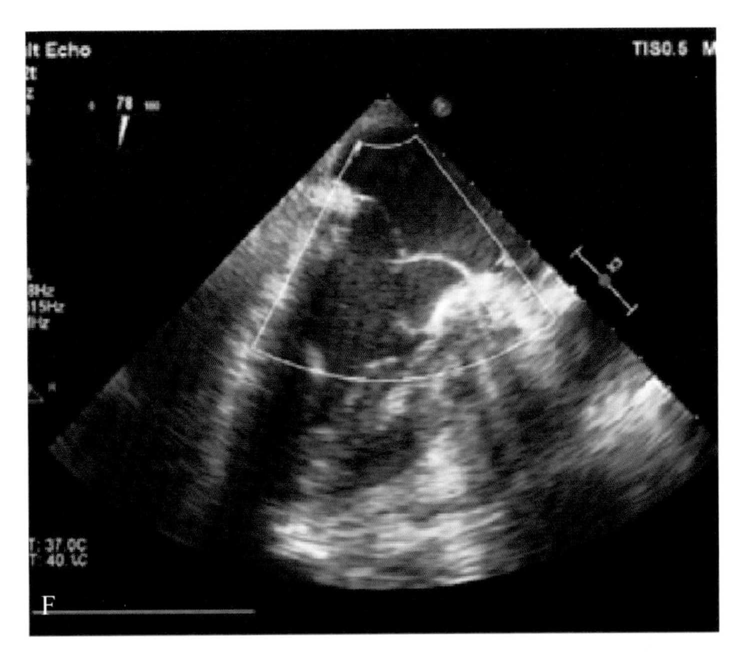

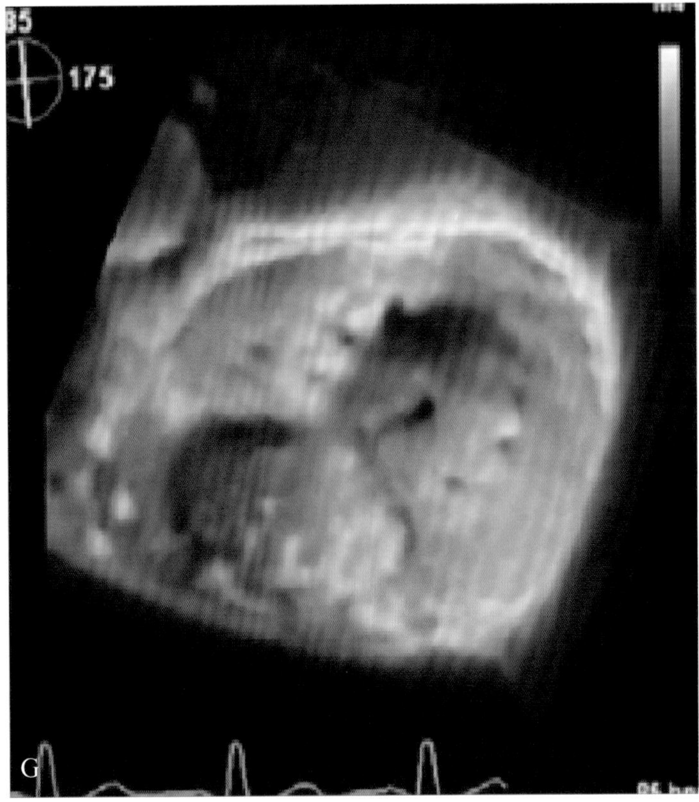

图 2.20　MitraFix 瓣膜、输送系统及植入步骤

A. 瓣膜上位观；B. 瓣膜下位观；C. 输送系统；D. 输送系统进入左心房示意；E. 左心房侧完全释放示意；F. 释放后的二维超声影像；G. 释放后的三维超声影像

除上述经导管二尖瓣置换系统外，临床上还有应用现有的已上市的经导管主动脉瓣置换瓣膜（如Edwards的SAPIEN 3，纽脉医疗科技有限公司的Prizvalve® 等）治疗二尖瓣生物瓣毁损（“瓣中瓣”）、外科二尖瓣瓣环成形术后二尖瓣功能障碍（“环中瓣”）以及二尖瓣瓣环重度钙化（“二尖瓣瓣环钙化”）的患者。据报道，其技术成功率依次为95%、80%、62%，术后30天死亡率分别为6%、10%和35%。同时，也有应用Prizvalve® 球囊扩张式瓣膜，对重度风湿性二尖瓣狭窄（合并二尖瓣关闭不全）的患者进行经导管二尖瓣置换术的早期创新性应用报道。

2.4 经皮二尖瓣球囊成形术

经皮二尖瓣球囊成形术（PMBV）是治疗二尖瓣狭窄的一种介入技术，其优点是方法简单，不需开胸，安全性高，能即刻扩大狭窄的瓣口，减少跨瓣压差和改善症状，术后并发症少，患者康复较快。我国PMBV开展已有近30年的历史，已为数十万例二尖瓣狭窄患者进行了治疗，取得了良好的近、远期效果。

《2020 ACC/AHA瓣膜性心脏病患者治疗指南》对PMBV的适应证推荐如下：有临床症状、瓣膜形态良好、无左心房血栓形成、MR<2+、二尖瓣重度狭窄的患者推荐在有经验的瓣膜中心行PMBV（Ⅰ级）；无临床症状、瓣膜形态良好、无左心房血栓形成、MR<2+、肺动脉收缩压>50mmHg、二尖瓣重度狭窄的患者推荐行PMBV（Ⅱa级）；无临床症状、瓣膜形态良好、无左心房血栓形成、MR<2+、新发心房颤动、二尖瓣重度狭窄的患者可以考虑行PMBV（Ⅱb级）；有临床症状的风湿性二尖瓣狭窄（二尖瓣瓣口面积>1.5 cm^2）的患者，如果肺动脉楔压>25mmHg或者二尖瓣平均跨瓣压差>15 mmHg，可以考虑行PMBV（Ⅱb级）；临床症状明显、风湿性二尖瓣重度狭窄的患者，如果瓣膜解剖条件尚可而外科手术禁忌或者高危，可以考虑行PMBV（Ⅱb级）。

2.5 小结

二尖瓣疾病特别是MR发病率高，对患者健康影响大，外科手术虽然治疗效果确切，但创伤大、风险高，患者接受度差。经导管二尖瓣介入技术具有安全、微创等优点，成为未来二尖瓣疾病治疗最重要的发展方向，是继经导管主动脉瓣置换（TAVR）之后，结构性心脏病学领域的最大热点。目前，TEER技术已得到大量的临床研究及临床实践的证实，并得到指南积极推荐（2020 ACC推荐级别为Ⅱa级），该技术将在未来中短期内继续引领二尖瓣反流介入治疗的发展。经导管二尖瓣置换，特别是经股静脉的二尖瓣置换，也是未来的重要发展方向。其他二尖瓣介入治疗技术也有望提供重要的补充。我国经导管二尖瓣介入治疗进展相对较晚，但正在紧跟国际步伐快速发展中，未来数年也将有数款新器械获批上市。

参考文献

[1] Badhwar V. Transcatheter mitral valve intervention: Consensus, quality, and equipoise. J Thorac Cardiovasc Surg, 2020,160(1): 93-98.

[2] Cohen BD, Napolitano MA, Edelman JJ, et al. Contemporary management of mitral valve disease. Adv Surg, 2020, 54: 129-147.

[3] Del Forno B, De Bonis M, Agricola E, et al. Mitral valve regurgitation: A disease with a wide spectrum of therapeutic options. Nat Rev Cardiol, 2020, 17(12): 807-827.

[4] Espiritu D, Onohara D, Kalra K, et al. Transcatheter mitral valve repair therapies: Evolution, status and challenges. Ann Biomed Eng, 2017, 45(2): 332-359.

[5] Gelijns AC, Moskowitz AJ, O' Gara PT, et al. Transcatheter mitral valve repair for functional mitral regurgitation: Evaluating the evidence. J Thorac Cardiovasc Surg, 2021, 162(5): 1504-1511.

[6] Gheorghe LL, Mobasseri S, Agricola E, et al. Imaging for native mitral valve surgical and transcatheter interventions. JACC: Cardiovascular Imaging, 2021, 14(1): 112-127.

[7] Goode D, Dhaliwal R, Mohammadi H. Transcatheter mitral valve replacement: State of the art. Cardiovasc Eng Technol, 2020, 11(3): 229-253.

[8] Kang JJH, Bozso SJ, El-Andari R, et al. Transcatheter mitral valve repair and replacement: The next frontier of transcatheter valve intervention. Curr Opin Cardiol, 2021, 36(2): 163-171.

[9] Maisano F, Taramasso M. Mitral valve-in-valve, valve-in-ring, and valve-in-MAC: the good, the bad, and the ugly. Eur Heart J, 2019,40(5): 452-455.

[10] Lawrie GM. Surgical treatment of mitral regurgitation. Curr Opin Cardiol, 2020, 35(5): 491-499.

[11] Little SH, Bapat V, Blanke P, et al. Imaging guidance for transcatheter mitral valve intervention on prosthetic valves, rings, and annular calcification. JACC: Cardiovascular Imaging, 2021, 14(1): 22-40.

[12] Otto CM, Nishimura RA, Bonow RO, et al. 2020 ACC/AHA guideline for the management of patients with valvular heart disease: A report of the american college of cardiology/American Heart Association Joint Committee on clinical practice guidelines. J Am Coll Cardiol, 2021, 77(4): e25-e197.

[13] Overtchouk P, Piazza N, Granada J, et al. Advances in transcatheter mitral and tricuspid therapies. BMC Cardiovasc Disord, 2020, 20(1): 1-10.

[14] Qintar M, Chhatriwalla AK. Update on the current status and indications for transcatheter edge-to-edge mitral valve repair. Curr Cardiol Rep, 2020, 22(11): 135-141.

[15] Savic V, Pozzoli A, Gülmez G, et al. Transcatheter mitral valve chord repair. Ann Cardiothorac Surg, 2018, 7(6): 731-740.

[16] Taramasso M, Feldman T, Maisano F. Transcatheter mitral valve repair: Review of the clinical evidence. EuroIntery, 2018, 14(AB): AB91-AB100.

[17] 赖盛伟，逯登辉，杨剑．经导管二尖瓣修复治疗二尖瓣反流所致心力衰竭的进展与展望．心脏杂志，2019, 31(3): 352-357,365.

[18] 刘欢，刘顺，魏来，等．2020 更新版《ACC 二尖瓣关闭不全管理途径专家共识》解读．中国胸心血管

外科临床杂志, 2020, 27(12): 1389-1392.
[19] 宁小平, 李宁, 安朝, 等. 经导管介入治疗二尖瓣疾病的研究进展. 中国心血管病研究, 2021, 19(6): 551-556.
[20] 潘文志, 龙愉良, 周达新, 等. 2020 年经导管瓣膜治疗主要进展. 中国胸心血管外科临床杂志, 2021, 28(4): 371-375.
[21] 秦悦, 徐臣年, 杨剑. 经心尖入径二尖瓣置换术的临床应用及展望. 中国介入心脏病学杂志, 2019, 27(2): 115-118.
[22] 杨剑, 刘洋, 刘金成. 经导管主动脉瓣置换操作指南手册. 北京: 化学工业出版社, 2022: 47-56.

第3章 超声心动图在经导管二尖瓣介入治疗中的应用

超声心动图目前是二尖瓣疾病诊断和评价最重要的影像学方法。针对 MR 的治疗，越来越多的新型微创经导管手术被证实具有积极的治疗效果，特别是以 MitraClip 为代表的经导管二尖瓣介入治疗技术，对超声心动图提出了新的、更高的要求。

3.1 超声心动图评估二尖瓣的常用切面

二尖瓣瓣器的完整结构包括前瓣、后瓣、腱索、乳头肌、瓣环和左心室壁。前、后叶在交界处相连接，靠房间隔侧的称为后内交界，靠近左心耳侧的称为前外交界。二尖瓣前叶和后叶被划分成 3 个扇区：从前外交界向后内交界方向，依次为外侧 1 区、中间 2 区、内侧 3 区。前叶称为 A1、A2、A3 区，后叶称为 P1、P2、P3 区（图 3.1）。经胸超声及经食管超声心动图可从不同的方向对二尖瓣进行评估，前者心尖位于扇扫图像的近场，二尖瓣位置较远，主要适用于对心脏整体结构的评估；后者探头紧贴左心房后壁，距离二尖瓣位置较近，可显示二尖瓣结构的细节。应用长轴切面及交界切面可清晰显示二尖瓣结构。

3.1.1 经胸超声心动图

经胸超声心动图（transthoracic echocardiography，TTE）在二尖瓣介入治疗术前、术后起重要的诊断及随访作用。检查体位：常规取左侧卧位，术中麻醉后可取平卧位进行探查，尽量选取声窗较好的切面进行评估，连接心电图，调节探头频率、图像增益、时间增益补偿、聚焦范围等参数使二维图像最优化以清晰显示二尖瓣。动态图像选取连续 3 个心动周期，心律失常特别是心房颤动患者应取连续 5 个心动周期，并尽可能留取心律相对规则的时相进行存图。扫查切面以清晰显示二尖瓣为主，同时需要观察瓣上、瓣下结构及心脏整体功能。

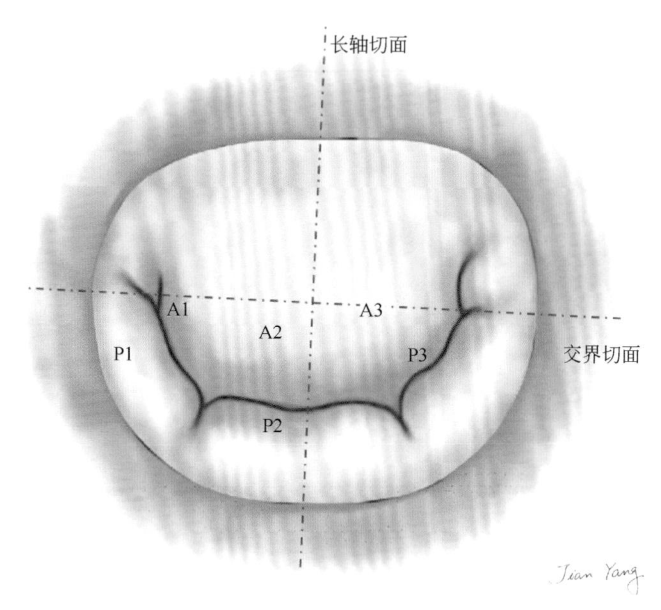

图3.1 二尖瓣分区示意

3.1.1.1 胸骨旁声窗

（1）胸骨旁左心室长轴切面

探头置于胸骨左缘第3、4肋间，声束方向指向右肩，此切面是TTE检查中的第一个切面，可清晰显示二尖瓣瓣叶、瓣下腱索，定位评估二尖瓣A2、P2区的病变，同时可评估主动脉根部结构及左心室壁的厚度及功能（图3.2A）。

（2）二尖瓣水平左心室短轴切面

探头置于胸骨左缘第3、4肋间，在左心室长轴切面基础上顺时针旋转探头，使声束恰好通过二尖瓣口，此切面中右心室呈月牙形，位于左心室右前方，左心室呈类圆形，二尖瓣呈鱼口状位于左心室圆环结构内，可显示整个二尖瓣的前外、后内交界以及整个二尖瓣瓣叶的A1、A2、A3区及P1、P2、P3区（图3.2B）。

3.1.1.2 心尖声窗

（1）心尖四腔心切面

探头置于心尖搏动处，声束指向右胸锁关节，可清晰显示两侧的心房及心室，同时显示二尖瓣与三尖瓣的运动，此切面显示二尖瓣A2、P2区（图3.3A）。

（2）心尖五腔心切面

在心尖四腔心切面的基础上，略上翘探头，显示左心室流出道及部分主动脉根部结构，与左、右心房与心室共同构成五腔结构。此切面显示二尖瓣偏前外部分的瓣叶，通常为A1、P1区（图3.3B）。

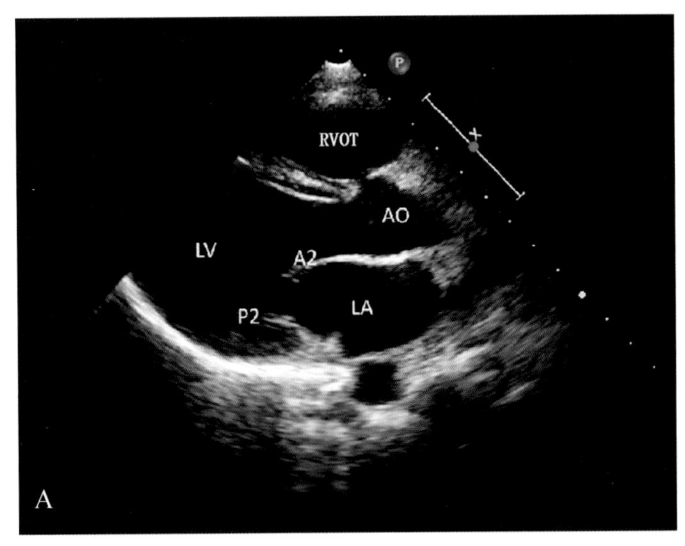

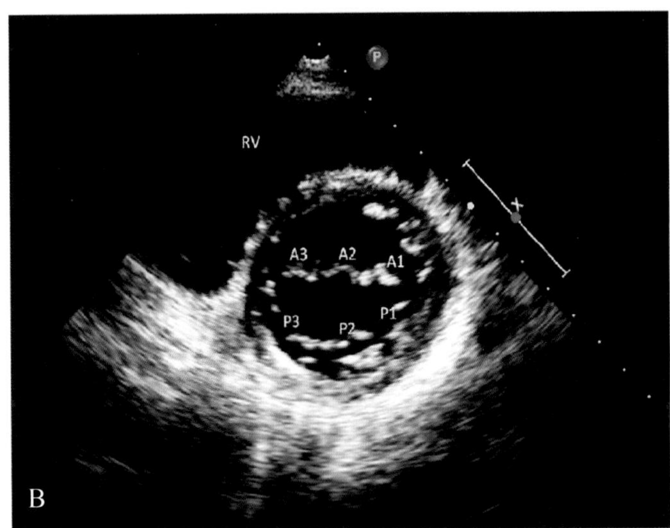

图 3.2 胸骨旁声窗

A. 胸骨旁左心室长轴切面显示二尖瓣的 A2、P2 区；B. 胸骨旁左心室短轴二尖瓣瓣口水平切面

AO—主动脉；LA—左心房；LV—左心室；RV—右心室；RVOT—右心室流出道

（3）心尖两腔心切面

在心尖四腔心切面的基础上，逆时针旋转探头约 60°，使超声扫查平面与室间隔平行，可显示左心房、左心室、左心耳、二尖瓣及瓣下腱索和两组乳头肌，此切面通常可显示二尖瓣的 P1、A2、P3 区（图 3.3C）。

（4）心尖三腔心切面

在心尖四腔心切面的基础上，逆时针旋转探头约 120°，或在心尖两腔心切面的基础上，逆时针旋转探头约 60°，所显示结构与胸骨旁左心室长轴切面接近，显示二尖瓣的 A2、P2 区（图 3.3D），同时可清晰显示心尖部及主动脉。

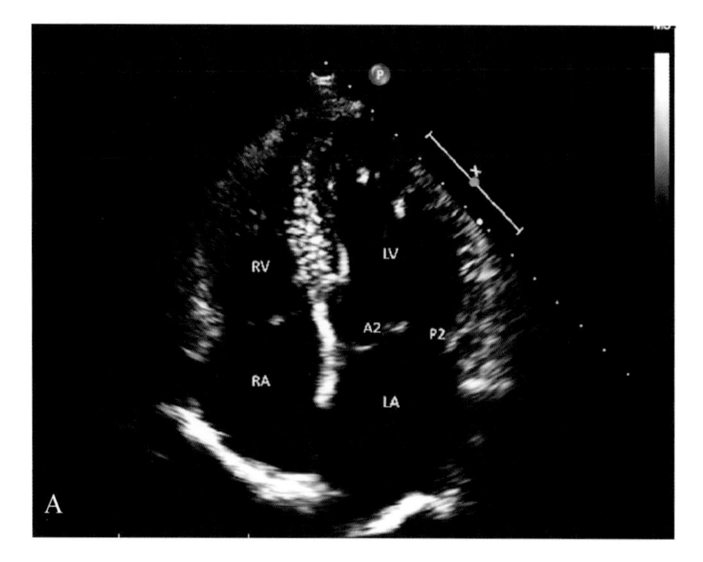
RV
LV
A2
P2
RA
LA
A

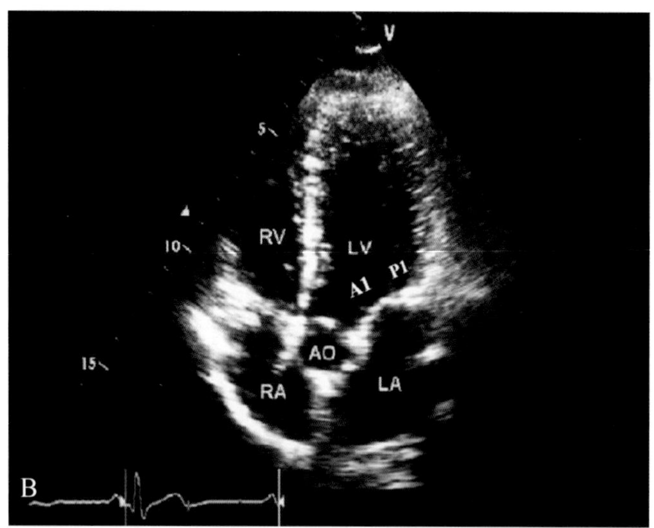
RV
LV
A1
P1
AO
RA
LA
B

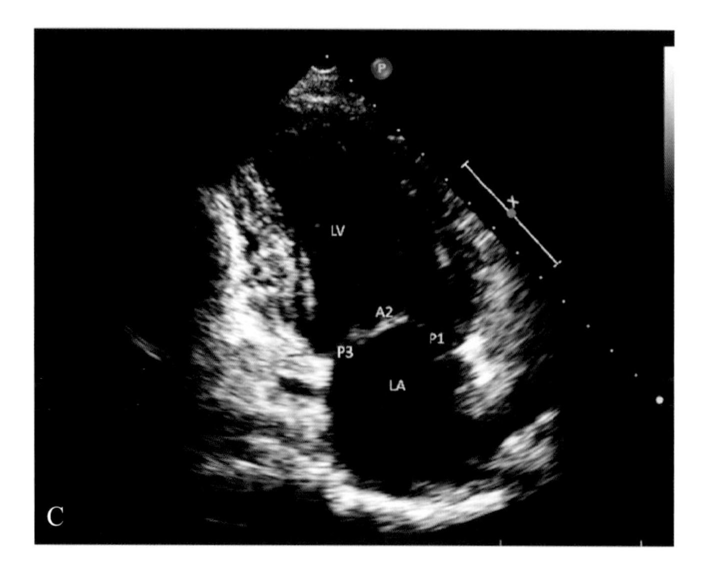
LV
A2
P3
P1
LA
C

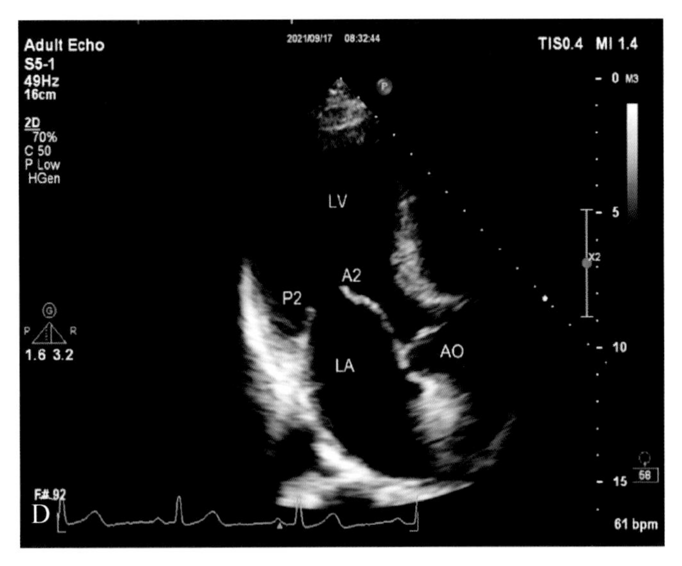

图 3.3 心尖声窗图像

A. 心尖四腔心切面，显示二尖瓣的 A2、P2 区；B. 心尖五腔心切面，显示二尖瓣的 A1、P1 区；C. 心尖两腔心切面，显示二尖瓣的 P1、A2、P3 区；D. 心尖三腔心切面，显示二尖瓣的 A2、P2 区

AO—主动脉；LA—左心房；LV—左心室；RA—右心房；RV—右心室

3.1.2 经食管超声心动图

经食管超声心动图（transesophageal echocardiography，TEE）将超声探头置于左心房后部的食管内，可更为清晰地显示二尖瓣结构，部分切面需要将食管探头置于胃内获取，检查不干扰手术视野，因此在术中起重要的引导、定位和监测的作用。

3.1.2.1 食管中段切面

（1）食管中段四腔心切面

将探头缓慢推进到食管中段约 30 ～ 35cm 的深度，探头角度保持 0° ～ 10°，轻微后屈探头直至清楚地显示二尖瓣、三尖瓣及左心室心尖部。该切面所显示的结构包括左心房、右心房、房间隔、左心室、右心室、室间隔、二尖瓣（A2 和 P2 区）和三尖瓣（图 3.4A）。彩色多普勒超声可用于帮助识别二尖瓣和三尖瓣反流。通常该切面是 TEE 的第一个切面，是评估心脏解剖和功能最全面的视图之一。

（2）食管中段二尖瓣联合部切面

由食管中段四腔心切面，将探头角度旋转至 50° ～ 70°，将获得二尖瓣联合部切面。图像显示二尖瓣（从左到右）P3、A2、P1 区（图 3.4B）。向左（逆时针）转动探头，可显示整个后叶（P3、P2、P1 区）。向右（顺时针）转动探头，可以对前叶进行显示（A3、A2、A1 区）。彩色血流多普勒超声在此切面可用于帮助识别二尖瓣反流口位置，特别是存在多束反流时。

（3）食管中段两腔心切面

将探头的角度旋转到 80° ～ 100° ，就可以得到两腔心切面。所显示的结构包括左心房、左心耳、左心室和二尖瓣，通常此切面显示的为二尖瓣 A1、A2、A3、P3 区（图 3.4C）。此切面可显示左心室前壁和下壁的运动及评估二尖瓣的功能。彩色血流多普勒超声可用于评估二尖瓣病变，判断反流和 / 或狭窄。

（4）食管中段左心室长轴切面

从食管中段两腔心切面，旋转角度至 120° ～ 140° ，图像类似经心尖三腔心切面，所显示结构包括左心房、左心室、左心室流出道、主动脉瓣、近端升主动脉和二尖瓣的 A2、P2 区（图 3.4D）。此切面主要用于评估左心室后壁、前间隔的运动以及二尖瓣和主动脉瓣的功能。

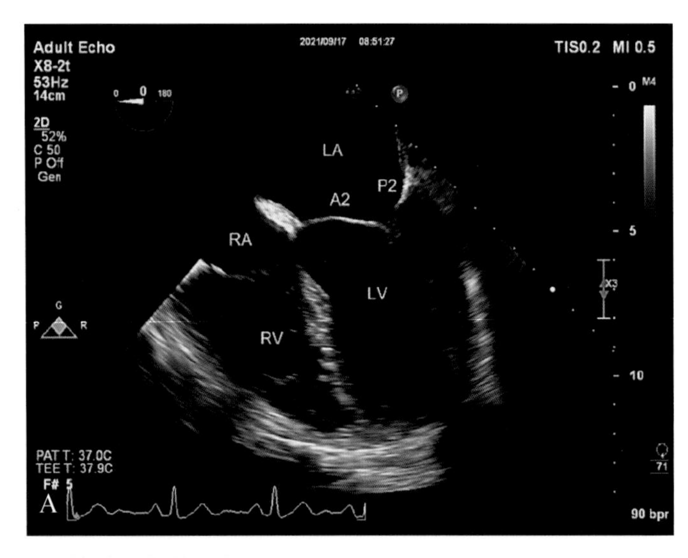

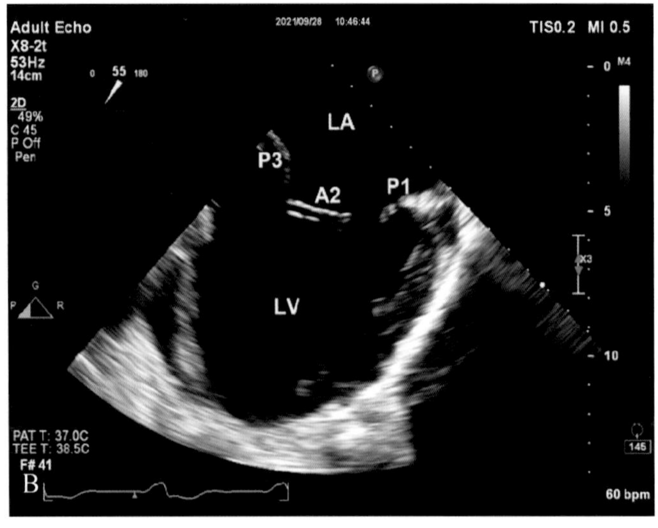

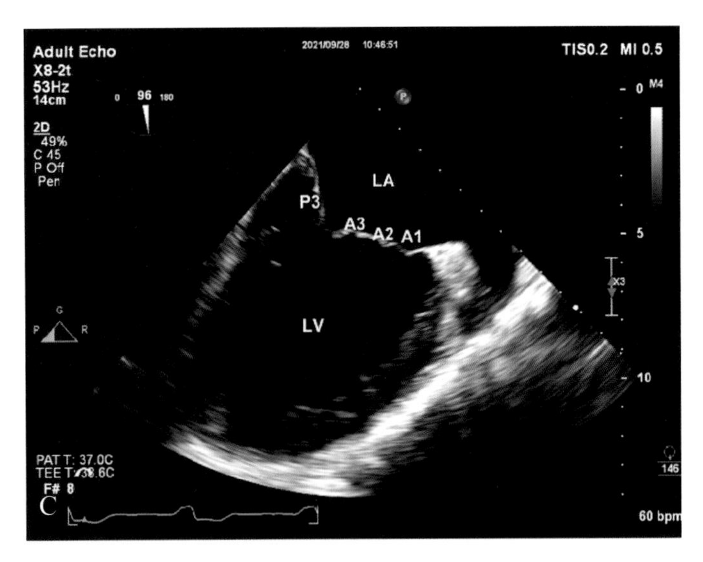

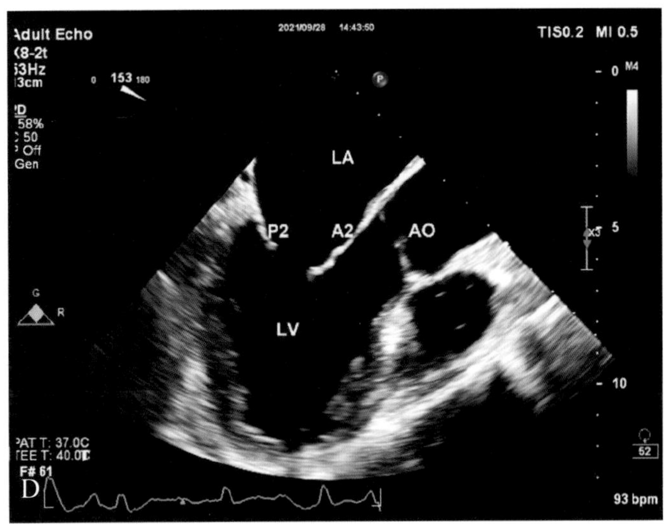

图 3.4 食管中段切面图像

A. 四腔心切面，显示二尖瓣 A2、P2 区；B. 食管中段二尖瓣联合部切面，从左到右显示二尖瓣 P3、A2、P1 区；C. 食管中段两腔心切面，显示二尖瓣 A1、A2、A3、P3 区；D. 食管中段左心室长轴切面，显示二尖瓣的 A2、P2 区

AO—主动脉；LA—左心房；LV—左心室；RA—右心房；RV—右心室

3.1.2.2 经胃底切面

（1）经胃基底部短轴切面

从食管中段保持探头角度为 0° ～ 20° ，伸直探头并推进到胃内，前屈探头，可获得经胃基底部短轴切面。该切面可显示二尖瓣的“鱼嘴”外观，前叶在图像左侧，后叶在图像右侧。此切面与经胸二尖瓣短轴切面类似，可显示二尖瓣的 2 个交界及 A1 ～ A3、P1 ～ P3 的 6 个分区（图 3.5A）。该切面上彩色多普勒超声有助于评估反流束的起源。

（2）经胃两腔心切面

在经胃乳头肌水平短轴切面，将探头角度旋转到 90° ～ 110°，以获得经胃两腔心切面。该切面除显示乳头肌、腱索和二尖瓣瓣叶外，还可对左心室前壁和下壁的运动进行评估（图 3.5B）。

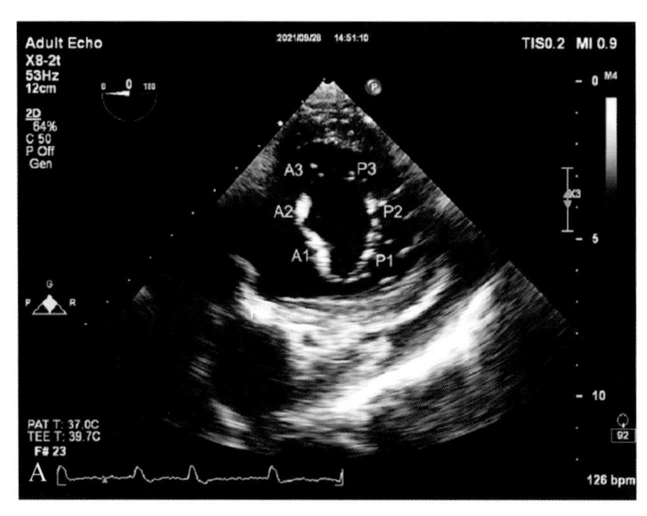

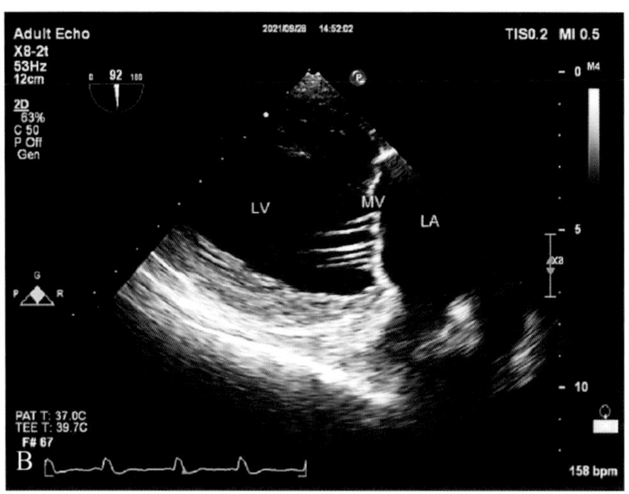

图 3.5 经胃底切面图像

A. 经胃基底部短轴切面，显示二尖瓣 6 个分区及 2 个交界；B. 经胃两腔心切面，可清晰显示二尖瓣及瓣下腱索

LA—左心房；LV—左心室；MV—二尖瓣

3.1.3 三维经食管超声心动图

TEE 是二尖瓣实时成像的理想方式，可以减少甚至避免出现高亮度伪影（如严重的钙化或人工瓣膜材料），增加评估准确性。三维成像技术有助于准确理解二尖瓣结构，精确定位病变部位，判断病变类型，准确了解二尖瓣反流的机制，对规划二尖瓣的经导管治疗非常重要。

常用的三维成像技术通常包括实时 3D 成像、聚焦广域放大及全容积成像 3 种模式。实时 3D 成像允许实时显示 300dpi×600dpi 的锥体体积图像，成像角度小，不足以完整显示单一结构，但空间和时间分辨率有助于诊断复杂的病症。

聚焦广域放大模式可对心脏结构进行聚焦、广域观察，但过度扩大感兴趣区会导致空间和时间分辨率的进一步下降，这可以通过使用多心动周期模式来改善。该模式优化了空间分辨率，允许对复杂的病变进行详细诊断。在选定二尖瓣的感兴趣区时，应选择性保留邻近结构，可为二尖瓣的定位提供帮助。通常二尖瓣的成像应遵循外科视野，即主动脉瓣位于屏幕顶部 12 点的位置，左心耳在大约 9 点的位置（图 3.6）。在对二尖瓣的成像中，聚焦广域放大模式应用得最为广泛。

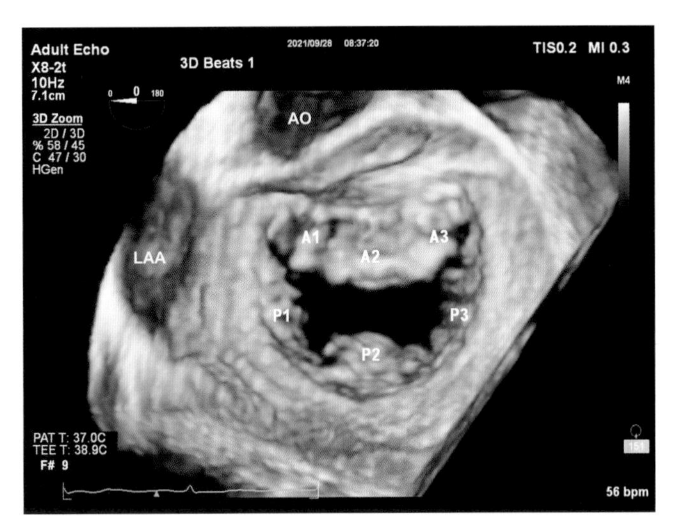

图 3.6　3D 聚焦广域放大模式显示二尖瓣“外科视野”

AO—主动脉；LAA—左心耳

全容积模式具有最大的采集扇区，可对二尖瓣或主动脉根部等特定结构进行理想成像。这种模式还具有最佳的空间分辨率，可以详细诊断复杂病症。全容积数据集可以被裁剪，以去除组织平面，从而识别容积内瓣膜结构的组成部分，或使用离线分析软件对正交平面进行定量分析。

3.2　二尖瓣反流的评估

3.2.1　二尖瓣反流类型的评估

20 世纪 70 年代，随着外科领域瓣膜重建技术的发展，人们开始认识到仅仅采用瓣膜反流、狭窄、狭窄合并反流的三分法已经不足以区分瓣膜病变，需要对二尖瓣反流进行更准确的评估。二尖瓣修复技术的创始人 Carpentier 提出了规范化的 MR“功能分型”，从而帮助规范定义及指导后续的外科修复治疗。这类分型方法，对指导二尖瓣介入治疗也极其重要（见 1.3.2 节内容）。MR 病变“功能分型”主要依赖超声心动图提供的信息，根据瓣叶的活动情况分为 3 型。

（1）Carpentier Ⅰ型

瓣叶活动正常而瓣膜功能失调。在Ⅰ型 MR 中，收缩期和舒张期瓣叶活动幅度正常，反流的原因为瓣叶穿孔或瓣叶对合不良（瓣环扩张）。TTE 通常可观察到增大的左心房，二尖瓣对合缘高度减低，反流为中心性，多发生在 2 区（图 3.7）。TEE 可更为清晰显示二尖瓣对合高度减低，2 区出现中心性反流（图 3.8）。

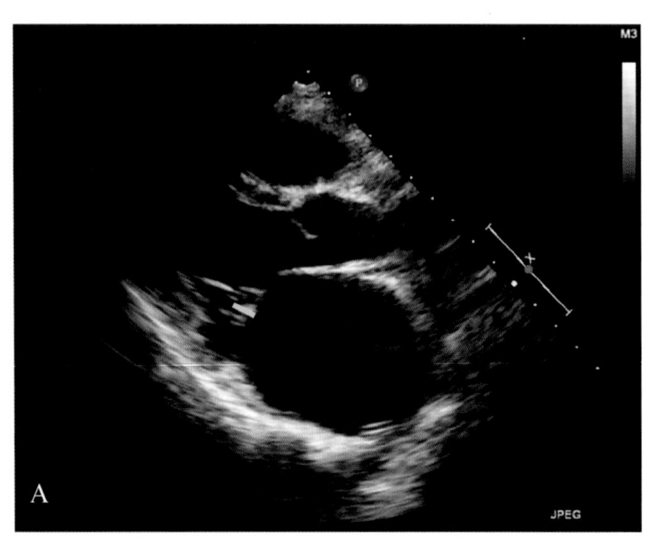

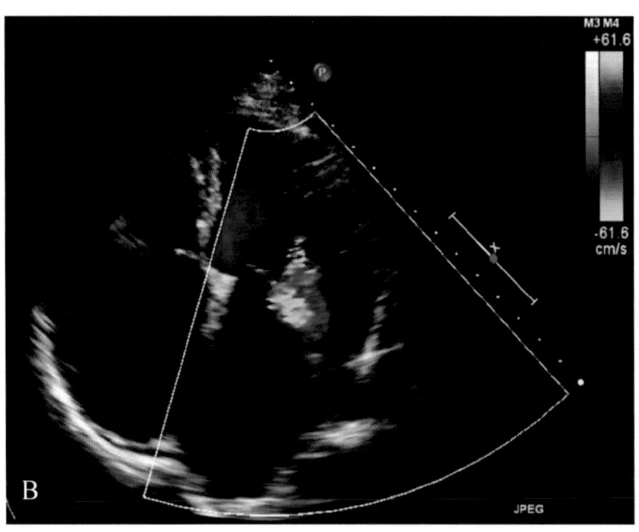

图 3.7　Carpentier Ⅰ型瓣环扩大所致二尖瓣少 - 中量反流的超声影像

A. 左心室长轴切面显示增大的左心房，二尖瓣对合高度减低（黄线所示）；B. 心尖四腔心切面彩色多普勒超声显示二尖瓣中心性反流，位于 2 区

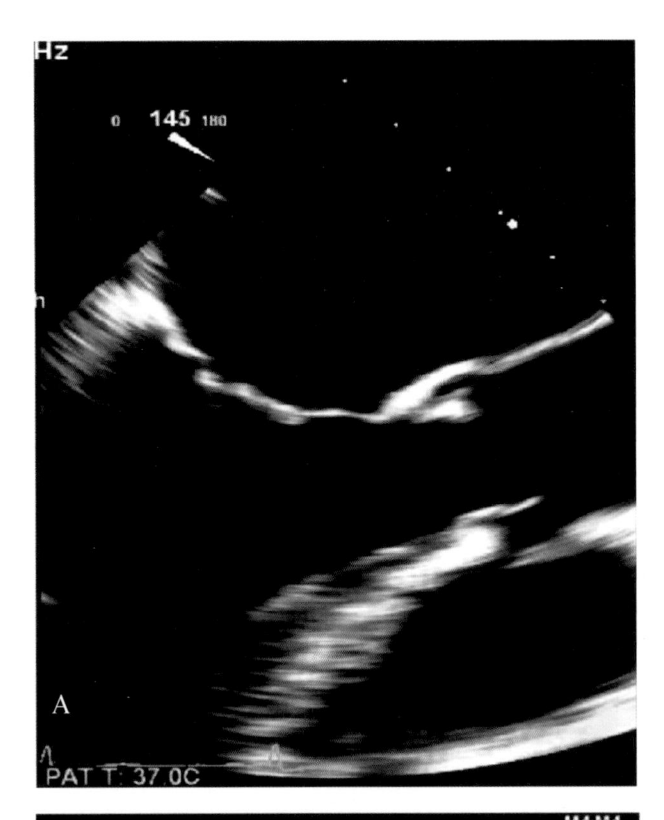

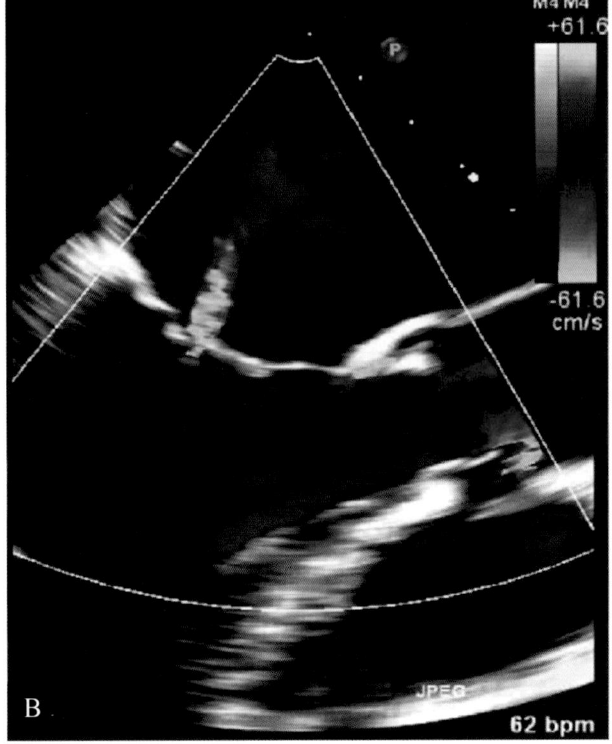

图 3.8 Carpentier Ⅰ型二尖瓣反流的超声影像

A. 二维图像显示二尖瓣对合缘高度明显减低；B. 彩色血流提示来自该处的中心性反流

（2）Carpentier Ⅱ型

瓣叶活动过度的瓣膜功能失调。定义为一个或多个瓣叶活动度增加，瓣叶的游离缘在瓣叶关闭时超过了瓣口关闭时的平面，血流动力学结果提示为瓣膜反流，由腱索断裂或延长，或者乳头肌断裂导致。

TTE 通常可见病变的瓣叶超过瓣环连线，脱向左心房内，瓣叶活动度增加，若合并腱索或乳头肌断裂者，可见纤细的强回声光带或者短条样中等偏强回声，连于瓣叶随心动周期大幅度摆动。彩色血流通常表现为偏心性反流，血流偏向正常瓣叶侧（图 3.9）。

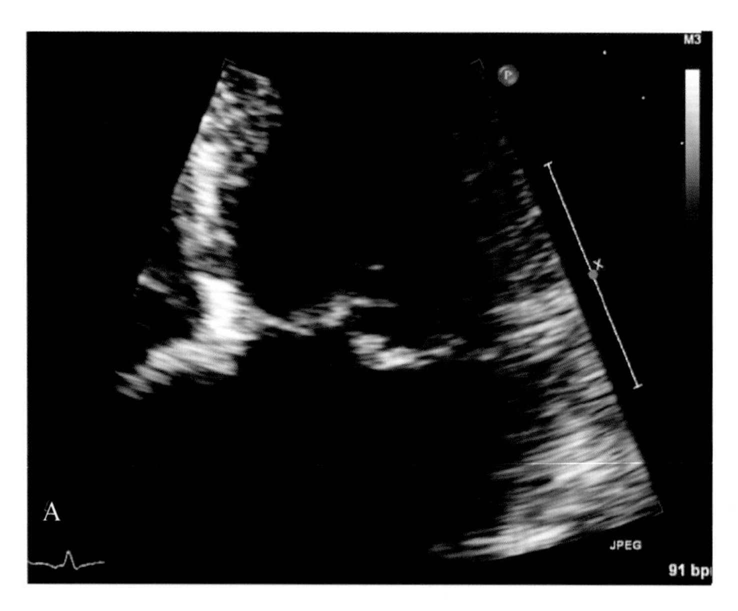

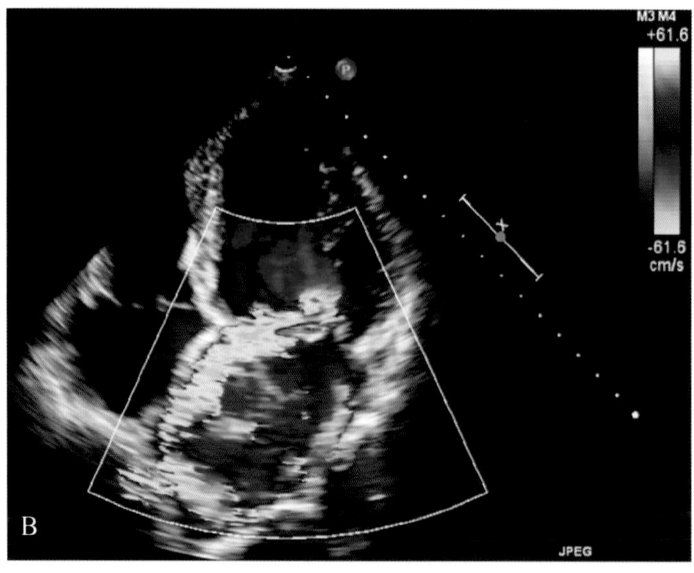

图 3.9 Carpentier Ⅱ型瓣叶脱垂所致二尖瓣大量反流的超声影像

A. 心尖四腔心切面二尖瓣局部放大图像可见后叶脱垂；B. 彩色多普勒超声显示偏向前叶侧的偏心性反流束，直达心房顶部

TEE 可较为准确地定位瓣叶脱垂的位置，是否累及多个区域，对于断裂腱索、赘生物、乳头肌的鉴别也优于 TTE（图 3.10），三维图像可直观显示二尖瓣病变区域，达到与外科术中一致的效果。

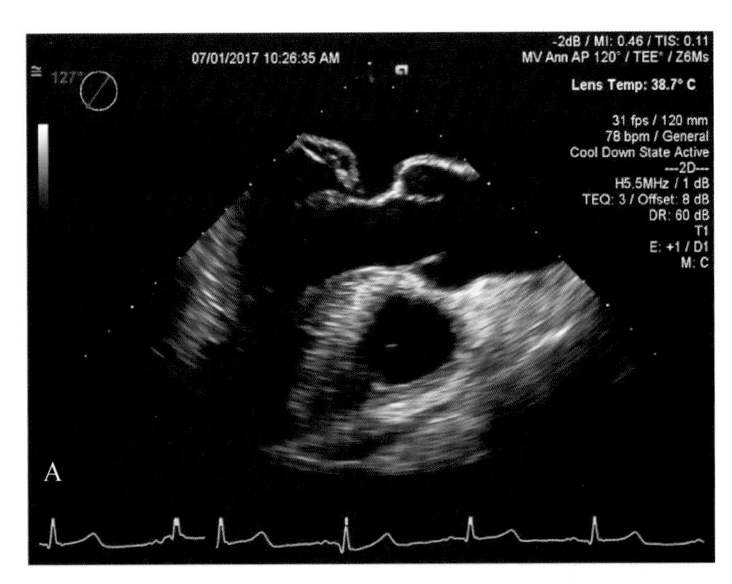

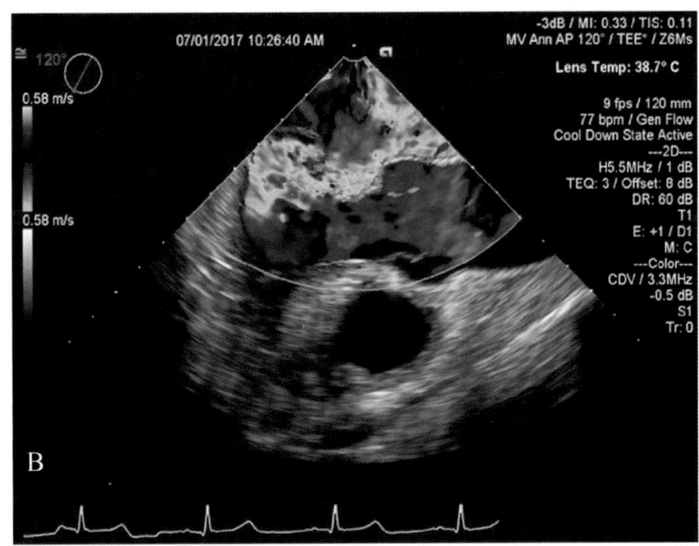

图 3.10　TEE 显示的 Carpentier Ⅱ型二尖瓣反流

A. 食管中段左心室长轴切面显示后瓣下有断裂的小腱索；B. 彩色多普勒超声显示血流自瓣叶脱垂区反流入心房

（3）Carpentier Ⅲ型

瓣叶活动受限的瓣膜功能异常。在Ⅲ型功能失调中，Ⅲ a 类指一个或多个瓣叶的运动在瓣叶开放或关闭时均受到限制，导致不同程度的反流（瓣膜及瓣下组织增厚或钙化）；Ⅲ b 类指一个或多个瓣叶的运动在瓣叶关闭时受到限制导致的反流（此类病变多为缺血导致）。

Ⅲ a 型多见于风湿性病变导致的二尖瓣关闭不全，二尖瓣瓣叶增厚、挛缩，回声增强，活动度减低，瓣下腱索有不同程度的缩短、粘连，常合并瓣叶狭窄，反流通常为中心性，多位于 2 区（图 3.11）。

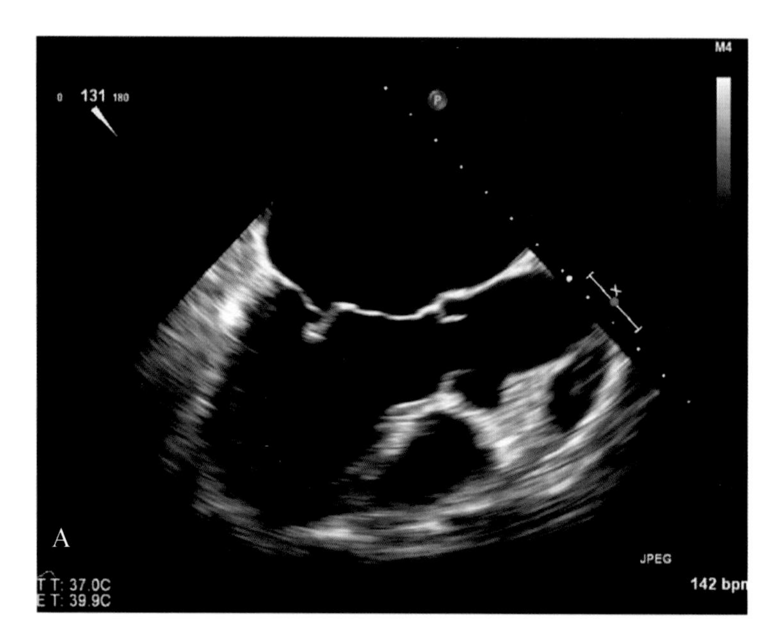

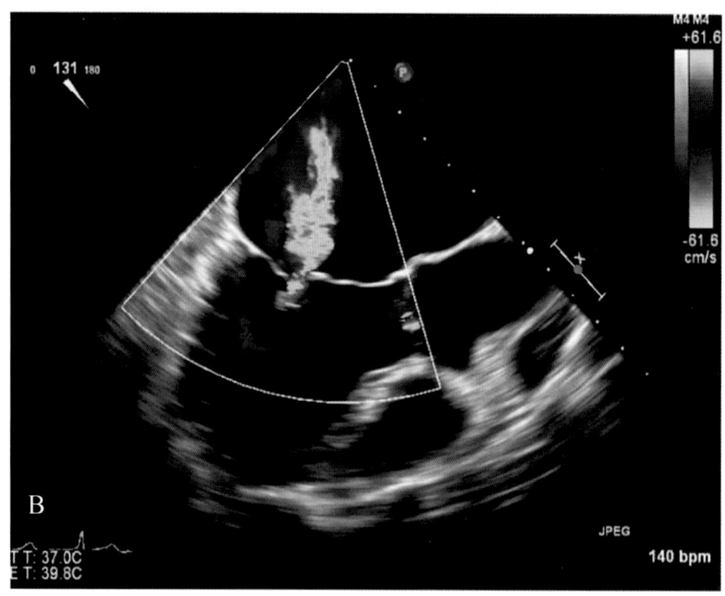

图 3.11　TEE 显示的 Carpentier Ⅲ a 型二尖瓣反流

A. 显示二尖瓣瓣叶增厚、缩短；B. 显示位于 2 区的中心性反流

Ⅲ b 型常见于缺血性心肌病，由于心肌缺血或梗死后造成左心室扩大，乳头肌位置发生改变，对瓣叶的栓系力增加，导致二尖瓣活动度减低，瓣叶对合不良，反流通常略呈偏心性（图 3.12）。

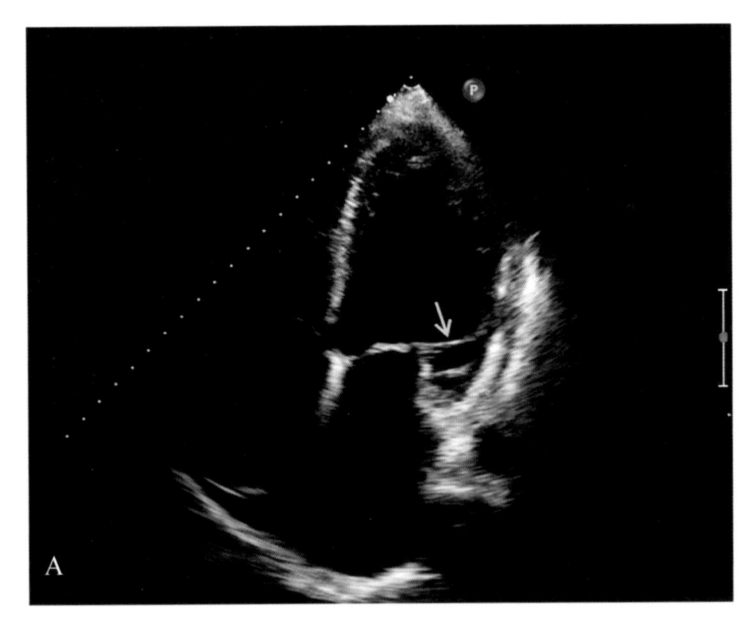

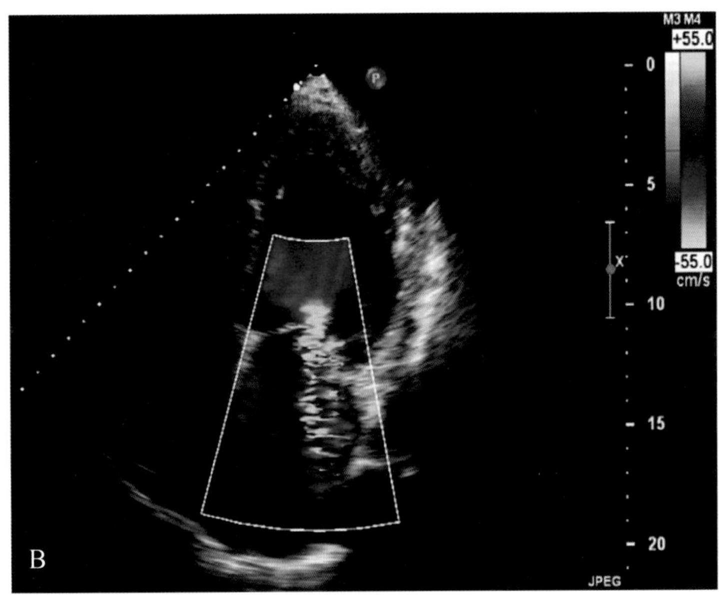

图 3.12　TTE 显示的 Carpentier Ⅲ b 型二尖瓣反流

A. 显示二尖瓣瓣下腱索牵拉瓣叶（黄色箭头所示），致瓣叶对合位置发生改变，对合缘高度减低；B. 彩色多普勒超声显示位于 2 区的反流，略偏向心房外侧壁

3.2.2　二尖瓣反流量的评估

除了评估二尖瓣反流的类型，对二尖瓣反流量的准确评估也显得尤为重要。二尖瓣反流受反流性质、时相，心脏搏动节律和心脏负荷状态的影响可出现各种变化。目前，超声心动图是评估二尖瓣反流首选的方法。在应用多普勒技术评估二尖瓣反流时，需要结合多

个切面、运用多种方法综合进行判断。常用的评估方法包括 3 个方面。

① 定性评估或者半定量评估。需要观察二尖瓣反流束的尺寸，确定反流束的数量和偏心程度，并通过测量反流束长度和面积及其在心房内所占比例来初步判断二尖瓣反流的程度（图 3.13）。细小的非偏心性反流且反流面积＜ 4.0cm^2 或＜心房面积 20% 的一般为微量或轻度反流；大的中心性反流束（＞ 10cm^2 或与左心房面积比＞ 40%）或大小不一的偏心性碰壁血流束，在左心房内形成漩涡为重度反流。

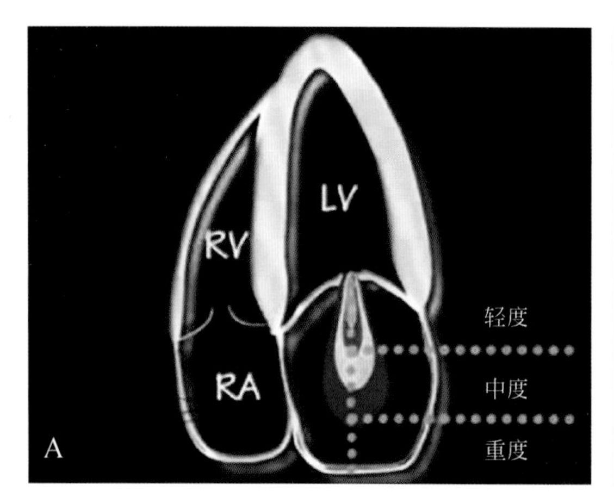

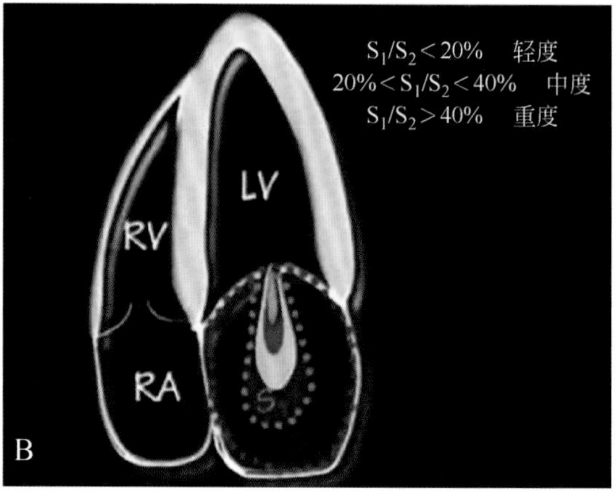

图 3.13 半定量方式评估二尖瓣反流严重程度

A. 通过反流束长度判断二尖瓣反流程度模式图；B. 通过反流束面积与左心房面积比判断反流程度模式图
LV—左心室；RA—右心房；RV—右心室

② 通过测量半定量指标来进行判断。除前面提及的测量反流束的长度和面积外，还可利用二维图像在左心室长轴切面测量缩流颈的大小，利用三维图像测量缩流颈面积等。缩流颈宽度（VCW）是指反流束最窄处的直径，通常在瓣口或瓣下（图 3.14），推荐采用与二尖瓣联合部垂直的多个平面（如胸骨旁左心室长轴切面）来获取。评估标准为：缩流颈宽度＜ 0.3cm 为轻度反流；0.3cm ≤ 缩流颈宽度＜ 0.7cm 为中度反流；缩流颈宽度≥ 0.7cm 的为重度反流。

③ 通过定量的方法计算二尖瓣有效反流口面积及反流容积。目前采用血流汇聚法 [近端等速表面积法（PISA 法）] 来定量二尖瓣反流。其原理是血流经过反流口会形成流速递增但表面积递减的中心性近半球形，彩色多普勒血流显像能显示与尼奎斯特极限相对应的速度半球表面（图 3.15）。通过测量半球的直径流速，应用数学公式可计算出有效反流口的面积。评估标准：有效反流口面积（EROA）≥ 0.4cm^2 提示重度二尖瓣反流，反流口面积为 0.20 ～ 0.39cm^2 提示中度二尖瓣反流，反流口面积＜ 0.20cm^2 提示轻度二尖瓣反流。反流容积＜ 30mL 为轻度二尖瓣反流，容积在 30 ～ 60mL 为中度二尖瓣反流，容积＞ 60mL 为重度二尖瓣反流。

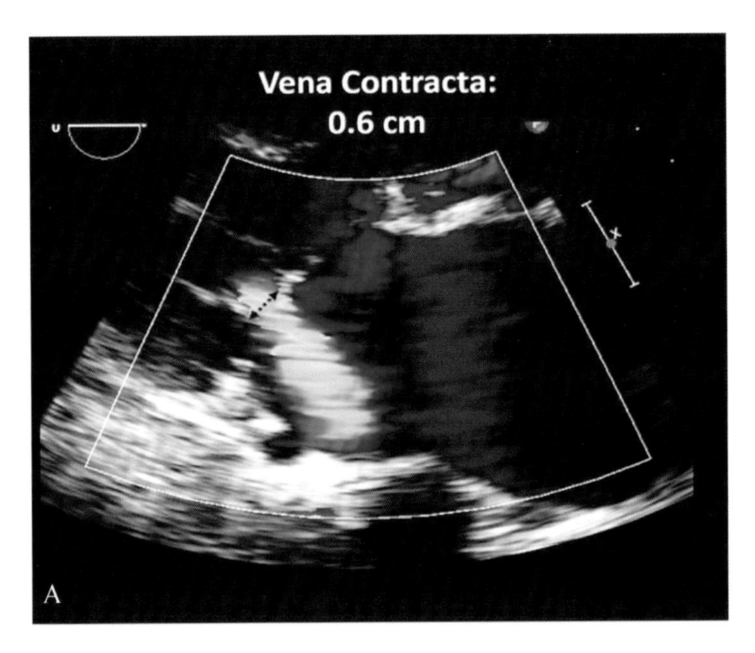

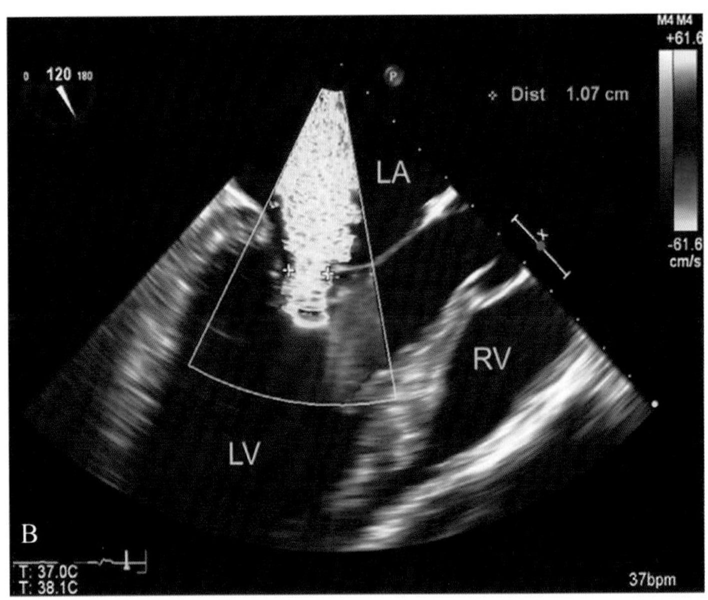

图 3.14 通过测量缩流颈宽度判断二尖瓣反流严重程度

A. TTE 在胸骨旁左心室长轴切面测量中度二尖瓣反流缩流颈宽度为 0.6cm；B.TEE 在食管中段左心室长轴切面测量重度二尖瓣反流缩流颈宽度为 1.07cm

LA—左心房；LV—左心室；RV—右心室

对二尖瓣反流严重程度的判断是一个综合性评估，除关注二尖瓣瓣器本身结构的变化、分析病因外，还需要考虑左心房、左心室大小对反流程度的影响。多普勒技术是评估二尖瓣反流最常用的手段，如何尽量准确地判断二尖瓣反流严重程度可参见图 3.16。

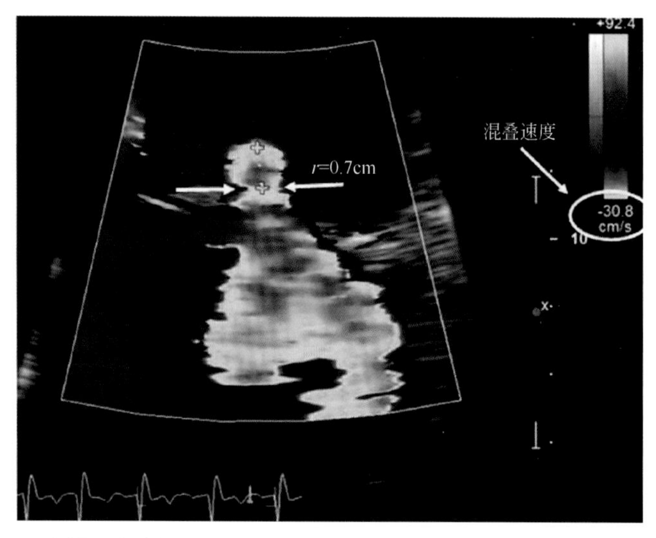

图 3.15 PISA 法显示二尖瓣反流时血流汇聚区所形成的速度半球

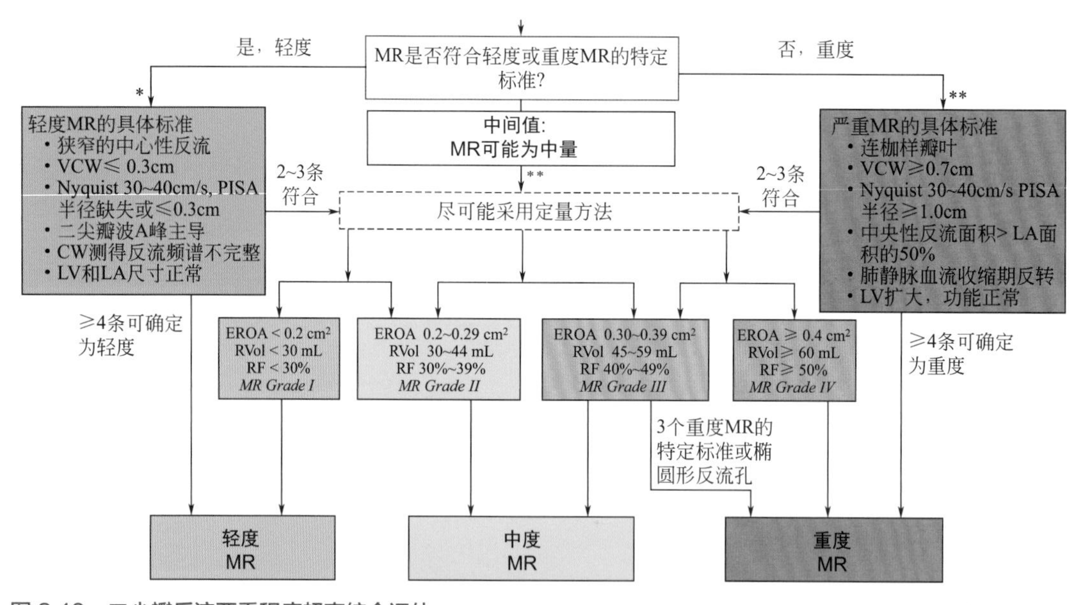

图 3.16 二尖瓣反流严重程度超声综合评估

（来自 2017 年美国超声心动图学会二尖瓣反流评估指南）

3.3 TEE 在不同二尖瓣介入治疗中的应用

目前在临床中得到认可的二尖瓣反流介入治疗技术主要包括 2 种类型，经导管二尖瓣修复及经导管二尖瓣置换术。无论是哪一种介入治疗方式，超声心动图在其中都起着极其重要的作用。其应用主要包括术前评估、术中监测指导及术后评价等多个方面。

3.3.1 术前超声评估

术前超声心动图主要用于分析二尖瓣反流的病因，定位二尖瓣病变节段，定量反流严重程度，判断患者是否适合行介入手术。二尖瓣介入修复对术前超声评估的要求较高，通常需要 TEE 提供关于整个二尖瓣较为详细的信息。以 MitraClip 手术的入选标准为例，符合以下情况者可入选：①中度至重度（3+）或重度（4+）二尖瓣反流（DMR 或 FMR），且反流来源于 A2/P2 区，或靠近 2 区。②瓣叶脱垂高度≤ 10mm，瓣叶脱垂范围≤ 15mm；对合缘高度≥ 2mm，瓣叶对合点至瓣环距离≤ 11mm。③ LVEF ≥ 30%；二尖瓣瓣口面积（MVA）≥ 4cm^2。④ LVESD ≤ 70mm。⑤后瓣叶长度≥ 10mm。⑥肺动脉收缩压≤ 70mmHg。排除标准包括：①夹持区有显著钙化、裂隙；②瓣叶重度活动受限；③显示有心内肿块、血栓或赘生物；④活动性心内膜炎、活动性风湿性心脏病或穿孔；⑤合并需要外科治疗的重度三尖瓣反流或主动脉瓣疾病。另外，还有一些情况不利于二尖瓣缘对缘修复手术的实施：①严重的瓣环扩张；②严重的多瓣叶区域的脱垂；③前后叶活动受限，通常发生在左心室重构的患者。遇到此类情况要及时与介入医师沟通，评估手术的风险及收益，做出综合性的判断。

3.3.2 术中超声引导

经导管二尖瓣修复术中通常需要全程应用 TEE 引导，监测整个手术过程。

经导管二尖瓣缘对缘修复技术（TEER）对 TEE 提出很高要求，TEE 在二尖瓣介入治疗中需要重点协助介入医师完成以下 4 个步骤。

① 经食管超声心动图引导房间隔穿刺。在双平面图像引导下，使得房间隔穿刺点尽量位于房间隔卵圆窝偏后、上部，四腔心切面测量穿刺点距二尖瓣瓣环平面的高度约为 3.5 ～ 4.5cm（图 3.17）。

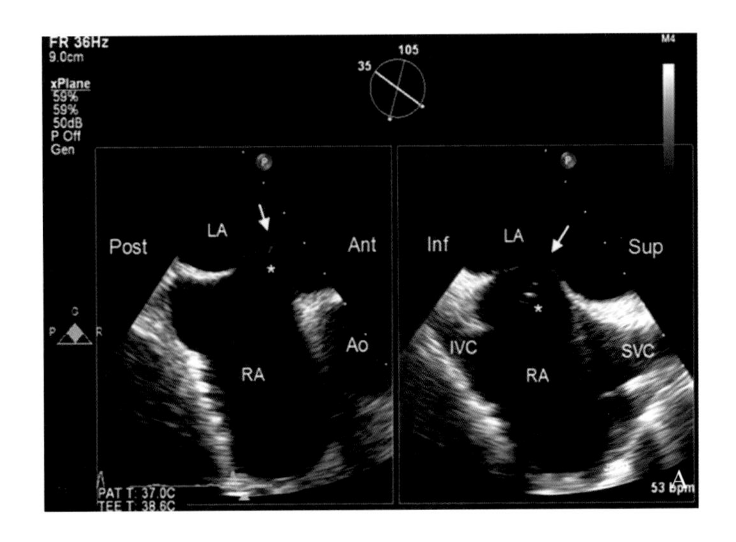

图 3.17

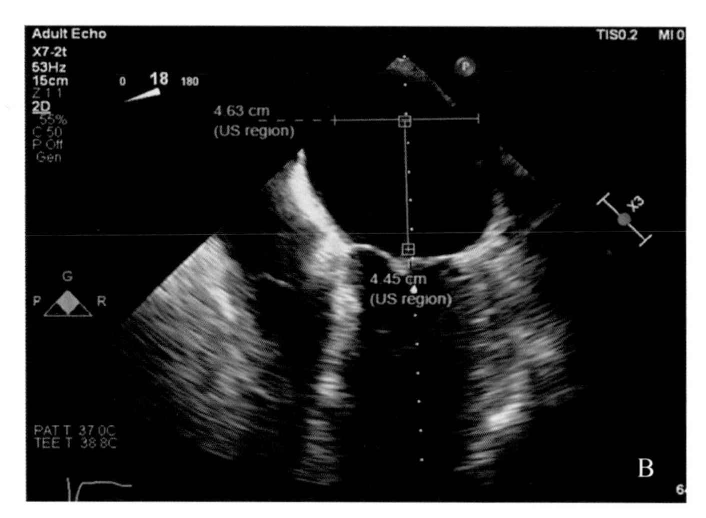

图 3.17 TEE 引导房间隔穿刺

A. 双平面图像引导偏后、偏上位置穿刺房间隔，箭头所示为穿刺针顶住房间隔形成的“帐篷”征；B. 测量穿刺点至二尖瓣瓣环的距离

AO—主动脉；IVC—下腔静脉；LA—左心房；RA—右心房；SVC—上腔静脉；Ant—前；Post—后；Sup—上；Inf—下

② 经食管超声心动图引导输送系统进入左心房并调弯。使输送系统顺利进入左心房，确认其顶端远离左心房游离壁，监测顶端调节方向至垂直指向二尖瓣口（图 3.18）。

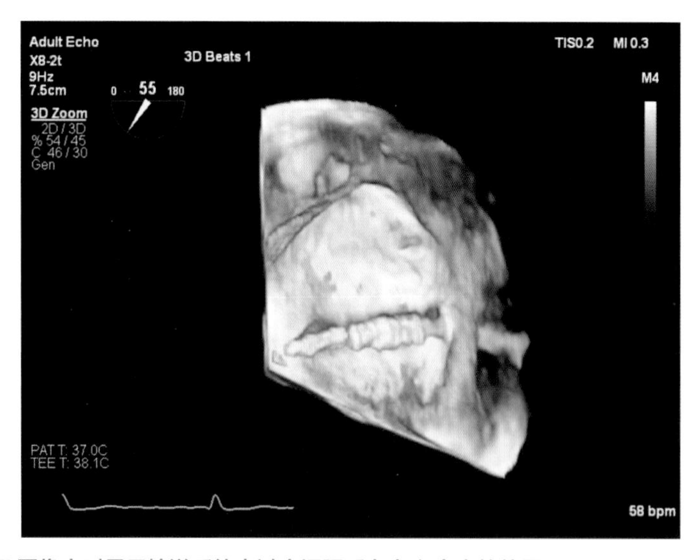

图 3.18 3D-TEE 图像实时显示输送系统穿过房间隔后在左心房内的位置

③ 经食管超声心动图引导夹合器定位。确认引导夹合器位于彩色多普勒超声显示反流束最大处。实时观察夹合器的运动，引导其进入左心室，避免出现夹合器缠绕瓣下腱索等结构。

④ 引导夹合器捕获和夹合瓣膜。利用 X-plane 双切面显像可同时显示左心室长轴切面及二尖瓣联合部切面，术中同时观察两个切面以判断夹子的位置并指导介入医师进行调整。长轴切面用于显示二尖瓣 A2、P2 区的位置，捕获瓣膜前二尖瓣夹合器应该在这个切面显示为

“V”字形。此时夹合器臂与二尖瓣开放线垂直，分别位于 A2、P2 区的位置，在该切面通过调整夹合器位置可使得夹合器更靠近前叶或后叶；二尖瓣联合部切面显示 P1、A2、P3 区，捕获瓣膜前二尖瓣夹合器在该平面应该为直线形，在该切面通过调整夹合器位置可使得夹合器更靠近瓣环内交界（P3 或 A3 区）或外交界（P1 或 A1 区）。此外，三维超声心动图的“二尖瓣外科视野”可以立体、实时观察夹合器的位置、指向的方向（图 3.19）。

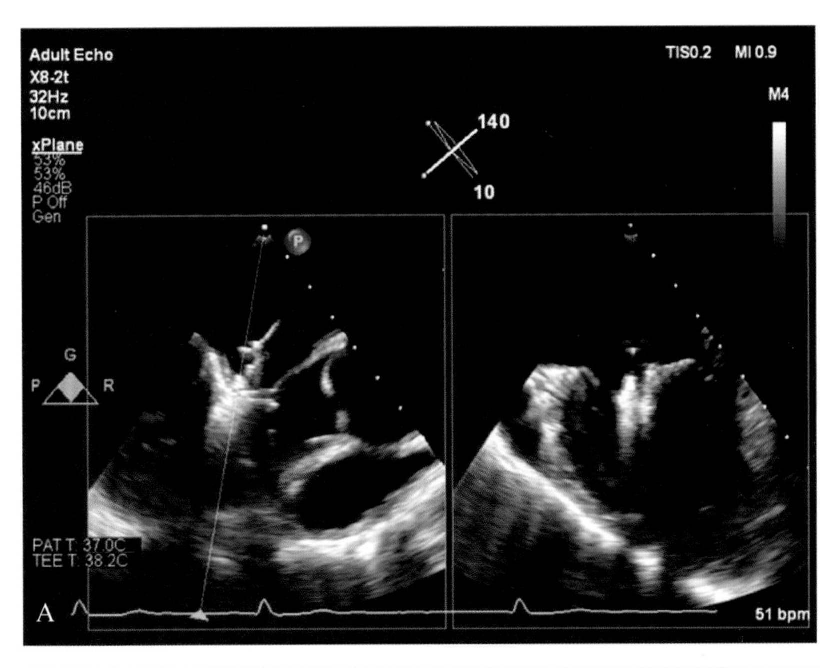

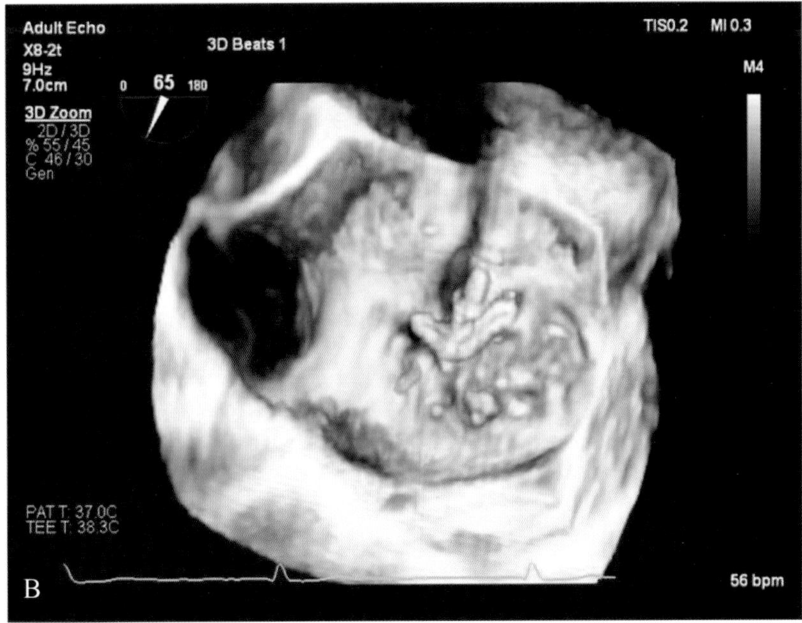

图 3.19 TEE 引导二尖瓣瓣叶的夹合

A. 双切面显像模式定位夹合器捕获病变瓣叶区域并进行夹合；B. 三维成像模式实时观察夹合器的空间位置

术后即刻 TEE 可实时评估二尖瓣反流改善的情况（图 3.20），如果还存在明显的残余反流，而且残余反流的起始处能够用第二个夹子修复，可再植入第二个夹子，其操作过程与第一个夹子相类似，且可以把第一个夹子作为参照点来帮助定位。评估二尖瓣反流的程度时，很重要的是要将患者的收缩压控制在大致正常的范围内，因为功能性二尖瓣反流通常与后负荷相关。

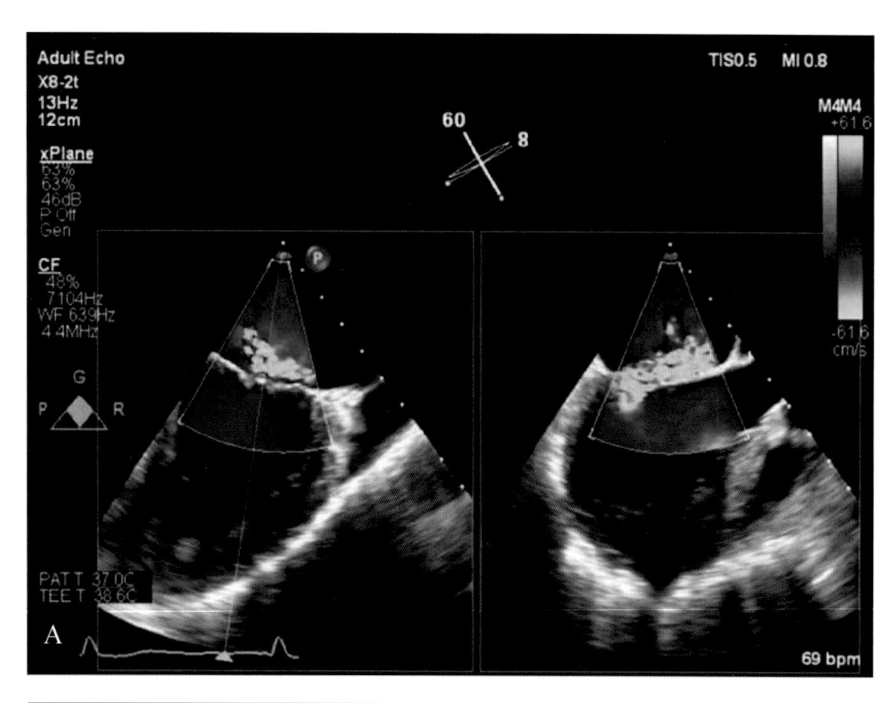

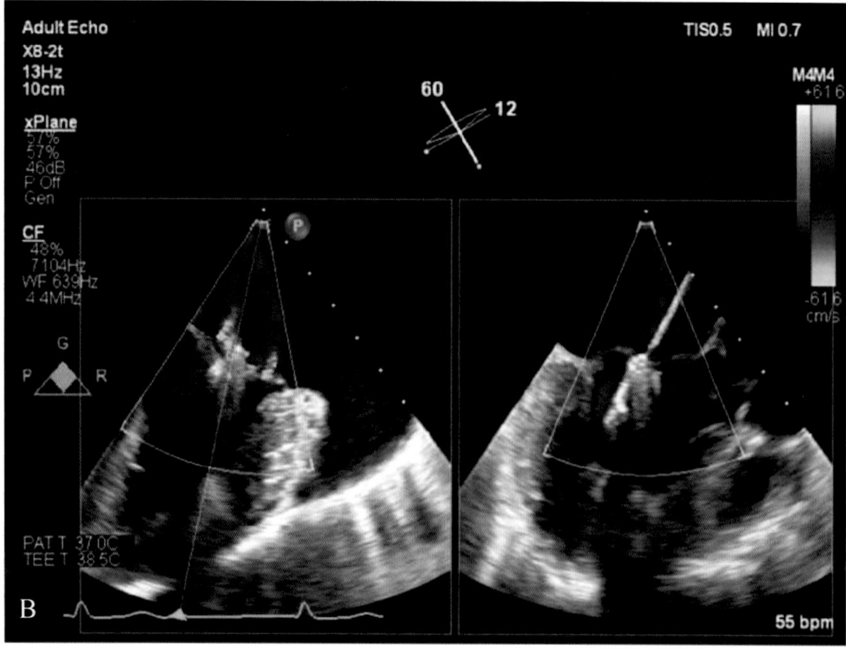

图 3.20 双切面模式下评估二尖瓣反流量的变化

A. 术前，二尖瓣 P2 区偏心性反流束；B. 术后即刻，夹子两侧残存少量中心性二尖瓣反流另一种二尖瓣修复方式——MitralStitch 手术也全程在 TEE 引导下进行。不同之处在于此类患者需要在左侧胸壁心尖部行 3cm 切口，在二维和三维 TEE 引导下使系统顶端到达左心房，释放定位装置（图 3.21）。定位装置是由镍钛合金做成的小球，展开后在 TEE 下显示为网格样便于识别，能有效促进装置底端成功抓取脱垂瓣叶。当定位装置调整至二尖瓣瓣叶目标区域以下，抓捕脱垂瓣叶的游离边缘，植入人工腱索（图 3.22），在 TEE 指导下调整腱索的长度至反流明显减少甚至消失，拉紧腱索并固定至心尖。

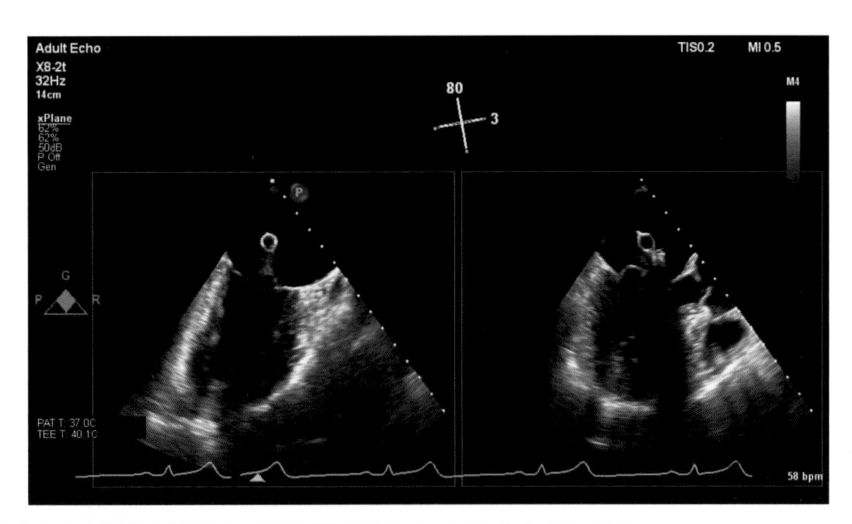

图 3.21　在左心房内释放定位装置，超声图像显示为左心房内白色空心小球

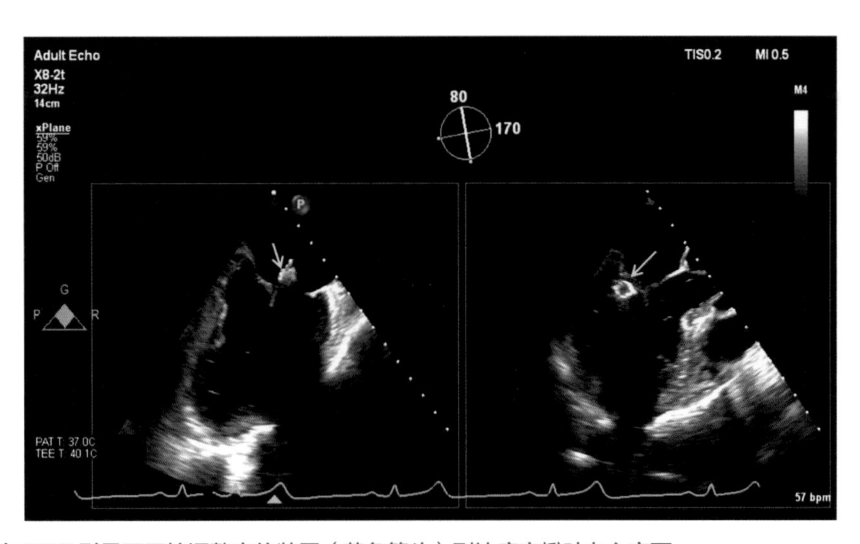

图 3.22　在 TEE 引导下下拉调整定位装置（黄色箭头）到达病变瓣叶左心室面

经导管二尖瓣置换术操作复杂，进展相对缓慢，目前仍存在着左心室流出道梗阻、血栓、瓣周漏、瓣膜移位等技术难点，但其微创的手术方式及对二尖瓣反流较为肯定的治疗效果使其成为关注的热点。尽管 CT 在术前可以提供包括瓣环结构测量、二尖瓣 - 主动脉瓣夹角及左心室流出道面积在内的大部分信息，但对于二尖瓣反流的评估，超声仍然是不

可替代的手段。同时，术中也需要 TEE 协助判断瓣膜轴向、及时调整位置、监测瓣膜释放等。经心尖途径置换二尖瓣判断心尖穿刺入路、导丝是否在心室内与二尖瓣腱索发生缠绕等都可借助 TEE 这一可靠工具（图 3.23）。

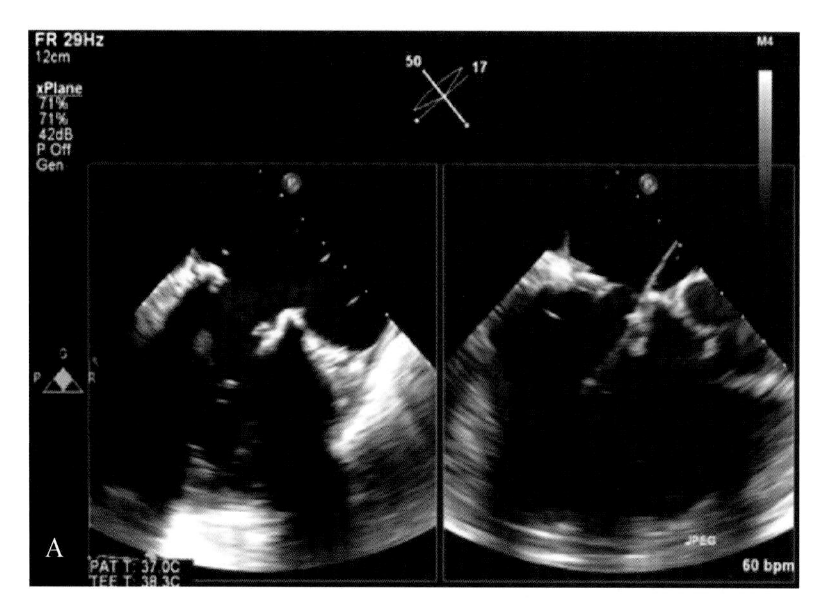

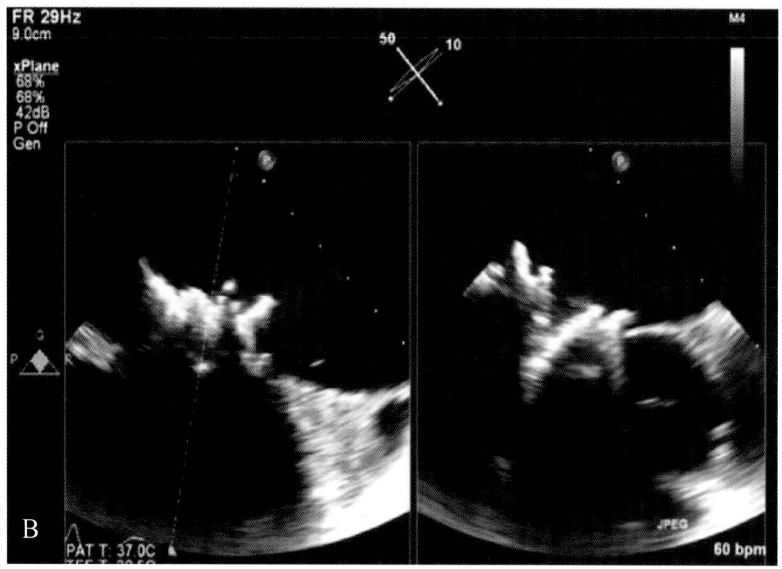

图 3.23　TEE 引导经心尖途径原位二尖瓣置换术

A. 双切面模式观察导丝经心尖跨过原衰败的生物瓣瓣口；B. 双切面模式引导介入人工瓣膜轴向调整

对于经股静脉途径的二尖瓣置换，TEE 引导房间隔的定位穿刺，观察球囊扩张的情况，评估房间隔瘘口的位置与大小是影响手术成功与否的关键因素（图 3.24）。人工瓣膜释放前，TEE 还可再次判断人工瓣架的同轴性及指导介入医师及时调整方向，同时监测整个瓣膜释放的过程，确保其安全性。

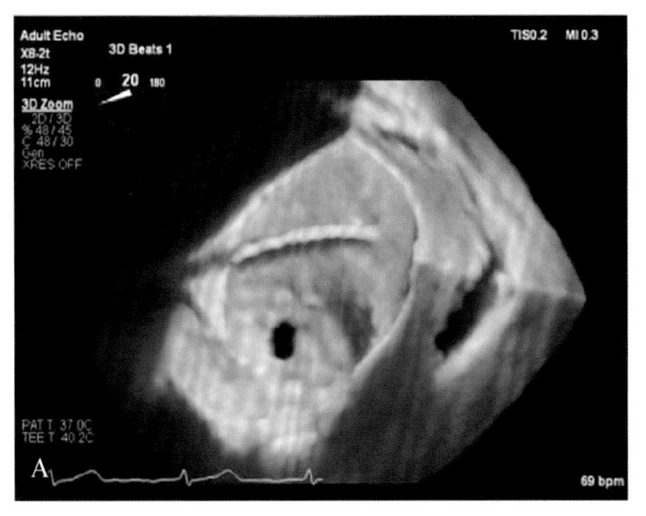

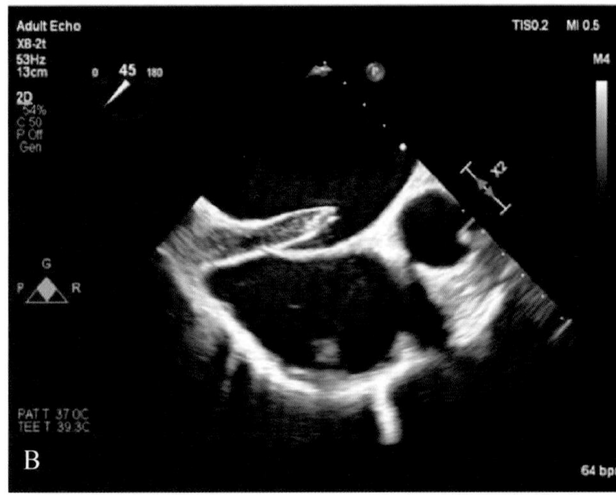

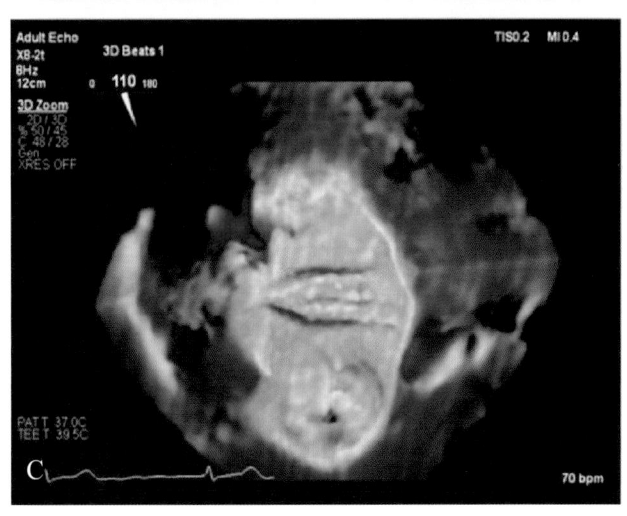

图 3.24 TEE 引导经股静脉途径二尖瓣“瓣中瓣”置换术

A. 3D-TEE 图像显示导丝穿过房间隔后进入左心房；B. 2D-TEE 图像显示充盈的球囊正在扩张房间隔穿刺点；C.3D-TEE 图像显示充盈的球囊正在房间隔中部扩张穿刺点

3.3.3 术后超声心动图评估

术后即刻，TEE 通常用于判断植入器械的位置及稳定性，评估是否存在残余二尖瓣反流，定位其位置并判断严重程度，测定跨瓣压差以明确是否存在狭窄。对于植入人工介入二尖瓣者，还需要测量左心室流出道内血流速度及压差，以确定人工瓣架未对左心室流出道产生影响（图 3.25）。术后随访常采用 TTE，除评估植入器械的状态、瓣膜的功能以外，更重要的是可以对心脏整体的形态及功能变化做出连续性的评估。

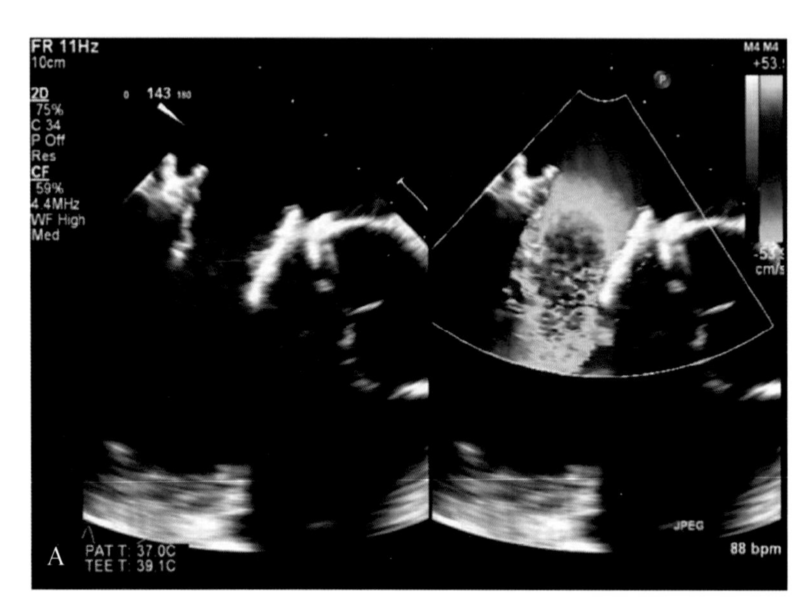

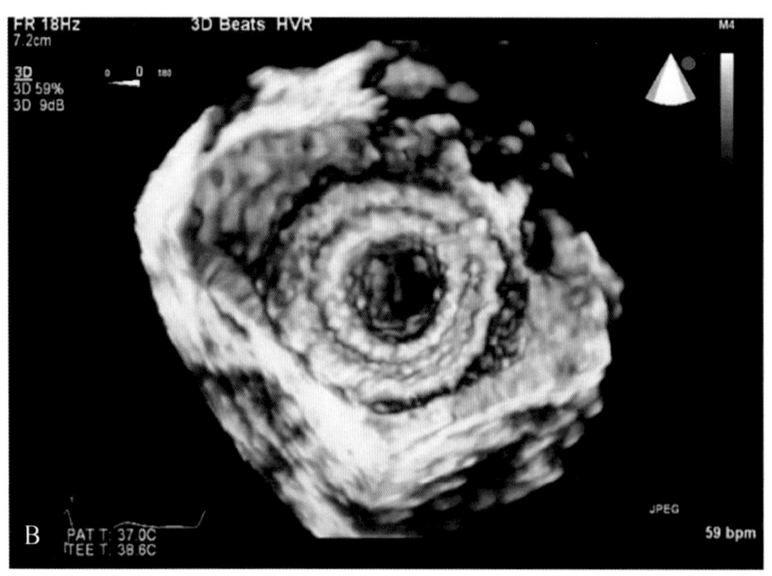

图 3.25 二尖瓣“瓣中瓣”人工瓣膜释放后即刻 TEE 评估手术效果

A. 双幅对比模式术后评估二尖瓣位人工瓣膜在释放后的工作状态；B. 三维图像显示人工瓣膜释放后二尖瓣位呈现“瓣中瓣”模式，内圈为新释放的人工瓣膜

参考文献

[1] Aalaei-Andabili SH, Bavry AA, Petersen J, et al. Transcatheter mitral valve-in-valve and valve-in-ring replacement: Lessons learned from bioprosthetic surgical valve failures. J Card Surg, 2021, 36(11): 4024-4029.

[2] Bonow RO, O' Gara PT, Adams DH, et al. 2019 AATS/ACC/SCAI/STS expert consensus systems of care document: Operator and institutional recommendations and requirements for transcatheter mitral valve intervention: A joint report of the American Association for Thoracic Surgery, the American College of Cardiology, the Society for Cardiovascular Angiography and Interventions, and the Society of Thoracic Surgeons. J Am Coll Cardiol,2020, 110: 316-335.

[3] Bonow RO, O' Gara PT, Adams DH, et al. 2020 Focused Update of the 2017 ACC expert consensus decision pathway on the management of mitral regurgitation. J Am Coll Cardiol, 2020, 75: 2236-2270.

[4] Deferm S, Bertrand PB, Verbrugge FH, et al. Atrial functional mitral regurgitation: JACC review topic of the week. J Am Coll Cardiol, 2019, 73: 2465–2476.

[5] Grayburn PA, Sannino A, Packer M. Proportionate and disproportionate functional mitral regurgitation. JACC: Cardiovascular Imaging, 2019, 12: 353-362.

[6] Helmut B, Judy H, Javier B, et al. Ecommendations on the echocardiographic assessment of aortic valve stenosis: A focused update from the European Association of Cardiovascular Imaging and the American Society of Echocardiography. J Am Soc Echocardiogr, 2017, 30: 372-392.

[7] Khan JM, Lederman RJ, Sanon S, et al. Transcatheter mitral valve replacement after transcatheter electrosurgical laceration of alfieri stitch (ELASTIC): First-in-Human Report. JACC Cardiovasc Interv, 2018, 11(8): 808-811.

[8] Meers JB, Nanda NC, Elmarzouky, et al. Incremental value of three-dimensional transesophageal echocardiography over the two-dimensional technique in the assessment of a partially detached MitraClip. Echocardiogr, 2021, 38(4): 693-696.

[9] Nishimura RA, Otto CM, Bonow RO, et al. 2017 AHA/ACC focused update of the 2014 AHA/ACC guideline for the management of patients with valvular heart disease: A report of the American College of Cardiology/American Heart Association task force on clinical practice guidelines. Circulation, 2017, 135(25): e1159-e1195.

[10] Nishimura RA, Vahanian A, Eleid MF, et al. Mitral valve disease-current management and future challenges. Lancet, 2016, 387: 1324-1334.

[11] Overtchouk P, Piazza N, Granada J, et al. Advances in transcatheter mitral and tricuspid therapies. BMC Cardiovas Disord, 2020, 20: 1-10.

[12] Polydoros N, Lebehn M, Isaac Y. et al. Mitral Regurgitation in 2020: The 2020 focused update of the 2017 American College of Cardiology expert consensus decision pathway on the management of mitral regurgitation. J Cardiothorac Vasc Anesth, 2021, 35: 1678-1690.

[13] Lang RM, Badano LP, Tsang W,et al. EAE/ASE recommendations for image acquisition and display using three-dimensional echocardiography. J Am Soc Echocardiogr, 2012, 25: 3-46.

[14] Wang SZ, Meng X, Luo ZL, et al. Transapical beating-heart mitral valve repair using a novel artificial chordae implantation system. Ann Thorac Surg, 2018, 106(5): E265-E267.

[15] Sorajja P, Vemulapalli S, Feldman T, et al. Outcomes with transcatheter mitral valve repair in the United States: An STS/ACC TVT registry report. J Am Coll Cardiol, 2017, 70: 2315-2327.

[16] Stone GW, Lindenfeld J, Abraham WT, et al. Transcatheter mitral-valve repair in patients with heart failure. N Engl J Med, 2018, 379: 2307-2318.

[17] Trzcinka A, Fox JA, Shook DC, et al. Echocardiographic evaluation of mitral inflow hemodynamics after asymmetric double-orifice repair. Anesth Analg, 2014, 119(6): 1259-1266.

[18] Zoghbi WA, Asch FM, Bruce C, et al, Guidelines for the evaluation of valvular regurgitation after percutaneous valve repair or replacement: A report from the American Society of Echocardiography developed in collaboration with the Society for Cardiovascular Angiography and Interventions, Japanese Society of Echocardiography, and Society for Cardiovascular Magnetic Resonance. J Am Soc of Echocardiogr, 2019, 32(4): 431-475.

[19] Zoghbi WA, Adams D, Bonow RO, et al. Recommendations for noninvasive evaluation of native valvular regurgitation: A report from the American Society of Echocardiography developed in collaboration with the Society for Cardiovascular Magnetic Resonance. J Am Soc Echocardiogr, 2017, 30: 303-371.

[20] 潘翠珍 , 周达新 , 潘文志 , 等 . 经心尖二尖瓣夹合术中经食管二维、三维超声心动图监测及评价规范 . 中华超声影像学杂志 , 2020, 4: 289-294.

[21] 中国医师协会超声分会超声心动图专业委员会 , 中华医学会超声医学分会超声心动图学组 , 中华医学会心血管病分会结构性心脏病学组 , 等 . 二尖瓣反流介入治疗的超声心动图评价中国专家共识 . 中华超声影像学杂志 , 2019, 27（1）: 1-6.

第4章 CTA在经导管二尖瓣介入治疗中的应用

伴随现代CT技术的高速发展，高端CT具有出色的空间分辨率和时间分辨率，可以提供有关二尖瓣的形态和功能信息，已经成为经导管二尖瓣介入治疗术前评估的一种重要影像学检查方式。本章将讨论CT成像技术在二尖瓣解剖结构显示、疾病诊断及辅助临床制订介入治疗计划中的应用。

4.1 术前CTA检查及图像后处理

二尖瓣CTA成像需要在64排螺旋CT或更高端级别的CT设备上进行，采用回顾性心电门控技术扫描，扫描范围包括整个心脏，覆盖整个心动周期。下面以西门子二代双源CT（Somatom Definition Flash, Siemens, Forchheim, Germany）扫描为例进行描述。

二尖瓣CTA成像需要使左心房和左心室内有足够均匀充盈的对比剂，以满足二尖瓣的清晰显示。通常需要根据患者体重，以1mL/kg的对比剂，4～6mL/s的速率静脉注射80～100mL。Bolus跟踪软件监测升主动脉或左心室中的感兴趣区域，并在满足增强阈值时（100～150HU）触发扫描，扫描过程中患者根据语音提示屏气。四维容积数据采集时需要应用心电门控，覆盖整个心动周期，在30%～70% RR间期采用全强度管电流，剩余时间应用20%全强度管电流。以10%为间隔重建，获得0%～90%的全心动周期的四维图像数据集，推荐的重建层厚为0.75mm，层间距为0.7mm。扫描后的图像传输至西门子Syngo.via工作站（Siemens, Forchheim, Germany）进行后处理重建及影像诊断。数据可导入开源图像平台3D slicer（www.slicer.org）进行后处理，使用SlicerHeart模块以瓣环分析为例进行描述。目前还有多款商用后处理软件用来进行二尖瓣分析。

4.2 二尖瓣的 CT 影像解剖

二尖瓣 CT 影像评价需要选择全心动周期重建后的最佳收缩期与舒张期，采用多平面重建（multi-planar reconstruction, MPR）、最大密度投影 (maximum intensity projection，MIP)、最小密度投影 (minimum intensity projection, MinIP)、容积重建 (volume rendering, VR) 等方式显示。通过 MPR 可显示短轴位、二腔心、三腔心及四腔心视图，观察二尖瓣开放及关闭状态，测量瓣叶长度、瓣口面积，同时还可评价心腔及心室壁的变化。

二尖瓣位于左心房与左心室之间，保证血液由左心房向左心室的单向流动。完整的二尖瓣复合体是由瓣环、瓣叶、腱索和乳头肌组成的复杂结构，解剖比主动脉瓣更具有挑战性。二尖瓣包括前叶和后叶。两个瓣叶大小、形态不一致。前叶较长，占据瓣环周长的 1/3；后叶较短，占据瓣环周长的 2/3。每个瓣叶由 3 个分区组成，从外侧到间隔，前叶分为 A1、A2 和 A3 区，后叶分为 P1、P2 和 P3 区。两个瓣叶于前外侧和后内侧交界处会聚、对合形成弧形对合线（前外及后内交界）。菲薄的二尖瓣瓣叶有时候由于部分容积效应在 CT 图像上显示不如超声清晰，可以使用最小密度投影来显示低密度的瓣叶。舒张期二尖瓣开放，在短轴位瓣尖层面可勾画瓣口范围来测量二尖瓣瓣口面积，正常瓣口面积约 4 ～ 6cm²。乳头肌为自心室壁突出到心室腔内的锥形心肌结构，分为前外侧乳头肌和后内侧乳头肌，通过腱索附着到瓣叶上，CTA 对于二尖瓣瓣器、瓣下结构等均可清晰显示（图 4.1）。

二尖瓣瓣环是三维的非平面的马鞍形结构。后瓣环为后叶附着处，占整个瓣环周径的 2/3。前瓣环延伸到主动脉瓣环水平，部分由无冠瓣和左冠瓣附着处定义。瓣环最低点位于纤维三角水平。二尖瓣邻近左心室流出道（LVOT），前叶本身构成了左心室流出道的一部分。三维马鞍形的二尖瓣瓣环在左心室流出道的投影较大。通过软件分割重建瓣环，融合 MPR 及三维视图能清楚显示二尖瓣瓣环的形态及位置（图 4.2）。

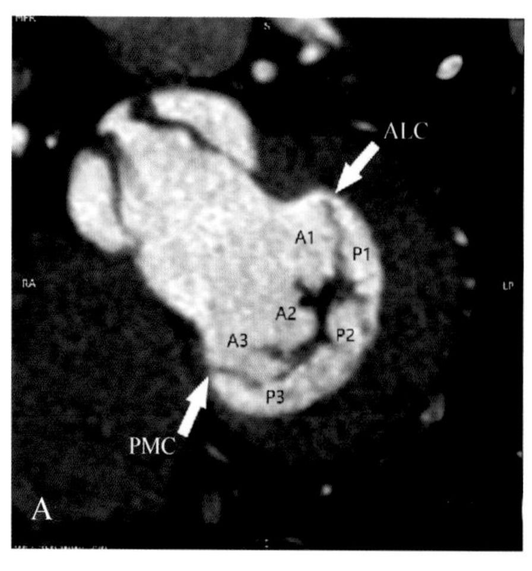

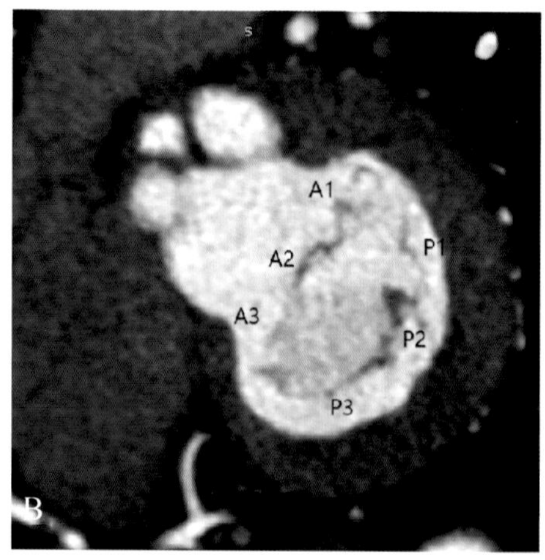

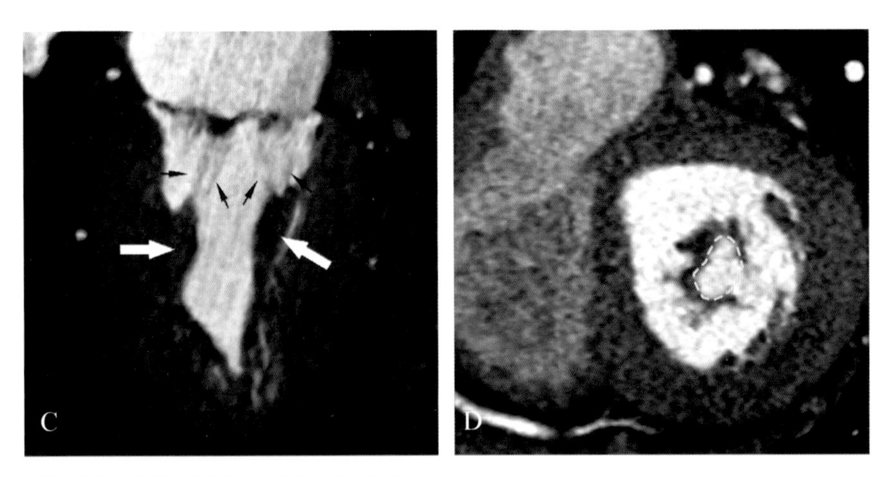

图 4.1　二尖瓣多平面重建及瓣叶解剖的 CTA 图像

A. 收缩期二尖瓣关闭，瓣叶对合良好；B. 舒张期二尖瓣开放；C. 呈扇状辐射分布的腱索（黑色小箭）附着于乳头肌（白色箭头）和瓣叶上；D. 风湿性二尖瓣狭窄短轴位二尖瓣口层面视图显示瓣叶增厚，瓣口开放受限，面积约 1cm²
ALC—前外侧交界；PMC—后内侧交界

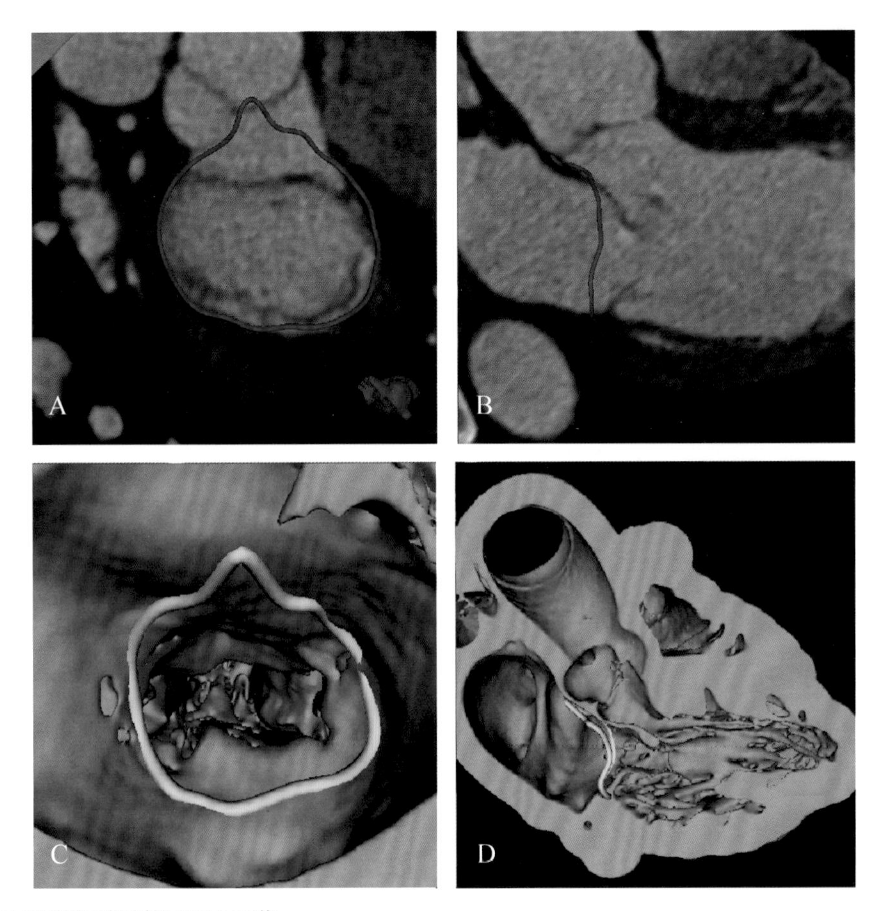

图 4.2　二尖瓣瓣环解剖的 CTA 图像

A. 外科视角 MPR 视图显示二尖瓣瓣环；B. 三腔心 MPR 视图显示二尖瓣瓣环；C. 外科视角心腔三维视图显示二尖瓣瓣环；D. 三腔心三维视图显示二尖瓣瓣环

4.3 CTA在二尖瓣疾病诊断中的应用

应用CTA数据分析，可以良好地显示二尖瓣复合体的解剖，包括瓣叶增厚、瓣环和瓣叶的钙化、瓣叶开放程度以及对合是否良好等细节，在诊断二尖瓣疾病方面与超声心动图有良好的一致性。

4.3.1 二尖瓣关闭不全

二尖瓣关闭不全（mitral regurgitation, MR）定义为异常的血流从左心室回流向左心房，是常见的心脏瓣膜病。在心脏CT检查中，MR直接影像学表现为二尖瓣瓣叶的对合缺陷（图4.3）。同时心脏CT可以显示二尖瓣复合体的其他解剖细节以及心脏解剖结构改变。二尖瓣关闭不全的面积测量也可以在CT图像上实现，但目前报道CT图像测量的结果与超声等其他测量结果并没有良好的相关性。

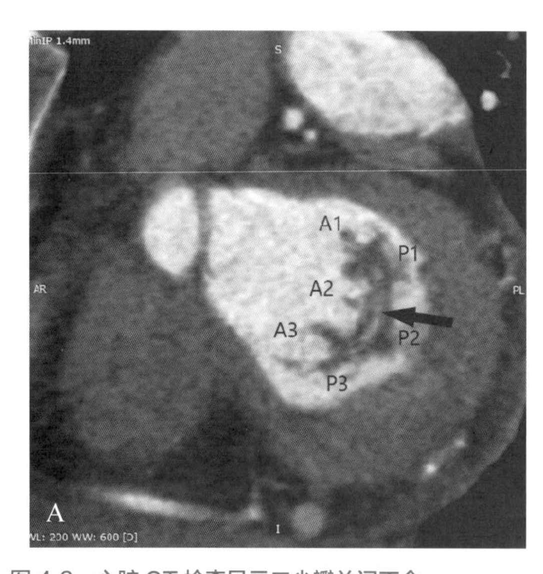

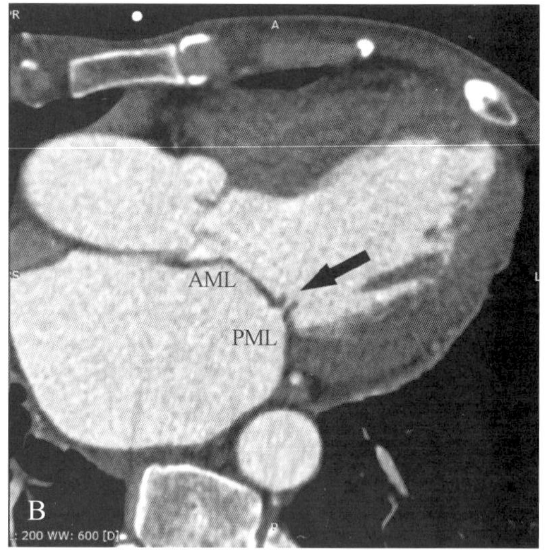

图4.3 心脏CT检查显示二尖瓣关闭不全

A. 收缩期短轴位MinIP图像显示二尖瓣瓣叶对合缺陷（黑色箭头所示）；B. 三腔心图像显示二尖瓣瓣叶对合缺陷（黑色箭头所示）

AML—二尖瓣前叶；PML—二尖瓣后叶

二尖瓣脱垂 (mitral valve prolapse, MVP) 定义为收缩期二尖瓣瓣叶向左心房隆起移位超过瓣环平面2mm，可伴或不伴有瓣叶增厚，瓣叶脱垂常累及A2、P2区。CT多平面重建三腔心视图是显示MVP最合适的平面（图4.4）。

对于TEE声窗欠佳或有CMR检查禁忌的患者，当需要量化评价左心室功能时，回顾性心电门控心脏CTA可作为一个替代方案。覆盖全心动周期的四维容积心脏CT数据可以通过后处理软件进行定量心功能评价。可使用西门子Syngo.via工作站的心功能模块进行评价，在该模块自动分割的左心室和右心室轮廓的基础上进行手动校正，计算左心室及右心室舒张末期容积、收缩末期容积、每搏输出量、射血分数等参数。在单纯MR中，左心室每搏输出量和右心室每搏输出量之差等于二尖瓣反流量，该方法与心脏磁共振测量结果具有良好的一致性。

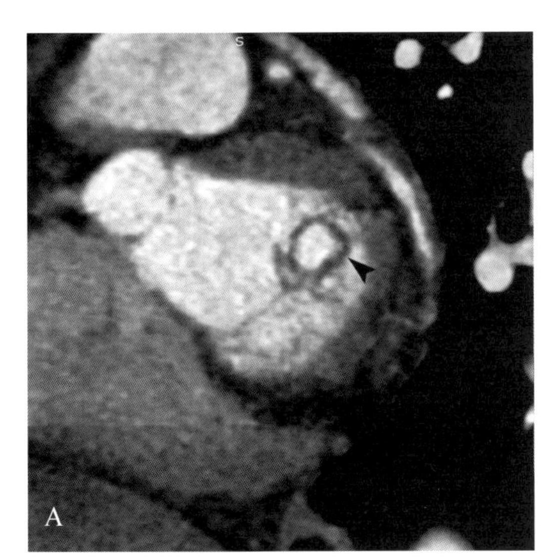

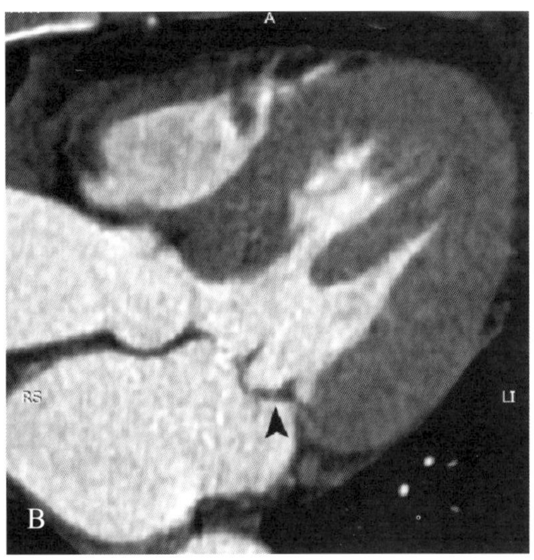

图4.4 心脏CT显示二尖瓣脱垂

A. 舒张期短轴位视图显示二尖瓣脱垂（黑色箭头所示）；B. 三腔心视图显示二尖瓣后叶P1区脱垂（黑色箭头所示）

4.3.2 二尖瓣狭窄

二尖瓣狭窄（mitral stenosis，MS）以二尖瓣口变窄为特征，在发展中国家比较常见，通常由风湿热引起。舒张期二尖瓣开放程度常用来描述二尖瓣狭窄程度。正常成年人的瓣口面积约为4～6cm²。由于二尖瓣瓣口狭窄引起的一系列血流动力学改变，心脏发生重构，出现左心房、右心房、右心室增大，三尖瓣关闭不全，肺动脉增宽。左心室则由于长期的充盈不足，萎缩、变小。典型的风湿性心脏病二尖瓣狭窄表现为瓣叶增厚，伴或不伴钙化，交界处融合，瓣口开放受限，呈“鱼嘴样”狭窄。在舒张期短轴位二尖瓣开放最小平面，沿着瓣叶轮廓可勾画测量瓣口面积。重度二尖瓣狭窄定义为二尖瓣瓣口面积≤1.0cm²。二尖瓣狭窄的CTA影像学表现包括左心房、右心房、右心室扩大，肺动脉增宽，以及下腔静脉反流征，提示右心功能不全（图4.5）。二尖瓣退行性变，钙化累及瓣叶是MS的另一原因，可伴瓣叶增厚，瓣叶活动受限，但无明显交界处融合，无风湿性MS典型的“鱼嘴样”征象（图4.6）。

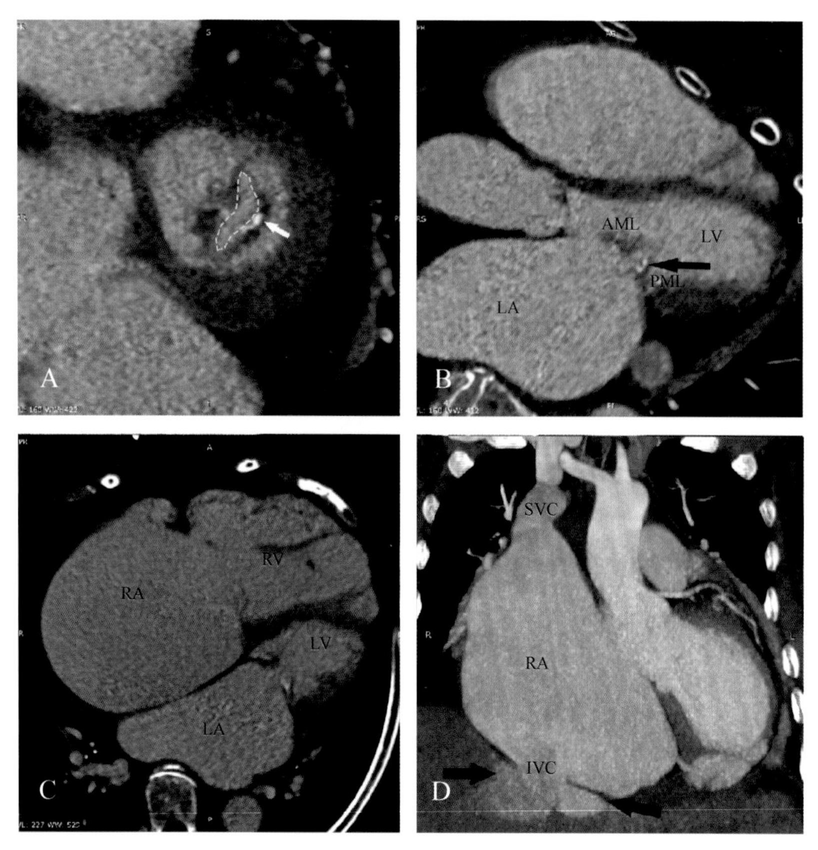

图 4.5 风湿性二尖瓣狭窄的 CTA 影像学表现

A. 舒张期短轴位图像显示二尖瓣瓣叶增厚伴钙化（白色箭头所示），瓣口开放受限（黄色虚线所示）；B. 舒张期三腔心图像显示二尖瓣前叶、后叶增厚伴点状钙化（黑色箭头所示）；C. 四腔心图像显示左心房、右心房、右心室扩大，左心室萎缩；D. 冠状位 MIP 图像显示右心房增大，上腔静脉、下腔静脉增宽，可见下腔静脉反流征，对比剂于动脉期流入下腔静脉并广泛流入肝静脉（黑色箭头所示）

AML—二尖瓣前叶；IVC—下腔静脉；LA—左心房；LV—左心室；PML—二尖瓣后叶；RA—右心房；RV—右心室；SVC—上腔静脉

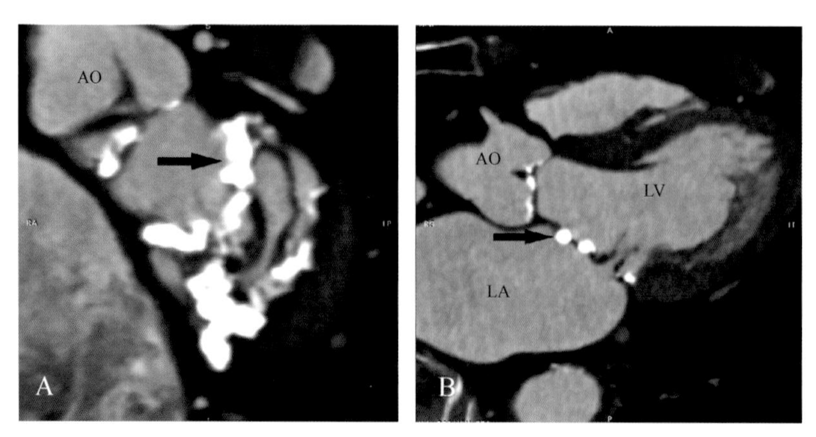

图 4.6 退行性钙化导致二尖瓣狭窄的 CTA 影像

A. 舒张期短轴位显示二尖瓣瓣叶多发钙化（黑色箭头所示）；B. 三腔心视图显示二尖瓣瓣叶多发钙化（黑色箭头所示）

AO—主动脉；LA—左心房；LV—左心室

4.4 CTA 成像在经导管二尖瓣介入治疗中的应用

经导管二尖瓣介入治疗的二尖瓣疾病日趋复杂，需要对二尖瓣的解剖结构及功能有充分的了解。超声心动图在术前患者评估和选择、术中成像、术后评价等方面均为首选检查方式。心脏 CTA 在瓣膜性心脏病手术的规划中发挥了重要作用，其在规划经导管主动脉瓣置换术中的应用得到了最好的证明。在二尖瓣疾病的经导管介入治疗中，心脏 CTA 正在成为辅助规划不可或缺的工具。CTA 主要提供的解剖学信息包括：①瓣环、瓣叶等二尖瓣结构测量；②二尖瓣复合体钙化分布及评价；③新左心室流出道梗阻风险评价及模拟；④其他心脏结构的评价。

4.4.1 二尖瓣瓣环的确定与测量

二尖瓣瓣环的三维鞍形结构给测量带来一定的挑战。目前推荐使用四维全心动周期重建 CT 数据，选择最大瓣环尺寸和最少运动伪影的时相（通常在舒张中期至末期）来评价测量二尖瓣。通过在二尖瓣附着处逐步放置分割点，可进一步计算创建三维的瓣环模型（图 4.7）。经纤维三角间径，截断前瓣环可生成 D 形环。与鞍形环相比，D 形环结构较为扁平，周长和面积较小。鞍形环落入 LVOT 的投影范围较大，如果植入与该投影面积相应的 TMVR 装置，可能导致更高的 LVOT 梗阻风险。因此，通过截去前瓣环获得的 D 形环测量参数选取植入装置，能更好地降低 LVOT 梗阻的风险。同时，后处理软件可以实现瓣环三维面积、周长及径线测量，也可以通过投影最小二乘平面评估瓣环二维投影面积、投影周长以及其他径线（图 4.8）。常用的径线测量包括：纤维三角间径（trigone-trigone distance, TT），即右侧纤维三角与左侧纤维三角之间的距离；交界间径（intercommissural distance, IC），即平行于纤维三角间径的最大瓣环径线；间隔外侧径（septolateral distance, SL），即过 IC 中点且垂直于 IC 的径线。这些径线的测量对于多种经导管二尖瓣介入治疗技术具有重要意义。

除了使用专门的 CT 后处理软件，还可以通过手动多平面重建技术获得二尖瓣瓣环平面（图 4.9），该方法类似于主动脉瓣环平面的显示：将十字交叉线对准二尖瓣瓣环中心，旋转交叉线，获得平行于室间隔的二腔心视图；继而旋转交叉线，获得平行于房室沟的短轴位视图，然后平移微调交叉线，使短轴位视图清晰显示左侧纤维三角；再以左侧纤维三角为中心旋转交叉线，使之与右侧纤维三角的近似位置对齐；在二腔心视图微调旋转交叉线，使短轴位视图清晰显示右侧纤维三角；在短轴位图像上微调交叉线使交叉线对准右侧纤维三角，在近似三腔心视图上微调交叉线使短轴位上虚线所示瓣叶插入房室交界区，即为瓣环平面；在最终显示的二尖瓣瓣环平面上测量瓣环面积、周长及其他径线。

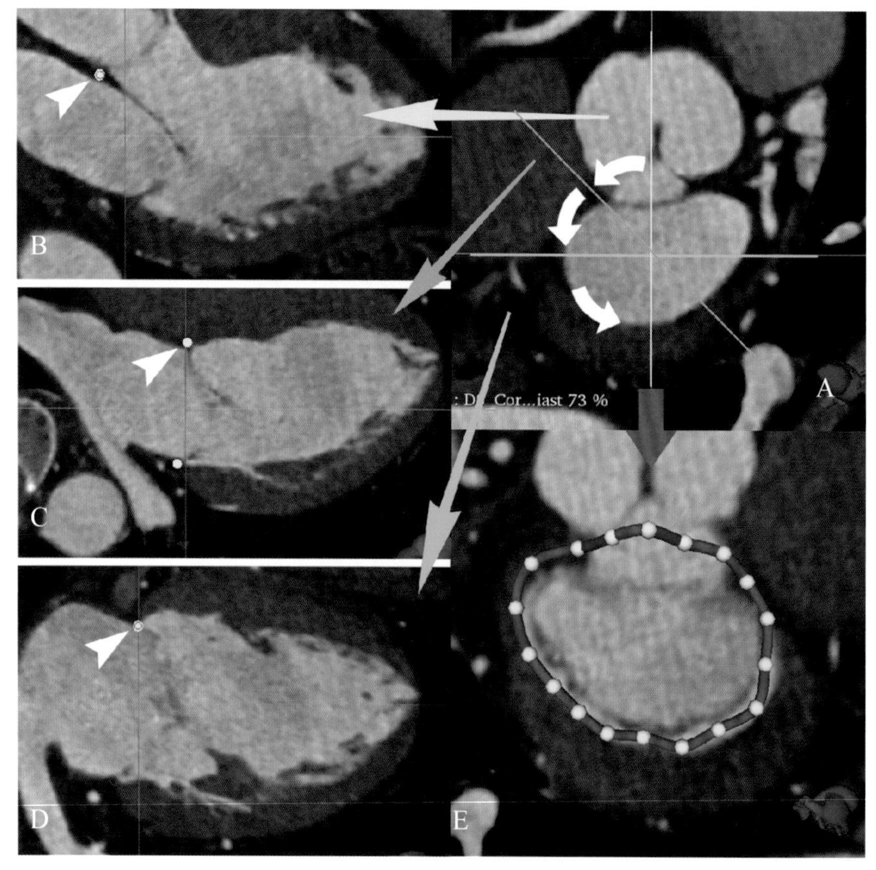

图4.7 分割三维马鞍形二尖瓣瓣环

A. 在二尖瓣短轴位图像上以一定角度间隔旋转十字交叉线；B～D. 在长轴位图像二尖瓣附着处逐步放置分割点（白箭头所示）；E. 软件计算生成三维马鞍形瓣环

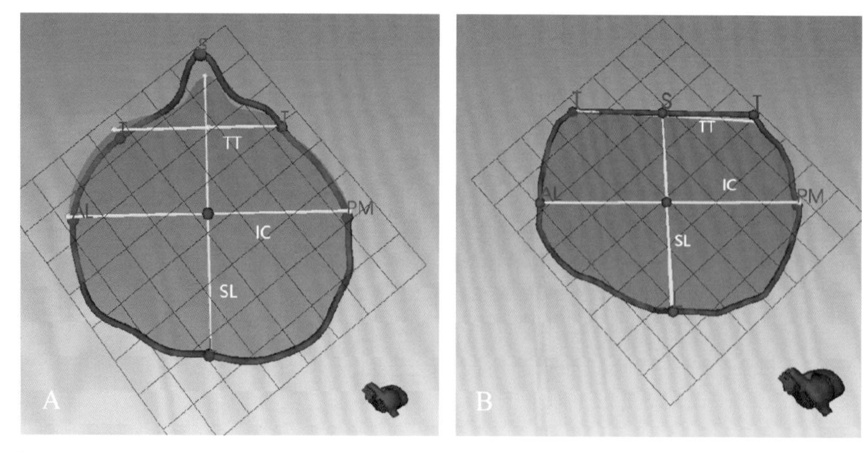

图4.8 三维马鞍形瓣环及D形二尖瓣瓣环测量

A. 三维马鞍形瓣环投影至最小二乘平面，测量二维瓣环面积和各个径线；B. 沿纤维三角间径截去前瓣环生成的D形环，测量二维瓣环面积和各个径线

IC—交界间径；SL—间隔外侧径；TT—纤维三角间径

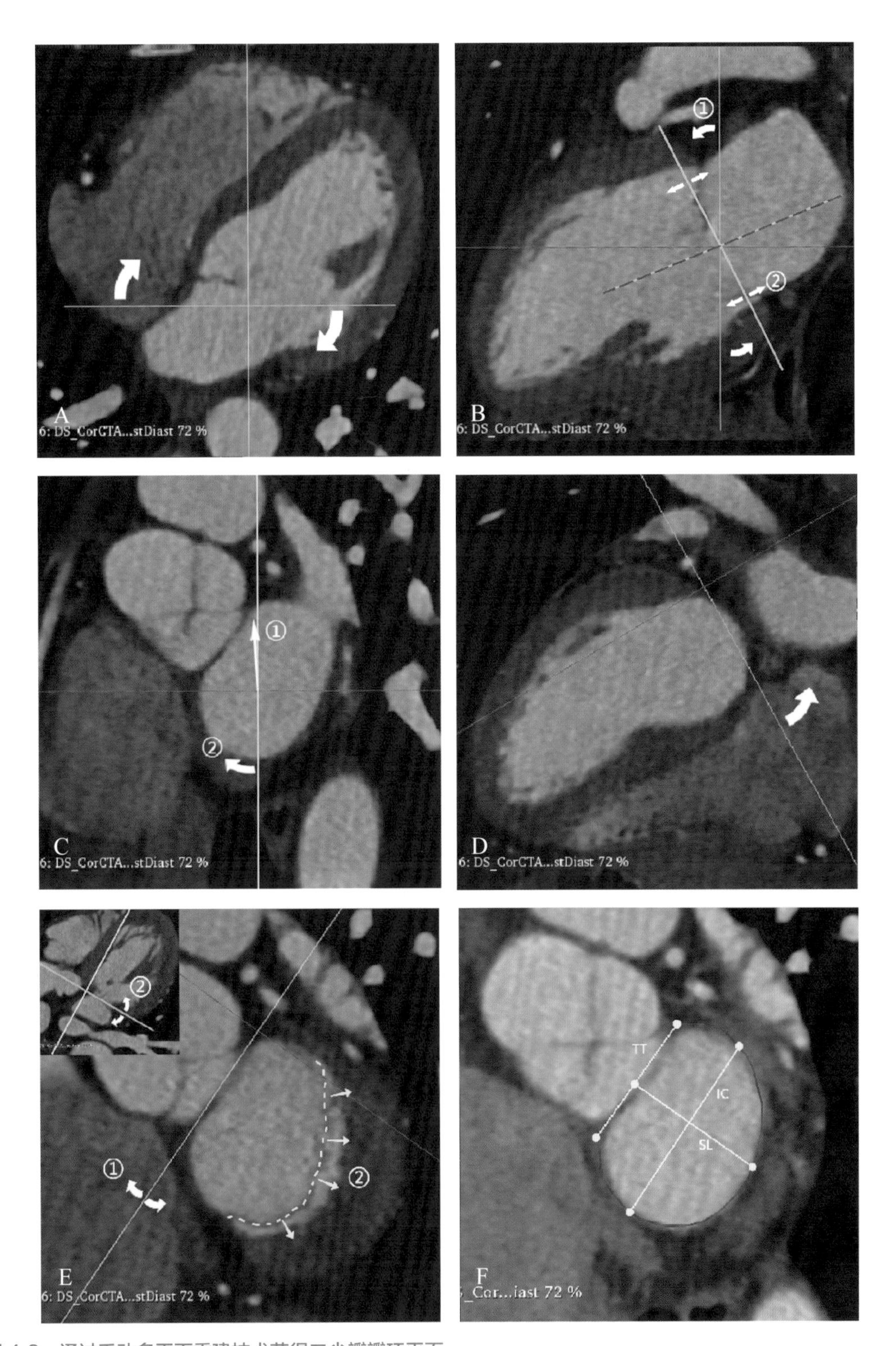

图4.9 通过手动多平面重建技术获得二尖瓣瓣环平面

A. 原始轴位视图；B. 二腔心视图；C. 左侧纤维三角层面短轴位视图；D. 近似二腔心视图微调交叉线以显示右侧纤维三角；E. 近似三腔心视图上微调显示瓣环平面；F. 测量瓣环面积、周长及其他径线

4.4.2 二尖瓣瓣环钙化分布及评价

二尖瓣瓣环钙化是慢性退行性过程，与年龄、放射性损伤、慢性肾病以及导致左心室肥大的危险因素等相关，可导致二尖瓣狭窄及关闭不全。二尖瓣瓣环钙化常影响后瓣环，可延伸至前瓣环，累及心肌和二尖瓣瓣叶。心电门控心脏 CTA 可用于评估二尖瓣钙化的程度、位置和范围，有助于制订经导管治疗的策略（图 4.10）。心脏 CT 平扫 Agatston 评分可以对钙化进行量化评估，具备良好的可重复性。

钙化的程度和分布在经导管二尖瓣置换装置锚定中起重要作用。目前可针对二尖瓣瓣环钙化严重程度进行评分（MAC 评分）：考虑平均钙化厚度（＜ 5mm → 1 分，5 ～ 9.99mm → 2 分，≥ 10mm → 3 分）、钙化占据瓣环周径范围（＜ 180° → 1 分，180° ～ 270° → 2 分，≥ 270° → 3 分）、纤维三角区是否有钙化累及（双侧无累及→ 0 分，单侧累及→ 1 分，双侧累及→ 2 分）、瓣叶是否有钙化累及（无累及→ 0 分，单个瓣叶累及→ 1 分，两个瓣叶均累及→ 2 分）等因素，记录钙化评分总分，将钙化程度分为轻度（总分≤ 3 分）、中度（总分 4 ～ 6 分）、重度（总分≥ 7 分）三级。MAC 评分充分考虑了利于装置锚定区的钙化特征，可助于预测经导管二尖瓣瓣膜的栓塞和移位，当二尖瓣瓣环在 A2 和 P2 区、纤维三角区存在较厚的钙化，且总分≥ 7 分时，选用合适尺寸的瓣膜，接受 TMVR 手术的患者的瓣膜栓塞或移位的风险较低（图 4.11）。

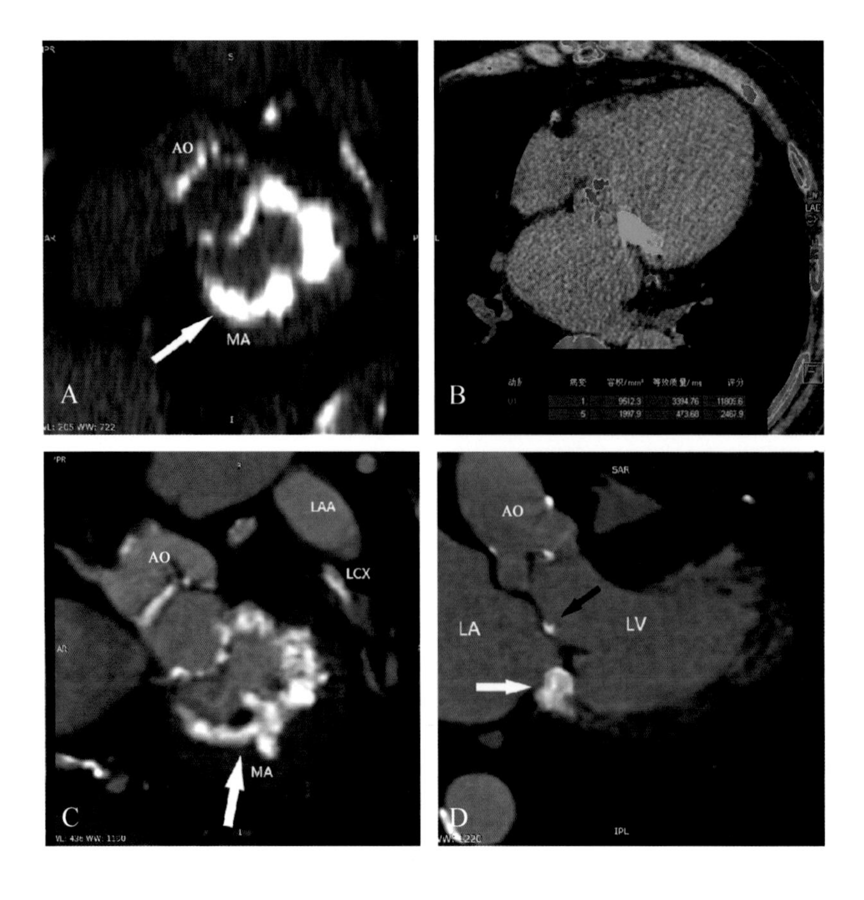

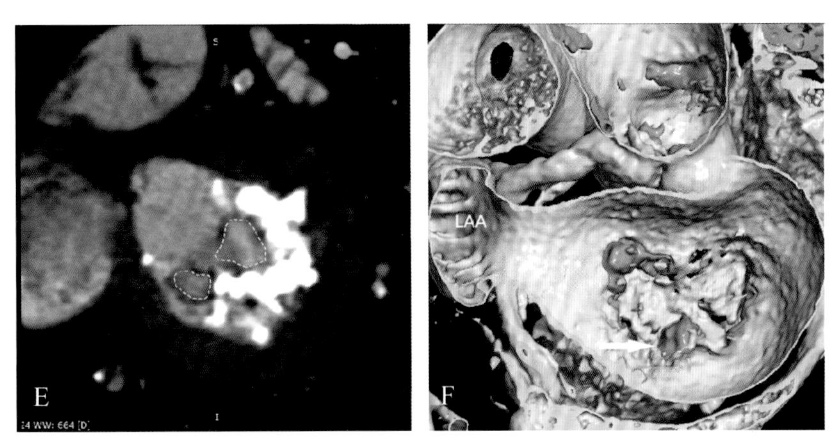

图 4.10 心脏 CT 平扫和增强扫描显示二尖瓣钙化

A.CT 平扫显示二尖瓣瓣环高密度钙化（白色箭头所示）以及主动脉瓣钙化；B. 应用钙化积分定量评估二尖瓣钙化，绿色为二尖瓣瓣环钙化，紫色为主动脉瓣钙化；C.CT 增强扫描短轴位图像显示二尖瓣瓣环钙化，后瓣环钙化明显（白色箭头）；D. 二尖瓣瓣环钙化累及左心室心肌（白色箭头）及二尖瓣瓣叶（黑色箭头）；E. 二尖瓣舒张期短轴位瓣口层面图像显示瓣叶开放受限，瓣口狭窄（黄色虚线所示）；F. 容积重建外科视角图像显示二尖瓣瓣环钙化（白色箭头所示）

AO—主动脉；LA—左心房；LAA—左心耳；LCX—回旋支；LV—左心室；MA—二尖瓣瓣环

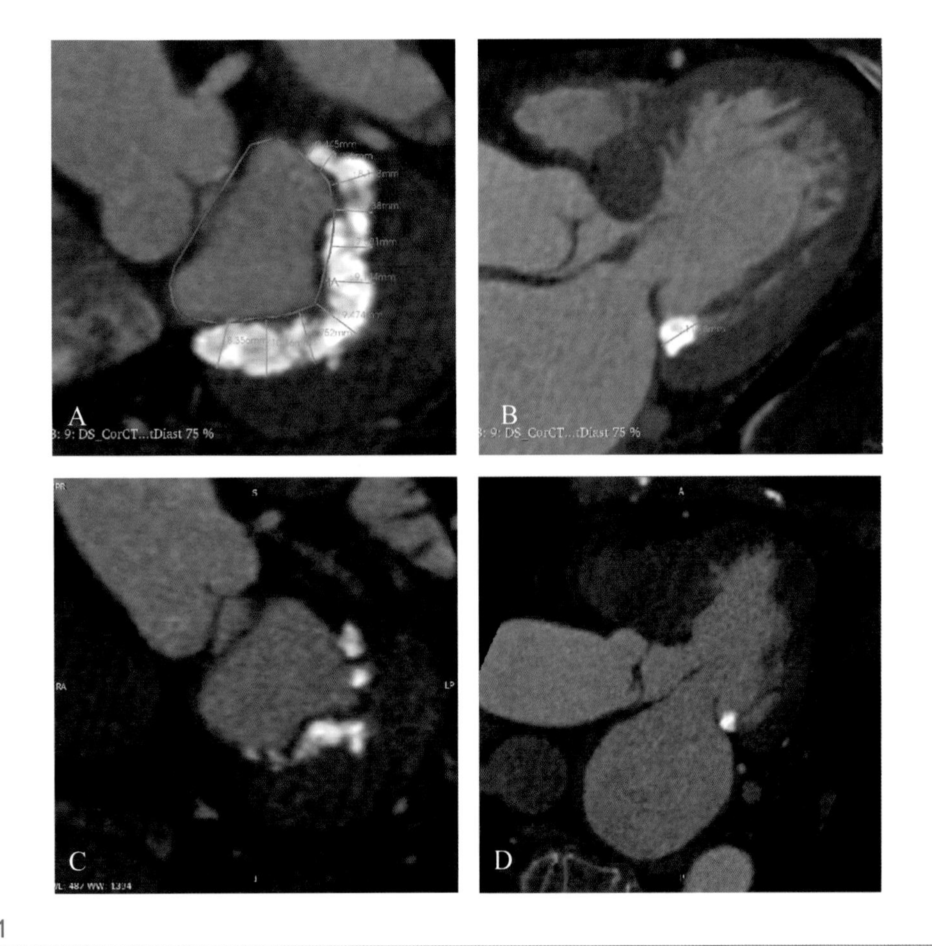

图 4.11

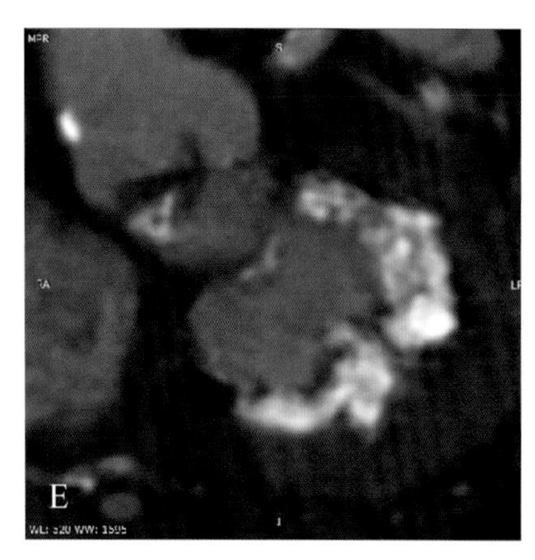

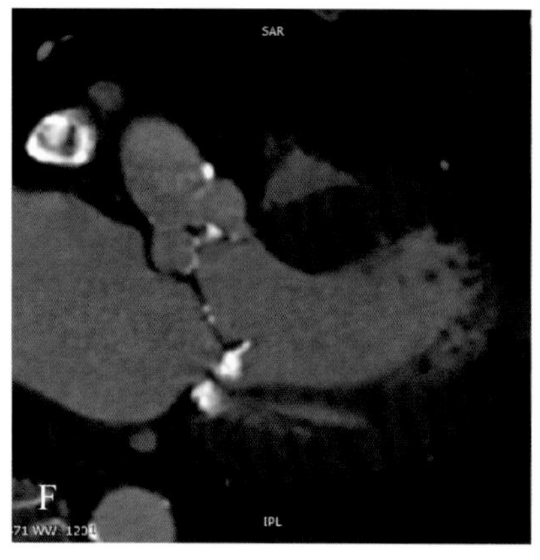

图 4.11 利用二尖瓣 MAC 评分来评价钙化严重程度及示例

A. 患者 1，舒张期二尖瓣短轴位图像测量钙化厚度；B. 舒张期三腔心左心室流出道层面图像测量纵向钙化厚度，该患者钙化厚度评分 2 分，范围评分 2 分，钙化不累及瓣叶和纤维三角区，MAC 总分 4 分，为中度钙化；C ～ D. 患者 2，钙化厚度评分 1 分，范围评分 1 分，钙化不累及瓣叶和纤维三角区，MAC 总分 2 分，为轻度钙化；E ～ F. 患者 3，钙化厚度评分 3 分，范围评分 3 分，钙化累及双侧纤维三角区 2 分，累及前叶和后叶 2 分，MAC 总分 10 分，为重度钙化

4.4.3 左心室流出道梗阻风险评估并模拟新左心室流出道

左心室流出道（LVOT）是血液流出左心室的通道，为室间隔基底部、主动脉瓣 - 二尖瓣交界区构成的天然通道。LVOT 梗阻是 TMVR 的严重并发症，其机制复杂，且人们对其了解有限。TMVR 装置植入后导致 LVOT 延长，即在天然流出道外新形成了由移位的前叶和室间隔构成的延长的流出道，称为新左心室流出道（neo-LVOT）。neo-LVOT 的狭窄风险与装置和解剖结构相关，其因素包括：装置型号过大、装置展开后突入流出道过多、主动脉瓣 - 二尖瓣夹角过大、室间隔增厚以及较长的二尖瓣前叶（大于 30mm）等（图 4.12）。

此外，应用 CTA 数据，可数字模拟 TMVR 装置植入，提供 neo-LVOT 相关信息，从而预测潜在的 LVOT 梗阻风险，对于二尖瓣“瓣中瓣”、环中瓣或原位 TMVR 等均具有一定的指导作用。在 CT 图像上，将模拟装置中心轴与二尖瓣瓣环中心轴对齐，沿着该轴平移定位至所需位置，装置与室间隔之间形成 neo-LVOT。在三腔心图像中，绘制 neo-LVOT 中心线，垂直于 neo-LVOT 中心线选取最小 LVOT 横截面，测量横截面积（图 4.13、图 4.14）。对于 TMVR 而言，可接受的植入后 neo-LVOT 的尺寸的下限尚未确定。有研究建议 CT 模拟预测术后 neo-LVOT 梗阻风险的横截面积的临界值为 1.7cm²。另有学者研究显示如果模拟新流出道的面积 >2.5cm² 则术后梗阻风险较低，面积 <1.9cm² 则意味着高风险。在 TMVR 的早期经验中，收缩末期成像一直被用于评估 neo-LVOT，在该时相中 LVOT 最窄，产生最保守的数据。但并非存在 LVOT 梗阻风险的患者均不适合 TMVR 手术。对于室间隔基底部肥厚患者，可以通过室间隔基底部消融手术，达到缓解 LVOT 梗阻的目的，为

TMVR 手术创造时机。二尖瓣前叶撕裂术（Lampoon 术）通过透视下撕裂二尖瓣前叶，为前叶延长的患者提供了 TMVR 的机会，降低了 LVOT 梗阻风险。

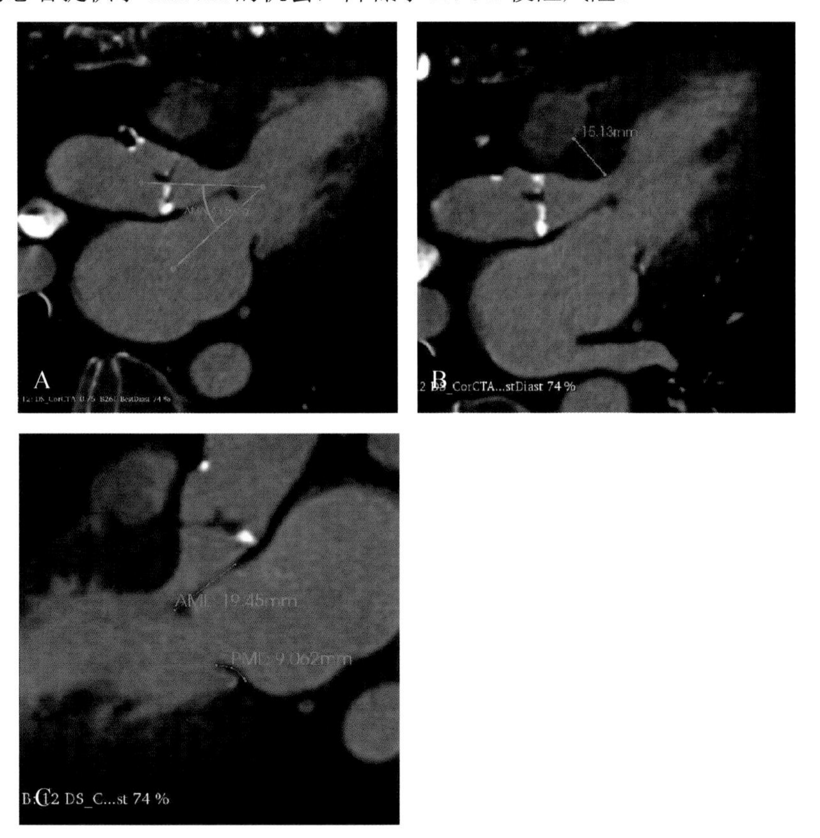

图 4.12　二尖瓣 CTA 影像评估 neo-LVOT 梗阻的危险因素

A. 三腔心 CT 图像显示主动脉瓣 - 二尖瓣夹角；B. 在舒张末期三腔心图像测量室间隔基底部厚度；C. 三腔心 CT 图像测量前叶长度

AMA—主动脉瓣 - 二尖瓣夹角；AML—二尖瓣前叶；PML—二尖瓣后叶

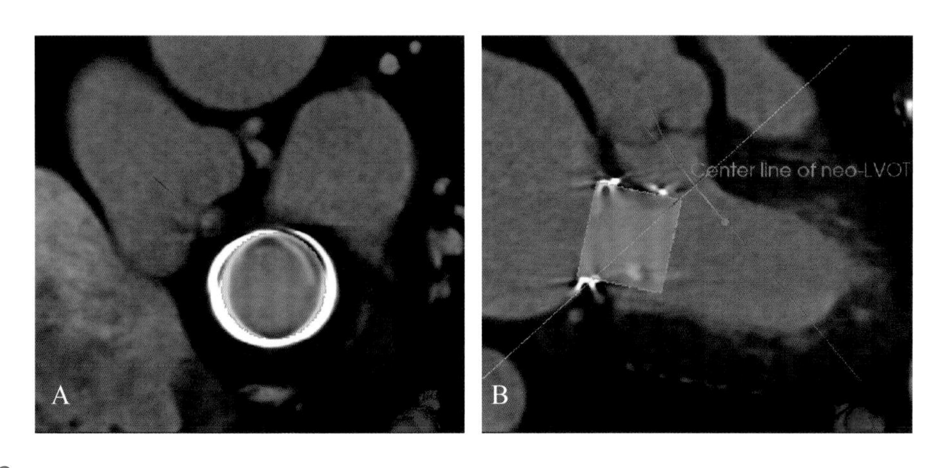

图 4.13

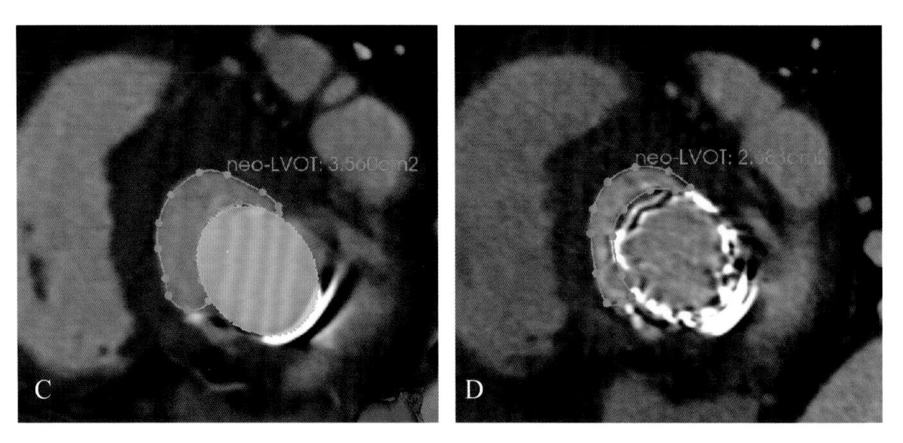

图 4.13 CTA 影像模拟二尖瓣“瓣中瓣”植入，预测潜在的术后左心室流出道梗阻风险

A. 短轴位显示与生物瓣瓣环同轴叠加的模拟植入装置；B. 三腔心平面图显示模拟植入装置与生物瓣瓣环同轴叠加；C. 勾画测量模拟植入后的新左心室流出道最窄处面积；D. 经导管二尖瓣“瓣中瓣”植入术后，勾画测量真实的新左心室流出道面积

绿色区域示意模拟植入装置，粉色不规则环为勾画测量的新左心室流出道面积

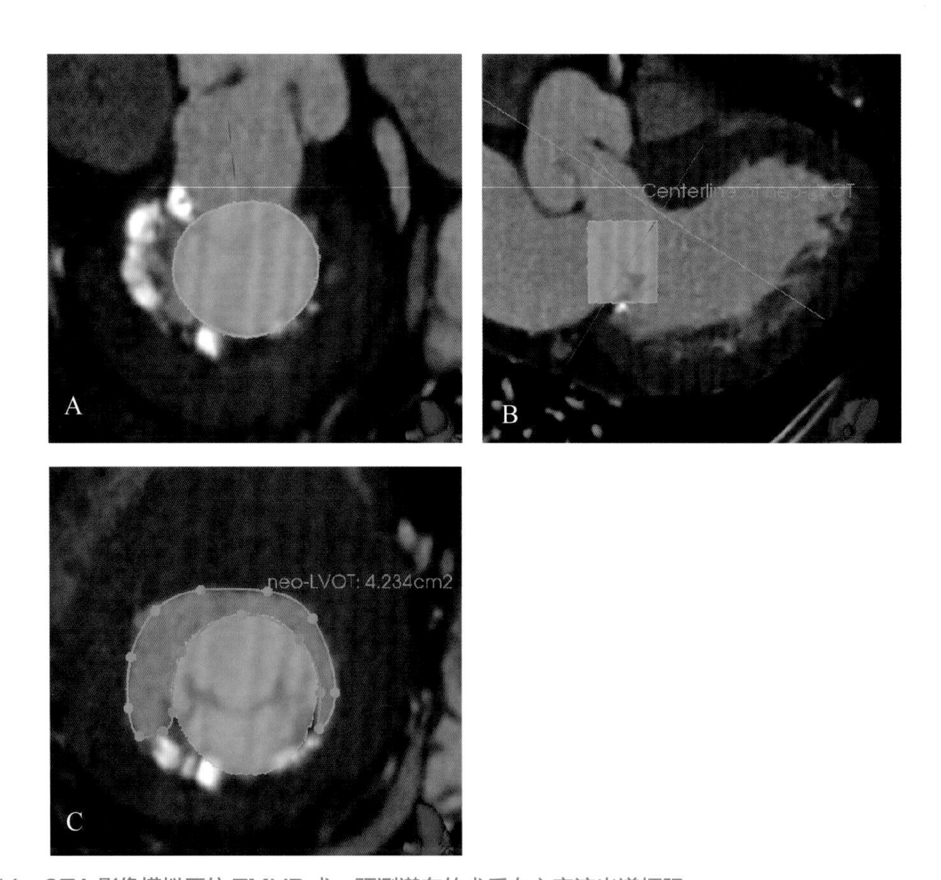

图 4.14 CTA 影像模拟原位 TMVR 术，预测潜在的术后左心室流出道梗阻

A. 短轴位显示模拟植入经导管二尖瓣装置；B. 三腔心 LVOT 平面显示模拟植入经导管二尖瓣装置；C. 勾画测量新左心室流出道最小横截面面积

浅蓝色区域示意模拟植入装置，粉色不规则环为勾画测量的新左心室流出道面积

4.4.4　其他附加信息及特定二尖瓣介入治疗的 CT 术前评价

术前心脏 CTA 检查能够确定精确的二尖瓣复合体解剖结构特征、心脏结构关系，已成为二尖瓣介入治疗术前评价的重要方法（表 4.1）。

表 4.1　CT 成像在二尖瓣疾病经导管介入治疗中的应用

介入治疗方式	CT 主要应用及关注点
TMVR	• 瓣环测量 • 二尖瓣复合体钙化评估 • 新左心室流出道梗阻风险评价及模拟 • 周围解剖结构
PMBV	• 瓣叶形态（厚度、长度、交界处融合） • 瓣口面积 • 钙化分布 • 有无左心房血栓 • 周围解剖结构（是否合并严重主动脉瓣疾病或三尖瓣狭窄和反流、有无需要搭桥手术的冠状动脉疾病）
TEER	• 瓣环测量 • 钙化分布 • 瓣环与回旋支、冠状静脉窦的关系
二尖瓣瓣周漏封堵术	• 人工瓣膜的大小、瓣叶开放情况等 • 瓣周漏的位置、数量、大小、形态等 • 瓣周漏与人工瓣膜瓣环之间的关系

4.4.4.1　经导管二尖瓣置换术的 CT 术前评价

经导管二尖瓣置换术（TMVR）是一种新兴的微创技术，适用于传统开胸心脏手术高风险的患者。多模态影像学检查在患者选择、手术计划和潜在并发症的预测中至关重要。心脏 CT 是评估 TMVR 解剖适应证的首选检查方法（图 4.15）。

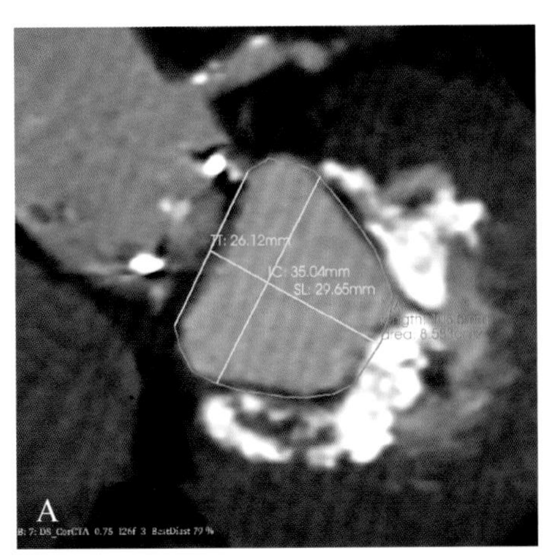

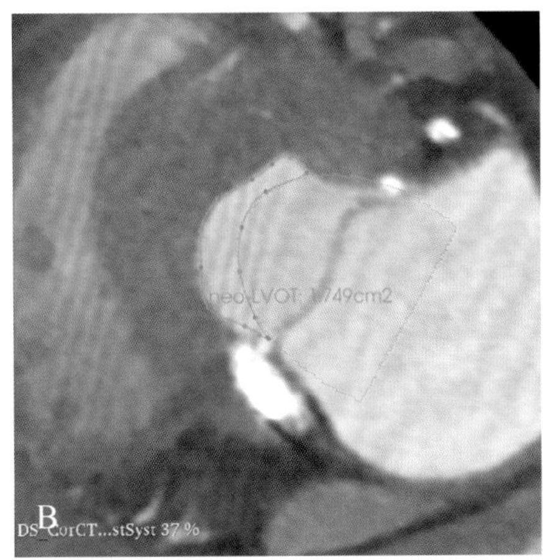

图 4.15　CTA 影像模拟二尖瓣瓣环钙化的 TMVR 术，预测术后左心室流出道梗阻

A. 心脏 CT 舒张期勾画并测量二尖瓣 D 形环面积、周径以及纤维三角间径、交界间径、间隔外侧径等参数；B. 勾画测量新左心室流出道面积，浅蓝色区域示意模拟植入装置，粉色不规则环为勾画测量的新左心室流出道面积

4.4.4.2 经皮二尖瓣球囊成形术的 CT 术前评价

经皮二尖瓣球囊成形术（PMBV）适用于风湿性二尖瓣狭窄，可以有效地进行二尖瓣交界分离。超声心动图开发了 Wilkins 评分用来预测 PMBV 的适用性，该评分将瓣叶活动度、瓣膜增厚、瓣膜下装置增厚以及瓣膜钙化进行评分（1 ～ 4 分），累计总分≤ 8 分预示着有利结果。CT 影像学评价关注二尖瓣复合体及周围结构的解剖特征，可作为超声的有益补充。对于双侧交界处融合、瓣叶柔韧度好且钙化程度轻的患者，PMBV 可以获得更多的益处（图 4.16）。由于瓣叶或瓣环钙化导致二尖瓣狭窄，无交界处融合的患者，可能无法从 PMBV 术中获益。交界处严重钙化，或双侧交界钙化的存在，可以预测不良结果。左心房或左心耳的血栓是 PMBV 手术的禁忌证之一，《2020 ACC/AHA 瓣膜性心脏病患者治疗指南》推荐抗凝治疗后复查 TEE，确认血栓消失方可考虑 PMBV。

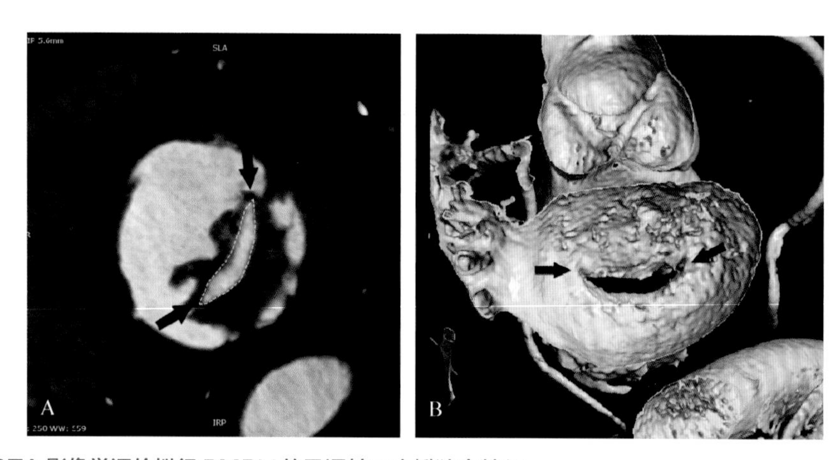

图 4.16 CTA 影像学评价拟行 PMBV 的风湿性二尖瓣狭窄特征

A. 舒张期短轴位瓣口层面 MinIP 视图显示二尖瓣口狭窄，交界处融合；B. 容积重建外科视角图像显示瓣叶开放受限、瓣口狭窄、交界处融合（黑色箭头所示）

4.4.4.3 经皮二尖瓣缘对缘修复术的 CT 术前评价

经导管二尖瓣缘对缘修复术是通过经导管技术对合瓣叶 A2、P2 区为主的区域，形成双孔瓣口以减少二尖瓣反流程度。有利于经导管缘对缘二尖瓣修复技术成功的因素包括：反流起源于二尖瓣的中间部分，装置夹合区无钙化，二尖瓣瓣口面积≥ $4cm^2$，后叶长度≥ 10mm，连枷瓣叶宽度≤ 15mm 及间隙≤ 10mm，具备足够的瓣叶组织用于对合（≥ 2mm），对合深度＜ 11mm 等（图 4.17）。

4.4.4.4 二尖瓣瓣周漏介入封堵术的 CT 术前评价

瓣周漏主要发生于二尖瓣置换术后，多由缝合线裂开或感染性心内膜炎引起。经皮二尖瓣瓣周漏封堵术可以有效地治疗继发于瓣周漏的心力衰竭和溶血。心脏 CTA 可以良好地显示二尖瓣瓣周漏，三维重建可以显示漏口特征及其与周围结构的关系（图 4.18）。CTA 对于二尖瓣人工瓣膜瓣周漏的诊断敏感性和特异性分别可以达到 96.9% 和 97.8%。

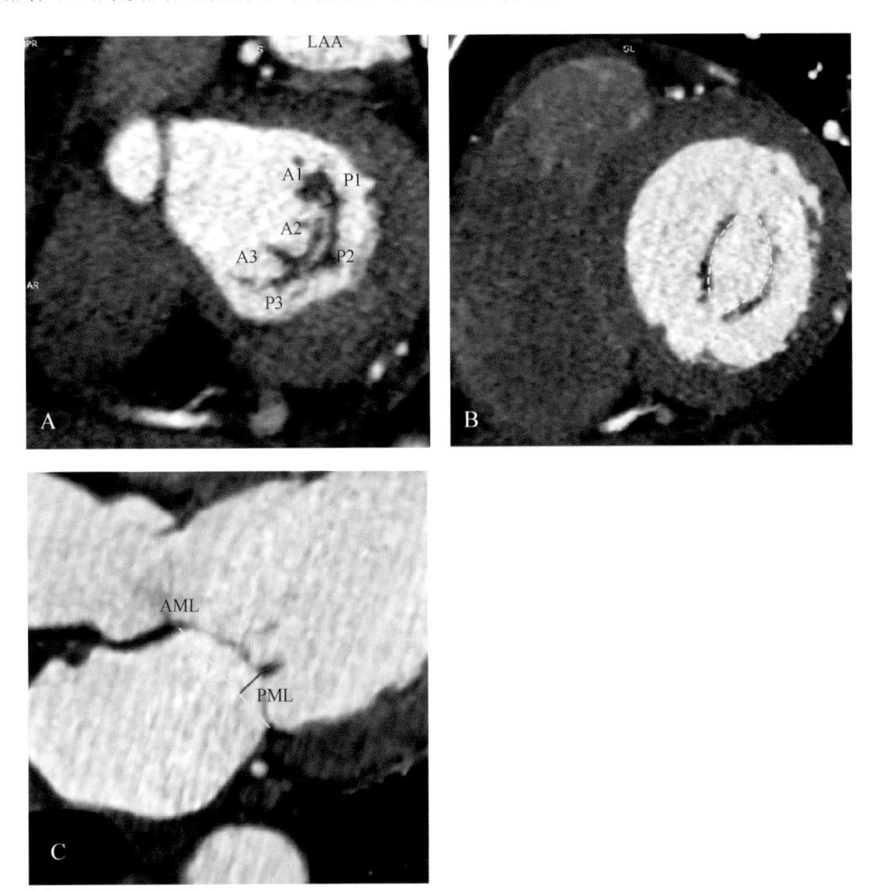

图 4.17　CTA 影像评估经导管二尖瓣缘对缘修复术解剖适应证

A. 收缩期短轴位图像显示二尖瓣关闭不全；B. 舒张期短轴位测量瓣口面积≥ 4cm²；C. 测量二尖瓣后叶长度＞ 10mm，红线所示对合长度≥ 2mm，蓝线所示对合深度＜ 11mm

AML—二尖瓣前叶；LAA—左心耳；PML—二尖瓣后叶

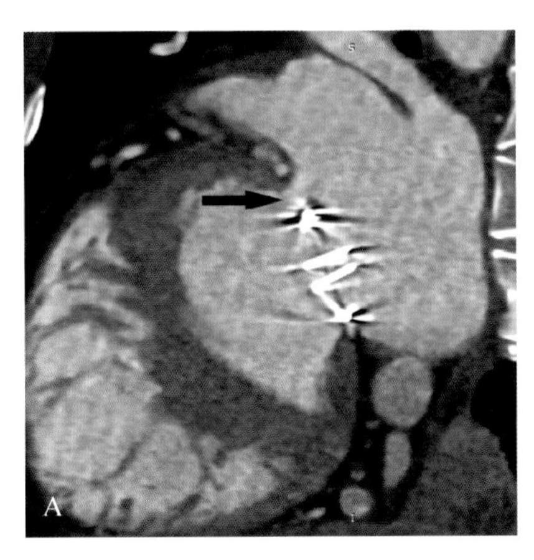

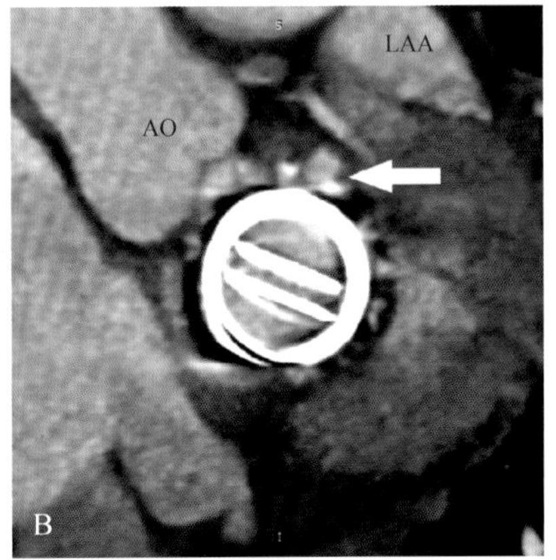

图 4.18

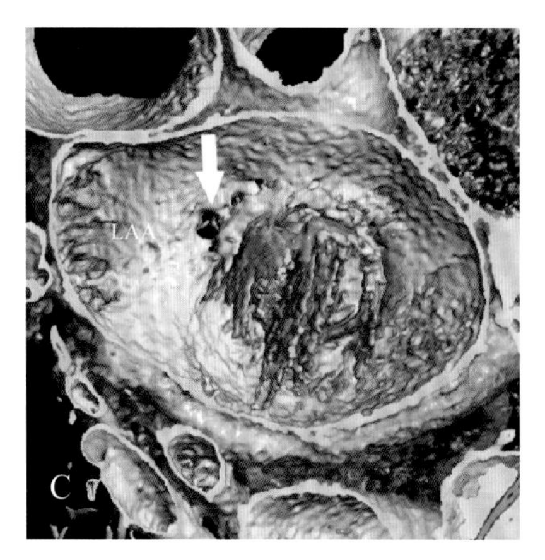

图4.18 CTA影像评价二尖瓣机械瓣瓣周漏

A. 垂直于机械瓣金属环近似于二腔心层面显示机械瓣瓣周漏（黑色箭头所示）；B. 短轴位机械瓣环层面显示瓣周漏位于瓣环前外侧（白色箭头所示）；C. 容积重建外科医师视图显示瓣周漏位于机械瓣前外侧（白色箭头所示）

AO—主动脉；LAA—左心耳

4.5 小结

目前，CTA已经成为二尖瓣疾病经导管介入治疗评估的关键成像方式，提供了对二尖瓣复合体结构立体、全面的评估，有助于患者及装置选择、手术方案的规划以及术后的风险预测评价。

参考文献

[1] Babaliaros VC, Greenbaum AB, Khan JM, et al. Intentional percutaneous laceration of the anterior mitral leaflet to prevent outflow obstruction during transcatheter mitral valve replacement: First-in-human experience. Cardiovas Interv, 2017, 10(8): 798-809.

[2] Blanke P, Dvir D, Cheung A, et al. A simplified D-shaped model of the mitral annulus to facilitate CT-based sizing before transcatheter mitral valve implantation. J Cardiovasc Comput Tomogr, 2014, 8(6): 459-467.

[3] Blanke P, Naoum C, Dvir D, et al. Predicting LVOT obstruction in transcatheter mitral valve implantation: concept of the neo-LVOT. JACC: Cardiovascular Imaging, 2017, 10(4): 482-485.

[4] Blanke P, Naoum C, Webb J, et al. Multimodality imaging in the context of transcatheter mitral valve replacement: Establishing consensus among modalities and disciplines. JACC: Cardiovascular Imaging, 2015, 8(10): 1191-1208.

[5] Budoff M J, Takasu J, Katz R, et al. Reproducibility of CT measurements of aortic valve calcification, mitral annulus calcification, and aortic wall calcification in the multi-ethnic study of atherosclerosis. Acad Radiol, 2006, 13(2): 166-172.

[6] Eleid MF, Foley TA, Said SM, et al. Severe mitral annular calcification: Multimodality imaging for therapeutic strategies and interventions. JACC: Cardiovascular Imaging, 2016, 9(11): 1318-1337.
[7] Ewe SH, Klautz RJ, Schalij MJ, et al. Role of computed tomography imaging for transcatheter valvular repair/insertion. Inter J Cardiovas Imag, 2011, 27(8): 1179-1193.
[8] Fedorov A, Beichel R, Kalpathy-Cramer J, et al. 3D Slicer as an image computing platform for the Quantitative Imaging Network. Magnetic resonance imaging, 2012, 30(9): 1323-1341.
[9] Ge Y, Gupta S, Fentanes E, et al. Role of cardiac CT in pre-procedure planning for transcatheter mitral valve replacement. JACC: Cardiovascular Imaging, 2021, 14(8): 1571-1580.
[10] Guerrero M, Wang DD, Pursnani A, et al. A cardiac computed tomography-based score to categorize mitral annular calcification severity and predict valve embolization. JACC: Cardiovascular Imaging, 2020, 13(9): 1945-1957.
[11] Guo YK, Yang ZG, Ning G, et al. Isolated mitral regurgitation: quantitative assessment with 64-section multidetector CT——comparison with MR imaging and echocardiography. Radiology, 2009, 252(2): 369-376.
[12] Kapur T, Pieper S, Fedorov A, et al. Increasing the impact of medical image computing using community-based open-access hackathons: The NA-MIC and 3D Slicer experience. Med Image Anal, 2016, 33: 176-180.
[13] Kim DH, Handschumacher MD, Levine RA, et al. In vivo measurement of mitral leaflet surface area and subvalvular geometry in patients with asymmetrical septal hypertrophy: Insights into the mechanism of outflow tract obstruction. Circulation, 2010, 122(13): 1298-1307.
[14] Liu L, Li J, Zuo L, et al. Percutaneous intramyocardial septal radiofrequency ablation for hypertrophic obstructive cardiomyopathy. J Am Coll Cardiol, 2018, 72(16): 1898-1909.
[15] Nunes MCP, Tan TC, Elmariah S, et al. The echo score revisited: Impact of incorporating commissural morphology and leaflet displacement to the prediction of outcome for patients undergoing percutaneous mitral valvuloplasty. Circulation, 2014, 129(8): 886-895.
[16] Otto CM, Nishimura RA, Bonow RO, et al. 2020 ACC/AHA guideline for the management of patients with valvular heart disease: A report of the American College of Cardiology/American Heart Association Joint Committee on clinical practice guidelines. Circulation, 2021, 143: e72-e227.
[17] Ruiz CE, Jelnin V, Kronzon I, et al. Clinical outcomes in patients undergoing percutaneous closure of periprosthetic paravalvular leaks. J Am Coll Cardiol, 2011, 58: 2210-2217.
[18] Scanlan AB, Nguyen AV, Ilina A, et al. Comparison of 3D echocardiogram-derived 3D printed valve models to molded models for simulated repair of pediatric atrioventricular valves. Pediatric cardiology, 2018, 39: 538-547.
[19] Suh YJ, Hong GR, Han K, et al. Assessment of mitral paravalvular leakage after mitral valve replacement using cardiac computed tomography: comparison with surgical findings. Circulation: Cardiovascular Imaging, 2016, 9: e004153.
[20] Tsai IC, Lin YK, Chang Y, et al. Correctness of multi-detector-row computed tomography for diagnosing mechanical prosthetic heart valve disorders using operative findings as a gold standard. European radiology, 2009, 19: 857-867.
[21] Wang DD, Eng MH, Greenbaum AB, et al. Validating a prediction modeling tool for left ventricular outflow tract (LVOT) obstruction after transcatheter mitral valve replacement (TMVR). Catheter and Cardiovasc Interv, 2018, 92: 379-387.
[22] Wilkins GT, Weyman AE, Abascal V, et al. Percutaneous balloon dilatation of the mitral valve: an analysis of echocardiographic variables related to outcome and the mechanism of dilatation. Heart, 1988, 60: 299-308.

[23] Wunderlich NC, Beigel R, Ho SY, et al. Imaging for mitral interventions: methods and efficacy. JACC: Cardiovascular Imaging, 2018, 11: 872-901.

[24] Yoon SH, Bleiziffer S, Latib A, et al. Predictors of left ventricular outflow tract obstruction after transcatheter mitral valve replacement. JACC Cardiovasc Interv, 2019, 12: 182-193.

[25] 陈险峰 , 李林 , 马小静 . 心血管疾病 CT 扫描技术 . 北京 : 人民卫生出版社 , 2018: 25-62.

[26] 李旭文 , 杜秀娟 , 王夕富 . 64 层螺旋 CT 冠状动脉血管造影“一站式”二尖瓣瓣环收缩期运动参数测量对左心室收缩功能不全的诊断价值 . 实用医学影像杂志 , 2021, 22(05): 452-455.

[27] 马克・德维 . 心脏 CT（中文翻译版 , 原书第 2 版）. 吕滨 , 金征宇 , 译 . 北京 : 科学出版社 , 2019: 178-213.

[28] 薛蕴菁 , 杜祥颖 , 邢艳 . 心血管系统 CT 诊断 . 北京 : 科学出版社 , 2017: 1-77.

第5章 二尖瓣的数字化建模及3D打印方法

二尖瓣疾病是危害人类心血管健康的最常见瓣膜病，其治疗经历了传统的外科体外循环手术、微创小切口和胸腔镜微创手术时代。随着经导管介入技术的不断发展，多种经导管二尖瓣介入治疗方法如雨后春笋般蓬勃发展，多种经导管二尖瓣修复及置换器械层出不穷，但推广和普及仍十分有限。这不仅与二尖瓣解剖结构的特殊性有关，更与患者术前筛选和评估难度相关。考虑到二尖瓣是空间立体结构，具有复杂的瓣下结构，病变多样化，传统的经食管超声和CT分析都具有一定的局限性。随着3D打印技术与经导管治疗技术的不断交叉，相关应用也日渐成熟，可以利用3D打印的心脏模型进行体外模拟，提供更多传统影像学检查难以显示的丰富信息。近年来二尖瓣的数字化建模及3D打印方法取得了实质性的进展和突破，已成为经导管二尖瓣介入治疗评估的重要方法和手段。

5.1 二尖瓣解剖影像数据的获取

获得适合的影像数据是进行二尖瓣数字化建模及3D打印的首要环节，影像学图像的好坏直接关系到最终3D打印模型的质量。对于某些复杂结构，还需要联合应用超声、CTA等多重数据，运用专业的医学图像处理软件对融合数据进行处理，最终获得可以进行3D打印的二尖瓣数字解剖模型。

目前，二尖瓣解剖模型3D打印的影像数据源主要包括计算机体层血管成像（CTA）、经胸超声心动图（TTE）、经食管超声心动图（TEE）和心脏磁共振（CMR）等。影像数据采集后，以医学影像和相关信息的国际标准格式即医学数字图像和通信（digital imaging and communications in medicine，DICOM）格式进行保存。

5.1.1 计算机体层血管成像

计算机体层血管成像是目前临床上最常用的 3D 打印影像数据源。与超声相比，其优势在于管腔和心肌的对比度较高，能够较好地区分血管和非血管结构。与磁共振成像相比，CTA 能提供更好的空间分辨率，成像时间更短，获取途径也更简单。但其缺点在于：一是对软组织分辨率较低，无法清楚显示神经、软骨与其他软组织的解剖关系，特别是二尖瓣的瓣下结构，如二尖瓣前叶和后叶的延伸段、腱索、乳头肌等，通过 CTA 往往较难观察；二是需要使用对比剂并暴露于电离辐射，对于某些特殊患者如对比剂过敏者、儿童及妊娠妇女等，其应用往往受限。

5.1.2 超声心动图

超声心动图是评估二尖瓣解剖结构及功能状态的一种首选无创性技术。近年来超声心动图技术不断发展，已经被广泛应用到先天性心脏结构异常及瓣膜病的评估中。将三维超声心动图与彩色多普勒超声相结合，其在评估心腔尺寸、容积、心脏节段和整体功能、瓣膜形态和功能等方面具有鲜明优点。同时，经食管超声心动图可以捕捉到快速移动的二尖瓣瓣叶、乳头肌及瓣下结构。实时的三维超声心动图主要利用色阶变化创建纵深感辅助进行空间想象，其所展现的图像本质上仍然是二维平面的。可通过导出三维超声心动图的原始 DICOM 数据，进行体外建模并 3D 打印成实体模型，更为直观显示二尖瓣的特殊解剖结构。

5.1.3 心脏磁共振

心脏磁共振是指用磁共振成像技术诊断心脏及大血管疾病的方法，具有多平面、多参数、多序列成像以及较高软组织分辨率等特点。随着心脏磁共振技术的发展，目前可获得心血管形态、功能、心肌灌注及活性等信息。但是心脏磁共振存在以下局限性：一是对体内有铁磁性植入物、心脏起搏器等患者无法进行心脏磁共振检查；二是磁共振图像采集为各向同性体素扫描，扫描时间长，容易出现与患者运动相关的伪影，不利于二尖瓣及瓣下结构的分析和评估；三是检查费用昂贵等。心脏磁共振也可导出原始 DICOM 数据进行三维重建，多用于脑、脊髓等神经系统等软组织成像，在心血管领域的应用较少。

5.2 二尖瓣解剖的 3D 建模

5.2.1 基于计算机体层血管成像的 3D 建模

CTA 的 DICOM 格式影像数据资源被收集后，需要借助专业的计算机软件来完成模型重建及后处理工作。目前最常用的是 Materialise（Leuven，Belgium）公司的 Mimics 软件，这是一款基于 Windows 操作系统的商业软件。Mimics 软件具有用于心脏结构的手动、自动和半自动的图像分割能力，可以对二维图像进行三维重建并获得立体视图。使用计算机辅助设计软件（3-Matic，Magics，Geomagic Studio 等）对三维模型进行进一步后处理，如模型修复、编辑等，然后将三维图像重新导入到 Mimics 软件中和原始图像反复进行比对，确认三维图像的准确性，为下一步 3D 打印做好准备。下面以 Materialise Mimics 21.0 为例，介绍基于 CTA 的二尖瓣结构 3D 建模方法。

5.2.1.1 初始图像准备

Mimics 软件操作界面有 3 个主要的图像显示窗口（图 5.1），分别显示 3 个正交断面（冠状面、矢状面、横截面）的连续断层图像信息。

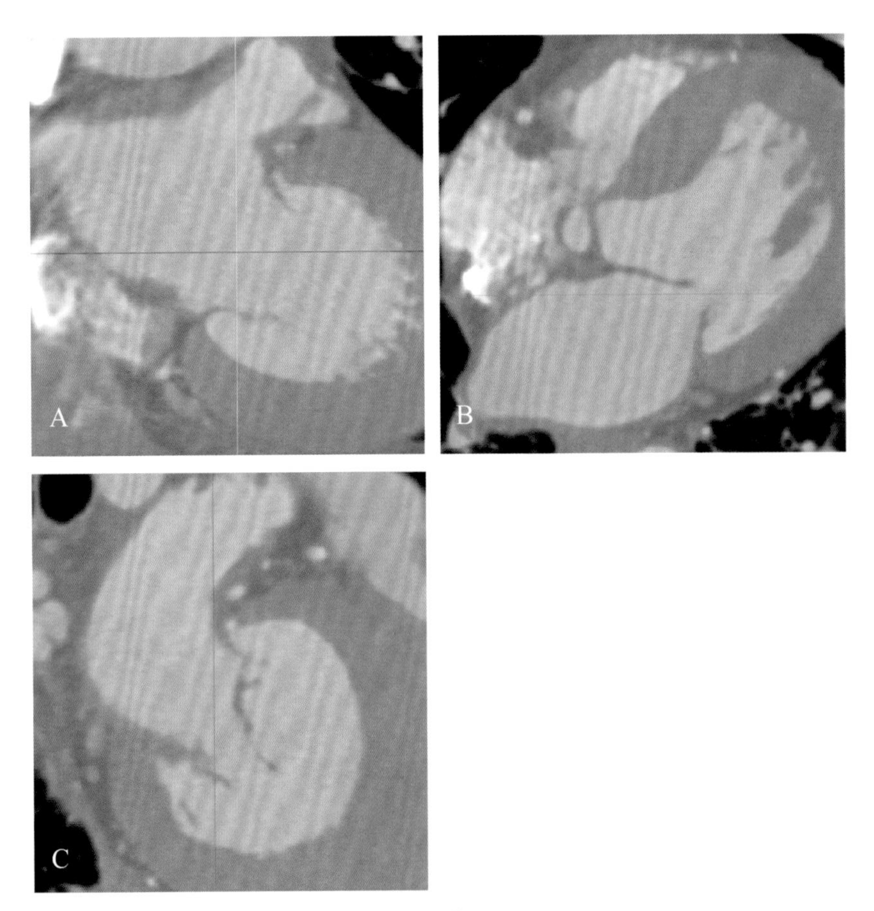

图 5.1 Mimics 软件正交断面显示患者二尖瓣 CTA 图像

A. 冠状面；B. 横截面；C. 矢状面

将原始 DICOM 数据导入 Mimics 软件，根据二尖瓣病变类型，观察左心房、左心室冠状面不同心动周期的图像（图 5.2），选择最佳的图像序列。

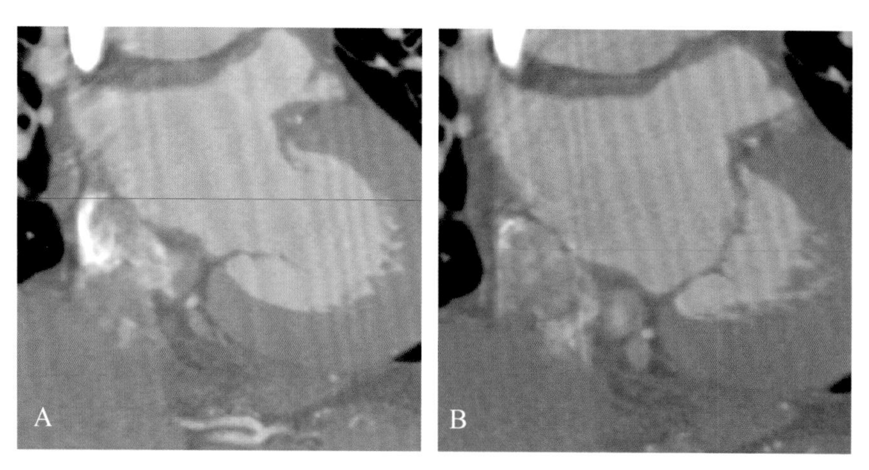

图 5.2 Mimics 软件显示二尖瓣不同心动周期的图像

A. 舒张期；B. 收缩期

利用软件中交互式多平面重建成像功能，可以根据实际需要对 3 个正交断面（冠状面、矢状面、横截面）的位置进行任意调整（图 5.3），更好地显示二尖瓣病变的图像。

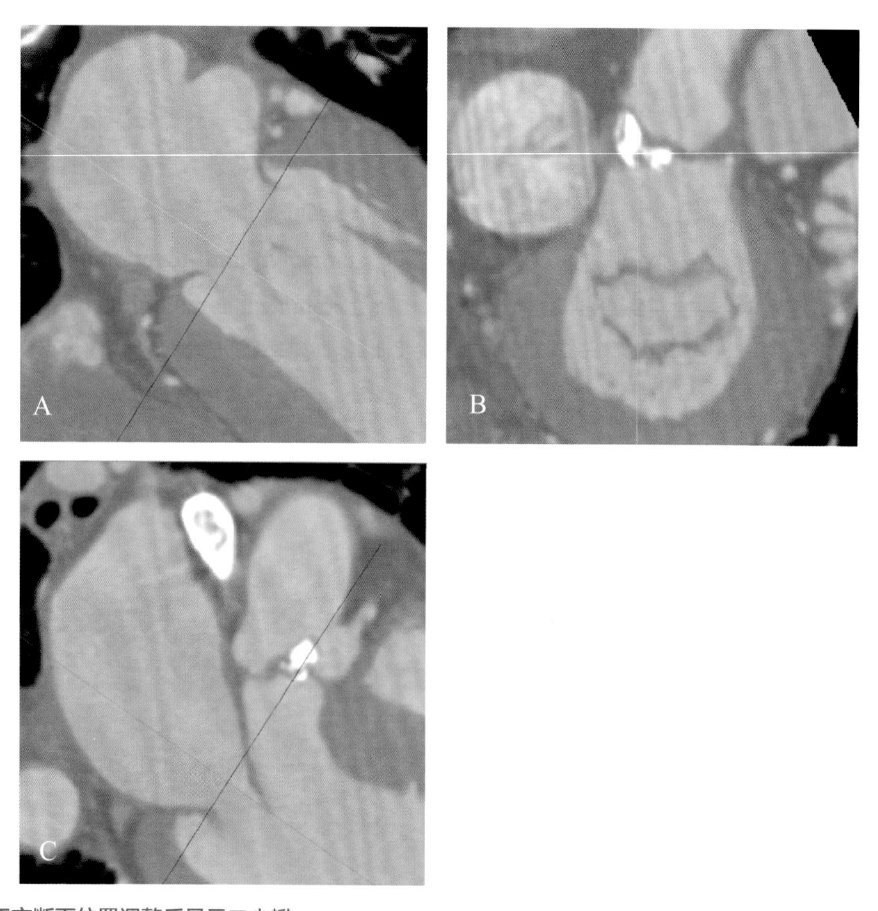

图 5.3 正交断面位置调整后显示二尖瓣

A. 冠状面；B. 横截面；C. 矢状面

5.2.1.2 图像分割及三维重建

根据DICOM图像中灰度值的差异，使用Mimics软件的阈值分割功能提取心血管结构，捕获对应的阈值区域，结合区域增长、手动分割等技术，将对比度较低且灰度值发生重叠的不同组织进行再次分割，最终获得二尖瓣解剖图像，并在三维影像区预览编辑。模型检查无误后可导出为标准三角语言 (standard triangle language, STL) 格式文件。

（1）阈值分割

这是图像分割过程中的第一步，首先将阈值设定在血池或者心肌的范围内进行分割，所捕获的区域不仅包括心血管部分，还有胸腺、肌肉、骨骼等其他组织；其次，使用区域增长功能对彼此不相连的组织进一步细分，排除不需要的组织，得到心脏图像。由于空间分辨率的限制，相邻心血管组织的灰度值通常是相近的，无法通过区域增长分割出心脏内单独的解剖区域，而是利用手动分割的方法，使用“橡皮擦”功能直接移除不需要的组织图像，最终分割出二尖瓣解剖图像（图 5.4）。

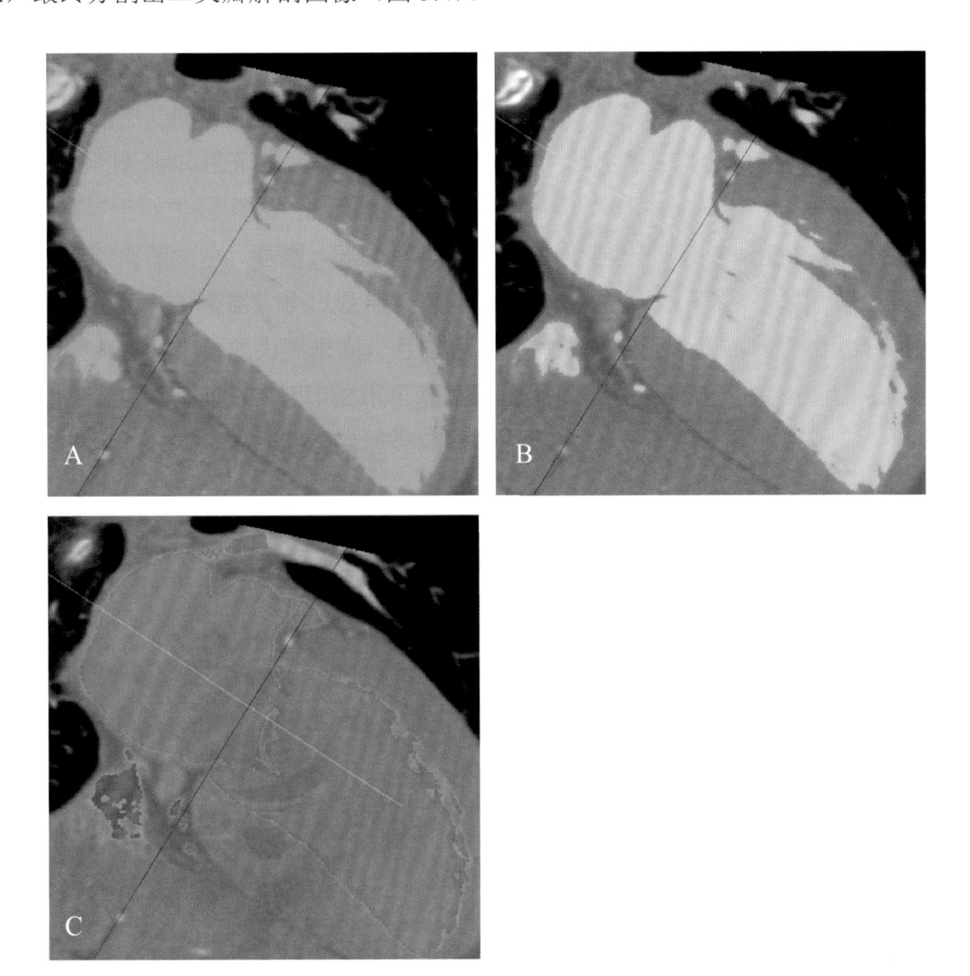

图 5.4 冠状面下阈值分割操作

A. 阈值设定；B. 区域增长；C. 手动分割

（2）三维重建

利用 Mimics 软件 3D 可视化功能对感兴趣解剖区域图像进行三维重建，将人体断层二维图像序列在计算机中重建成三维图像，并在屏幕上显示人体器官的立体视图。通过人机交互，还可以对重建出的三维图像进行各种操作，诸如不同方位的视图、各种几何尺寸的测量和空间定位等（图 5.5）。

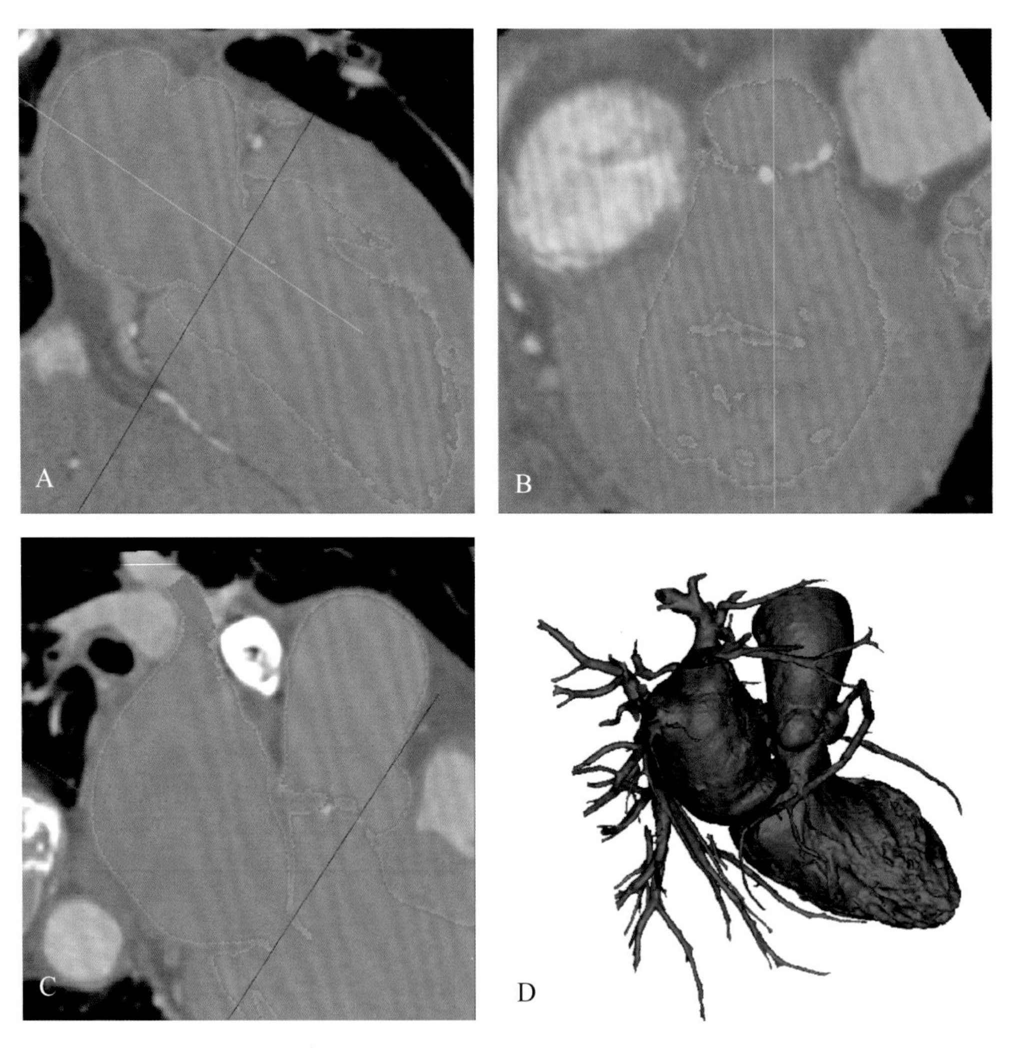

图 5.5 二尖瓣解剖图像的三维重建

A. 冠状面二维图像；B. 横截面二维图像；C. 矢状面二维图像；D. 三维重建图像

（3）数据输出

将二尖瓣解剖的三维图像通过 STL 格式文件导出。STL 是用三角形网格来表示 3D 模型的一种文件格式，具有三维模型的属性，但仅仅包含三维模型的几何形状，而不包含有关颜色和纹理的信息，已经作为一种“标准三角语言”被广泛用于 3D 打印。

5.2.1.3 三维模型后处理

导出的三维模型虽然理论上可以用于 3D 打印，但是模型本身往往存在很多缺陷，比如网格的不连续和交叉、网格面法向的错误、模型表面不封闭等，这些因素通常会导致模型 3D 打印失败，严重的还会造成设备故障。所以必须结合实际需要和 3D 打印技术特点，使用计算机辅助设计软件（如 3-Matic、Magics、Geomagic Studio 等）对三维模型进行进一步后处理，优化模型结构，再进行 3D 打印。下面通过 Geomagic Studio 软件简单介绍三维模型的后处理过程。

（1）数据导入

将 STL 文件导入 Geomagic Studio 软件，如果 STL 文件包含的三角面数量超过了软件的默认值，软件会对三角面数量进行压缩，导致模型显示不完整，出现类似情况建议把采样率设置成 100% 后重新导入 STL 文件，就能获得完整的三维模型图像（图 5.6A）。

（2）模型裁剪

通过旋转模型，仔细观察二尖瓣解剖区域，找到左心室内乳头肌的 3 个最低点以建立平面。平面往下是左心室心尖部；平面往上是二尖瓣及瓣下解剖结构区域。再根据不同的需要选择相应的上下距离进行裁剪，得到满足于临床要求的二尖瓣解剖模型（图 5.6B）。

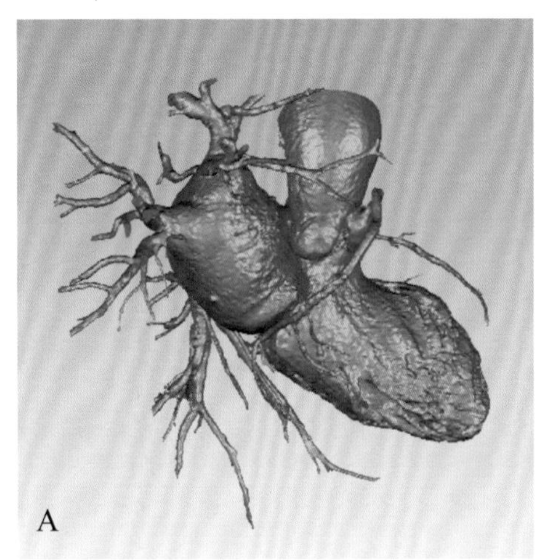

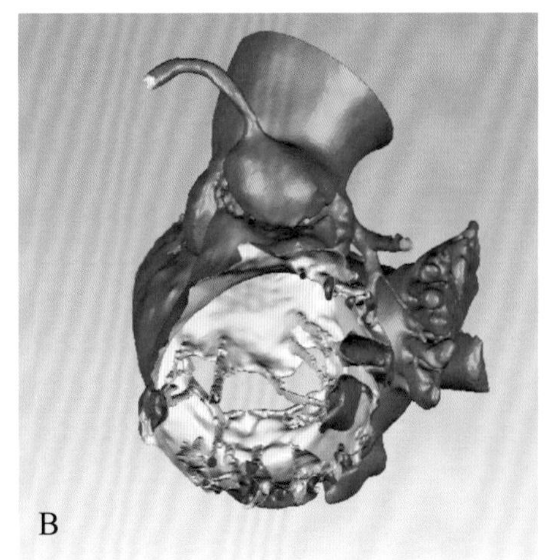

图 5.6 二尖瓣三维数据导入及处理

A. 二尖瓣完整的三维模型的获取；B. 二尖瓣解剖模型裁剪

（3）模型优化

由于三维重建过程中相邻组织之间灰度值出现重叠导致边界不连续，同时 STL 文件结构简单，缺少几何拓扑上的要求，模型表面经常出现各种缺陷。模型优化是指根据二尖瓣的解剖结构，利用软件功能对模型进行抽壳、光滑和修补等步骤，创建出既符合解剖学形态又满足 3D 打印要求的二尖瓣数字模型（图 5.7）。

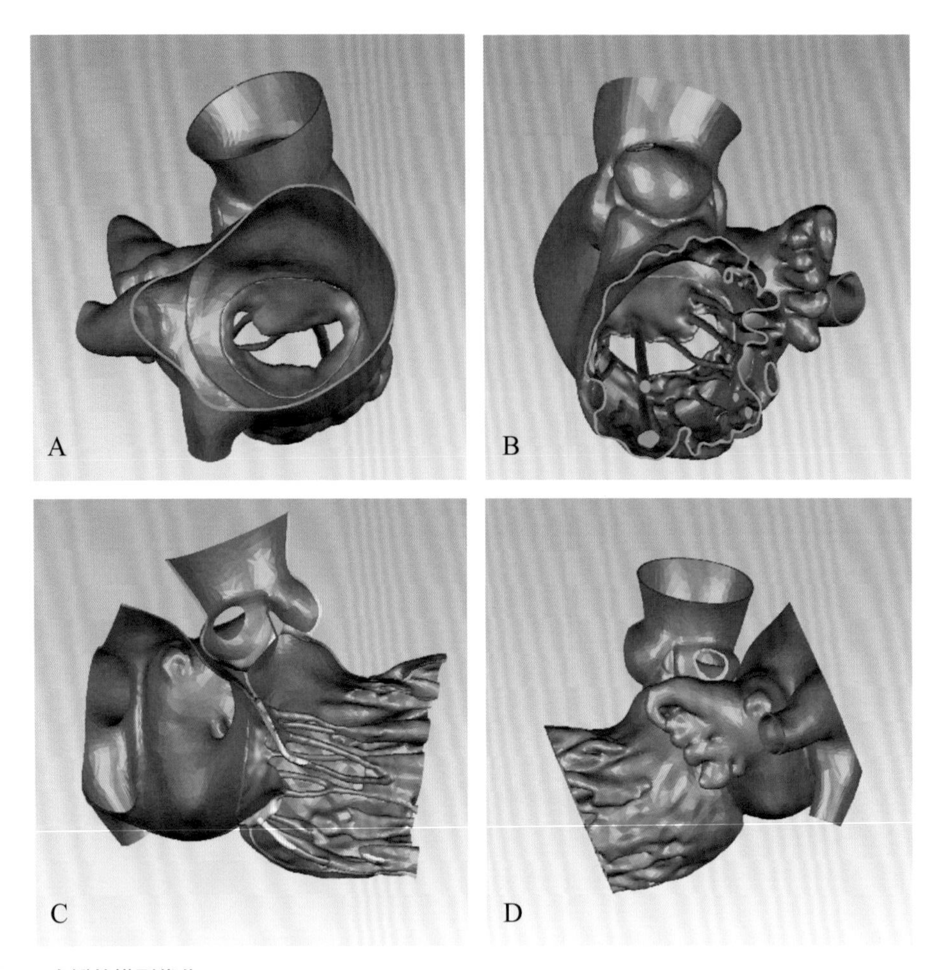

图 5.7 二尖瓣的模型优化

A. 左心房面观内部形态；B. 左心室面观内部形态；C. 长轴右侧观内部形态；D. 长轴左侧观外部形态

5.2.2 基于三维超声心动图的 3D 建模

经胸超声心动图（TTE）和经食管超声心动图（TEE），一直是瓣膜性心脏病诊断和评估的首选方法。获取高质量的超声影像数据源是高精度 3D 打印的基础。用于 3D 打印的超声图像采集需遵循 3D-TEE 图像优化的一般原则（表 5.1）。超声心动图图像采集和判读具有高度的操作者依赖性，理想情况下，应调整探头位置，使感兴趣的结构接近超声束，并相对垂直于超声束（图 5.8）。对于特定的患者和解剖结构，可能需要使用非标准平面。3D 取样框的扇区宽度和成像深度应尽可能地减小，以最大限度地提高帧频。连接心电图，采集 3 ～ 5 个心动周期的容积图像。调整图像增益，使感兴趣结构内的灰度变化最小化，并使边界处的对比度最大化。虽然 TEE 为半侵入性检查，但对于熟练的操作者，可获得二尖瓣的清晰动态影像，弥补 CTA 静态影像的不足。

表 5.1 基于二维超声心动图的 3D 成像图像优化

参数	优化目标
图像分割	调整扇区的大小及深度，仅包含感兴趣区域
增益补偿	优化组织边界 • 感兴趣区域与周围组织之间对比度最大化 • 感兴趣区域灰度变化最小化
空间 / 时间分辨率	足够的时间分辨率情况下，最大化空间分辨率 • 避免运动伪影 • 获取心动周期中所需的目标结构

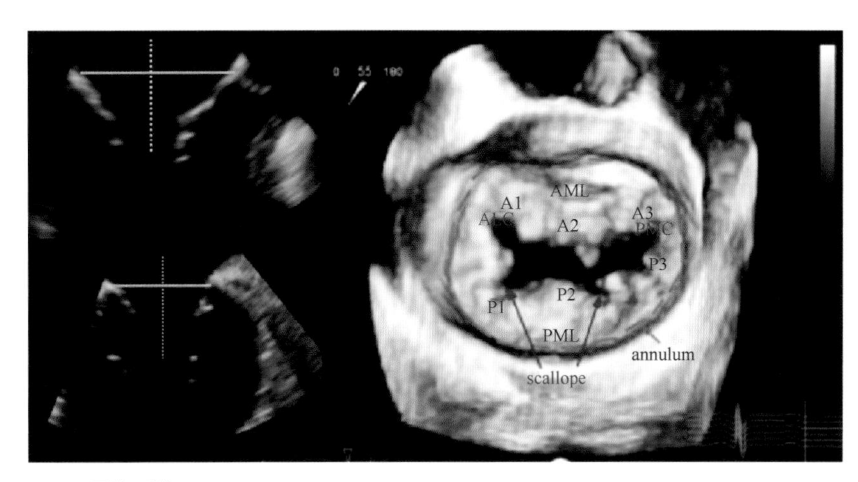

图 5.8 3D-TEE 图像采集

实线为二尖瓣瓣环位置，虚线为超声束方向，尽可能使两者垂直

AML—二尖瓣前叶；PML—二尖瓣后叶

5.2.2.1 超声图像导入及处理

将采集的超声图像数据以 DICOM 格式导入三维建模软件 Materialise Mimics 21.0，根据二尖瓣病变类型，在数据导入后的浏览列表中选择最佳时期的图像序列（图 5.9）。

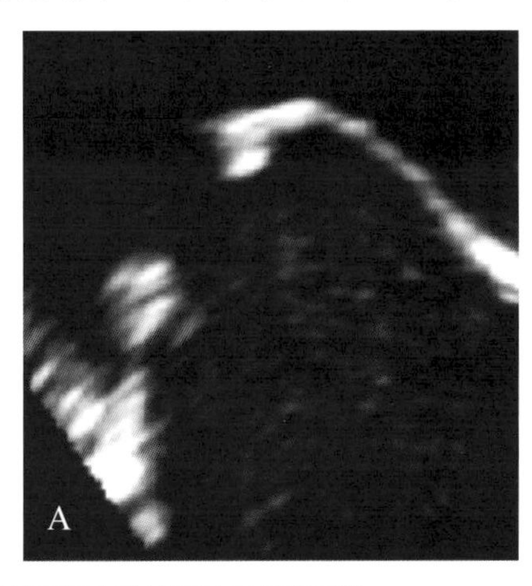

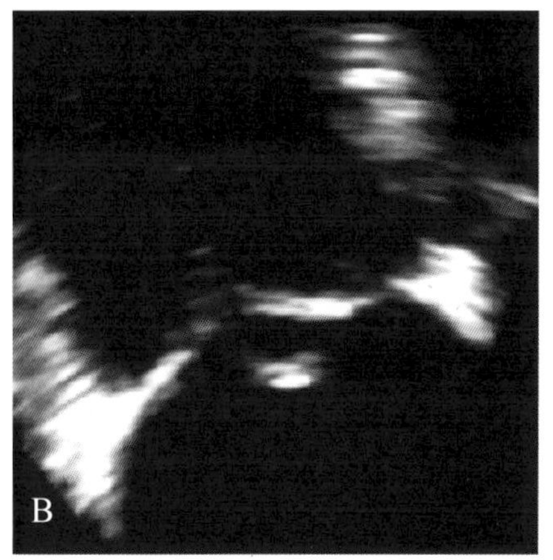

图 5.9 选择不同心动周期的二尖瓣图像

A. 风湿性病变选取舒张期；B. 二尖瓣脱垂选取收缩期

选择最佳时期图像序列导入后进入操作界面，有 3 个主要的图像显示窗口（图 5.10），分别显示 3 个正交断面的连续断层图像信息。

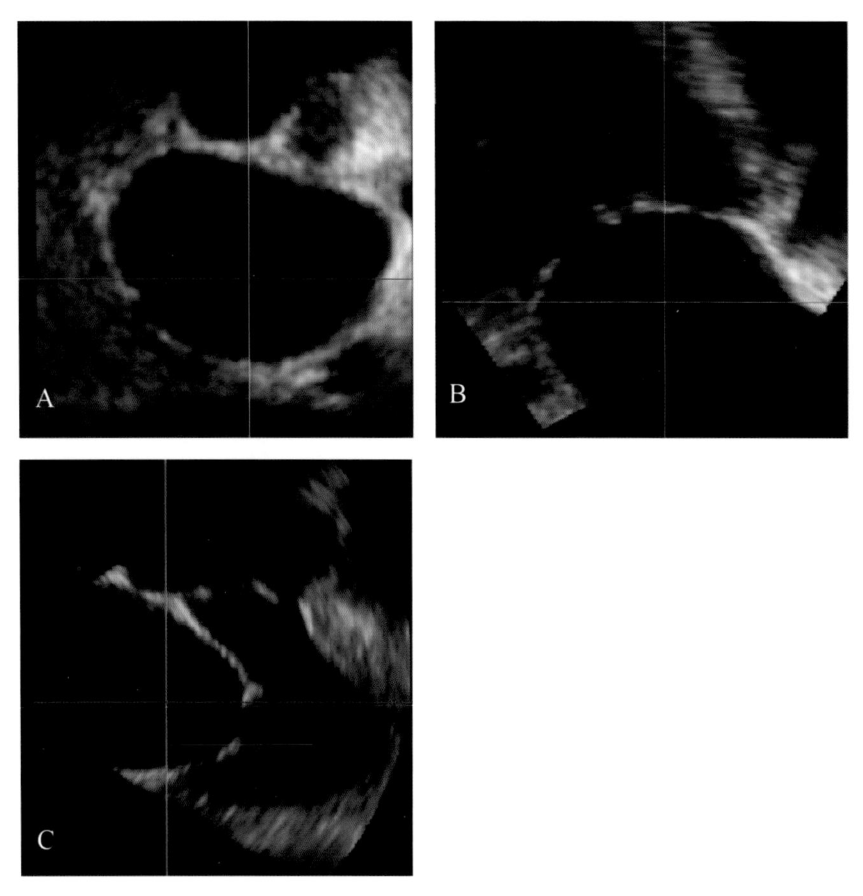

图 5.10 Mimics 软件正交断面显示患者二尖瓣超声图像

A ～ C 为不同视角平面

利用软件中交互式多平面重建成像功能，可以根据实际需要对 3 个正交断面的位置进行任意调整（图 5.11），更好地显示二尖瓣病变的图像，以及对二尖瓣瓣环的标记。

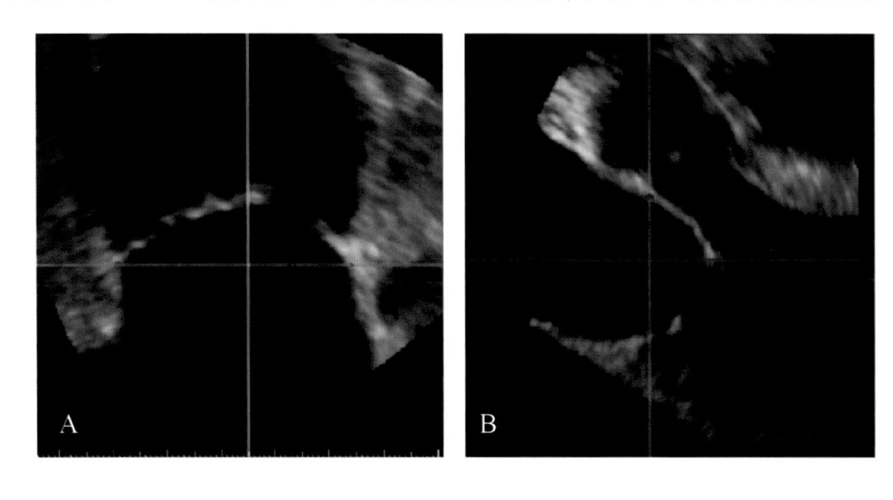

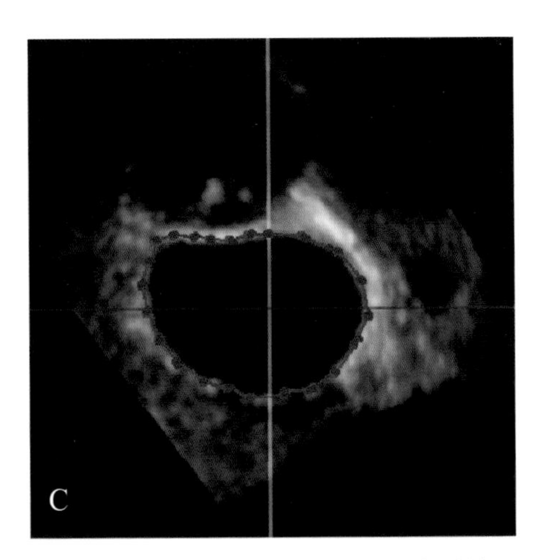

图 5.11　交互式多平面重建后图像及二尖瓣瓣环的标记

A ～ C 为不同视角平面

5.2.2.2　图像三维重建及后处理

（1）阈值分割

首先，调整 DICOM 图像的灰度值，使瓣膜组织与周围腔室组织分辨率尽可能最大（图 5.12）；其次，根据图像设定阈值范围，使该范围包括目标二尖瓣结构（图 5.13）；然后，确定三维重建的范围，调整取样框大小，包含目标二尖瓣结构（图 5.14）；最后，使用 3D 预览模式，可见三维重建的二尖瓣模型（图 5.15）。

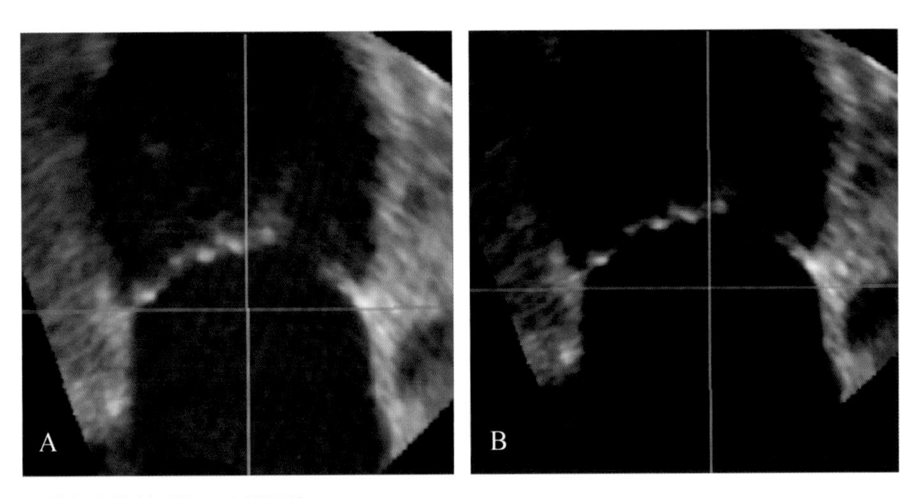

图 5.12　调整灰度值前后的二尖瓣图像

A. 调整前；B. 调整后

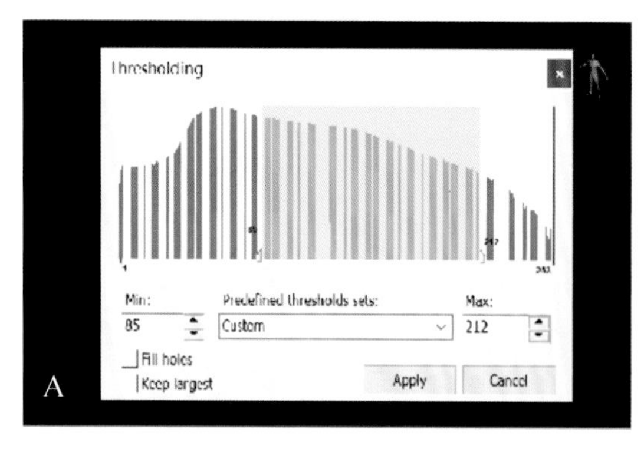

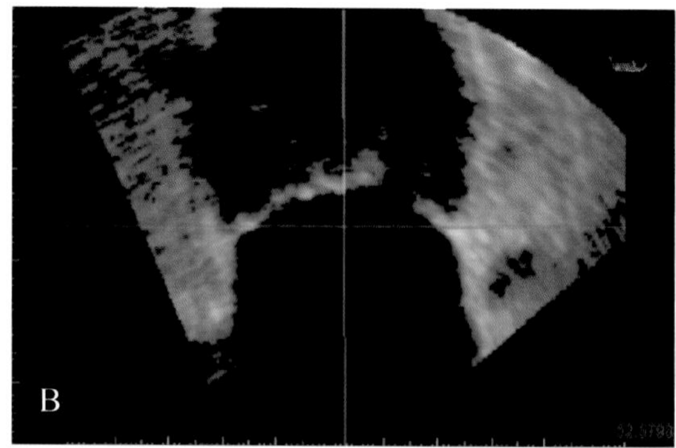

图 5.13　阈值分割

A. 阈值参数设定；B. 阈值范围覆盖二尖瓣结构

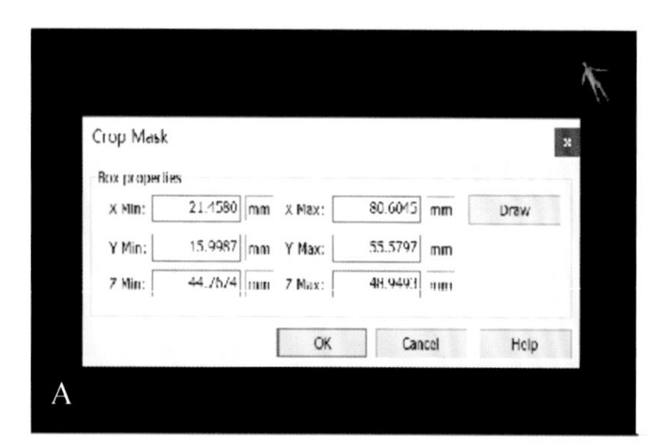

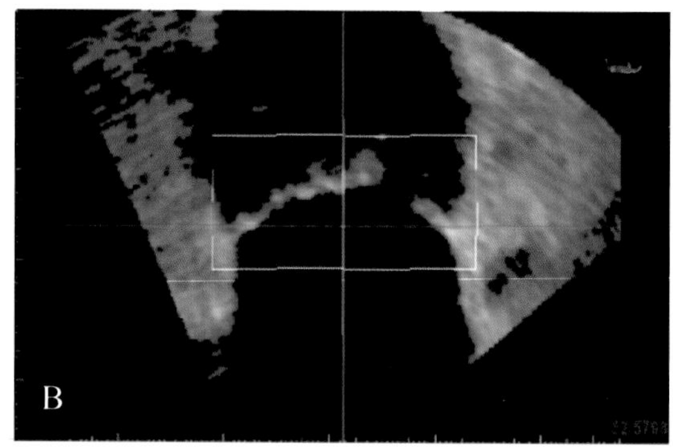

图 5.14　确定重建范围

A. 重建范围参数设定；B. 重建范围包含二尖瓣结构

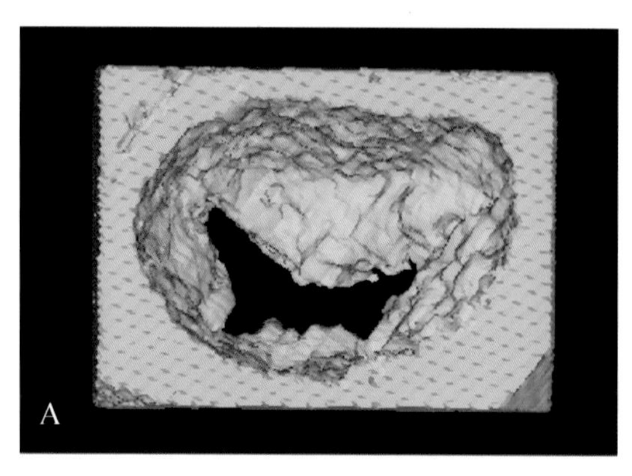

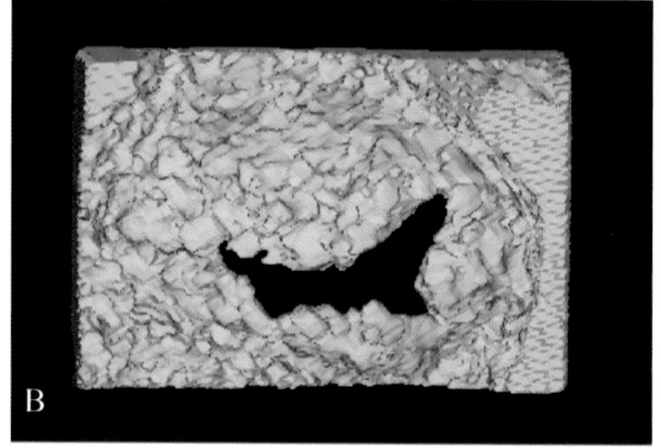

图 5.15　二尖瓣数字模型 3D 预览

A. 左心房面观；B. 左心室面观

（2）模型后处理

应用 Mimics 21.0“编辑”菜单中的“去除”功能，沿着标记的二尖瓣瓣环移除瓣膜以外的结构，对于缺失的部分可以对照 3 个断面图像使用“描绘”功能进行手动编辑。模型 3D 计算后再进行光滑、降噪处理（光滑系数及次数不宜过高，避免模型失真），最后将模型以 STL 格式导出（图 5.16）。

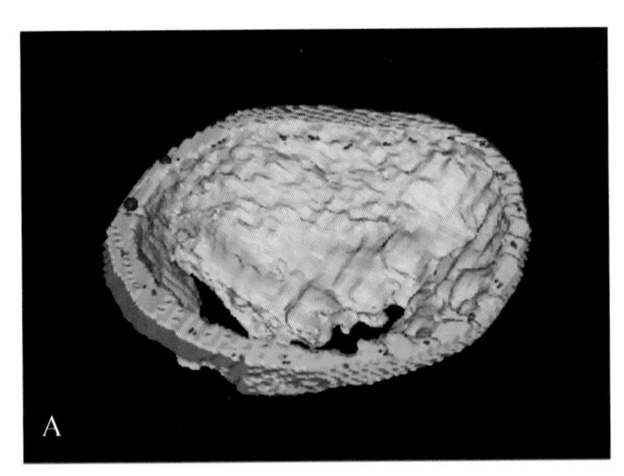

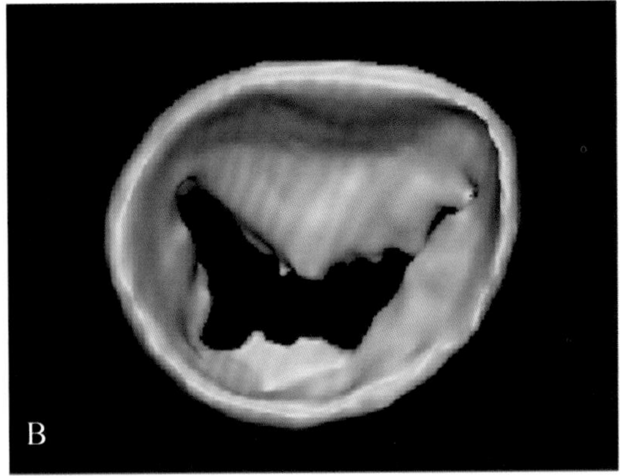

图 5.16　二尖瓣 3D 数字模型后处理

A. 去除瓣环以外结构；B. 光滑降噪处理后

（3）模型优化

如 CTA 一样，超声数据导出的三维模型 STL 文件可用于 3D 打印，但模型本身可能存在一些缺陷，比如网格的不连续和交叉、模型表面不封闭等，这些因素通常会导致模型切片失败或打印失败等。因此，需要使用计算机辅助设计软件 3-Matic 对三维模型进行进一步后处理，优化模型结构，再进行 3D 打印。

5.2.3　影像融合 3D 建模

随着二尖瓣介入治疗的发展，单纯基于超声数据源打印的仅包含瓣叶和瓣环的二尖瓣模型在手术的整体评估中应用有限（例如无法进行入路评估）。同时，超声对心脏腔室的空间分辨率不及 CTA，为了弥补彼此的不足，可以结合超声和 CT 数据源的特点，发挥彼此的优势进行融合影像建模。

5.2.3.1　影像数据采集及后处理

在心电门控下采集超声图像和 CT 图像，分别从工作站导出相同时期的二尖瓣超声 DICOM 数据和 CT 的 DICOM 数据。超声图像按标准方法处理，在描记二尖瓣瓣环空间位置时，注意保留至少 3 个以上图像配准点。对 CT 图像进行阈值分割、交互式分割、布尔运算，去除腔室血池部分，获得腔室壁的 3D 模型（图 5.17）。

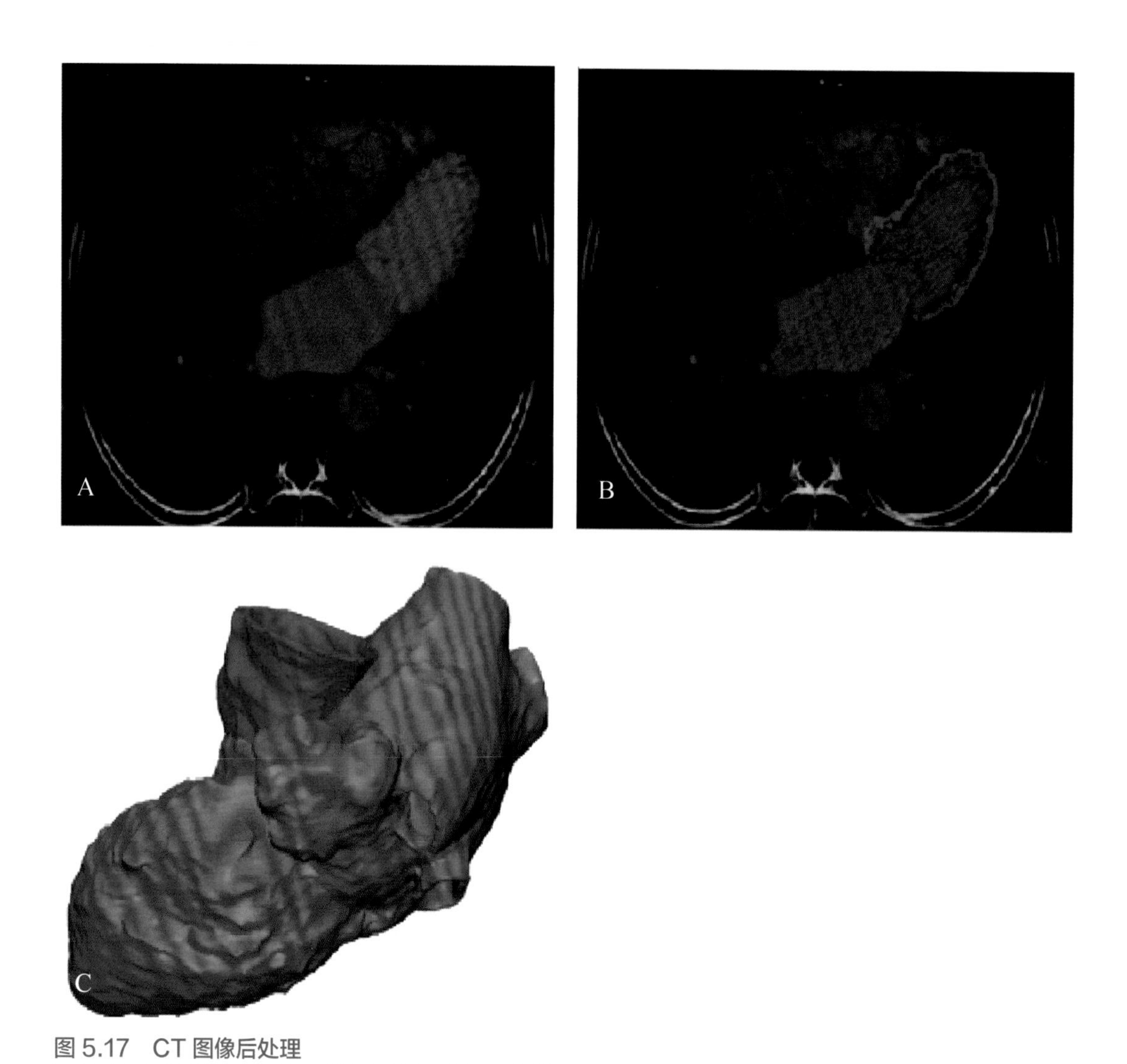

图 5.17 CT 图像后处理

A. 阈值分割左心血池蒙版；B. 血池外扩形成室壁；C. 获取 CT 左心数字模型

5.2.3.2 图像配准融合

使用 Mimics 21.0 在图像中标记融合配准点。二尖瓣瓣环配准点包括：前瓣瓣环中点、后瓣瓣环中点、前外侧联合点、后内侧联合点；主动脉瓣环配准点包括：左冠窦、右冠窦、无冠窦中点，通过上述配准点确定瓣环平面。使用 3-Matic 软件调节瓣环图像的位置和方向，将瓣环平面相匹配，使超声图像中配准点与 CT 图像重合，删除重复容积图像信息，获得超声与 CT 融合成像的 3D 数字模型（图 5.18）。图像配准融合后的模型，可以为临床精准和个性化的治疗提供更加可靠的参考。

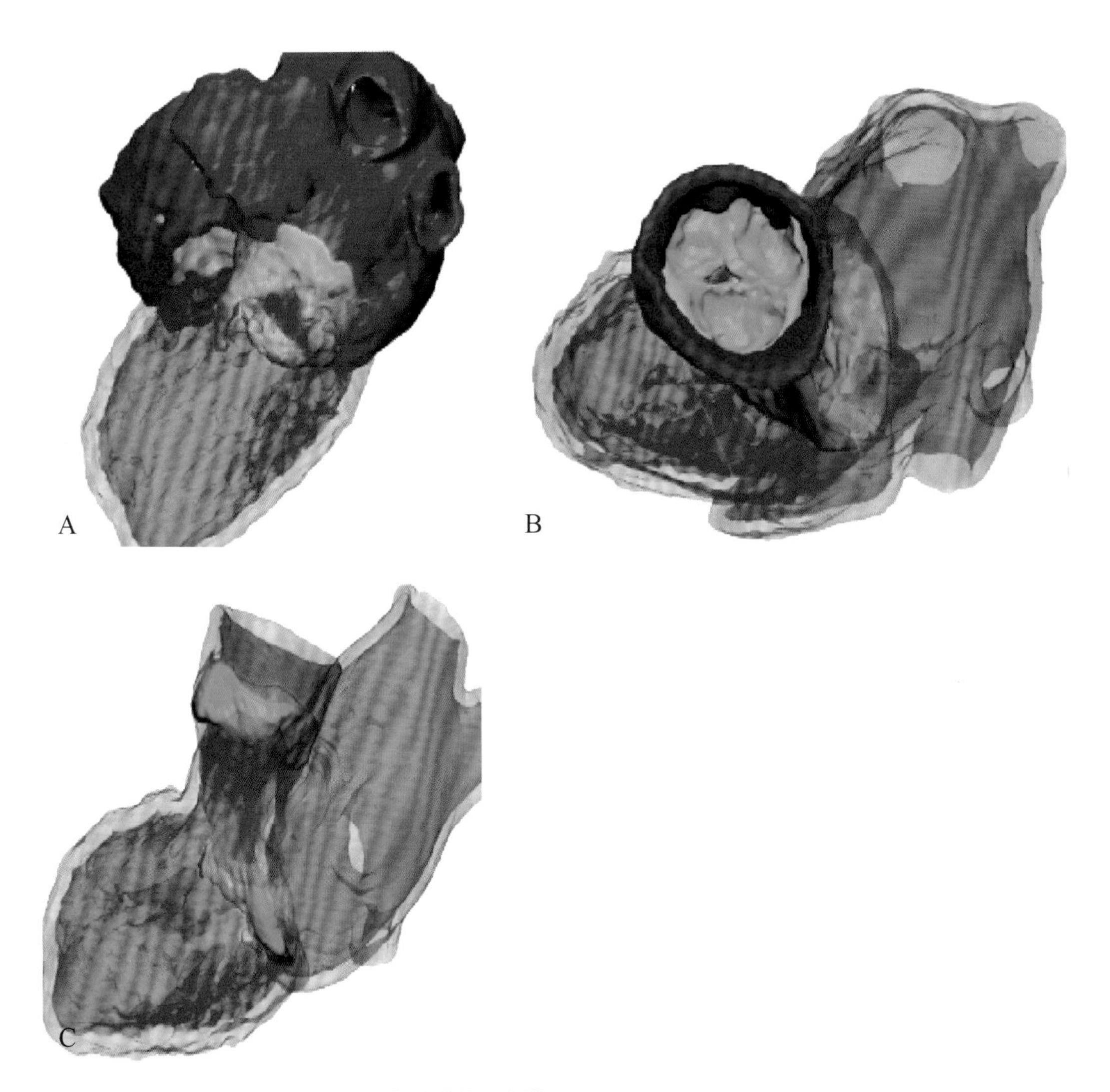

图 5.18 透明模式下，不同角度观察瓣膜的配准情况

A ~ C 为不同立体视角

5.3 二尖瓣模型的 3D 打印技术

目前，有多种打印技术可以用于二尖瓣模型的 3D 打印，不同技术之间在打印精度、打印时间、材料性能等方面各有优缺点。因此在进行 3D 打印前，应根据模型的性质和预期的应用，选择合适的材料和方法进行打印。二尖瓣作为心脏瓣膜结构中最重要的部分，毗邻解剖结构复杂，硬质材料打印的二尖瓣模型有一定的临床应用价值，但为了能更真实

地反映出二尖瓣在不同外力环境下的结构形态变化，选择柔性软质材料进行 3D 打印是更优的方法。近年来，3D 打印技术和材料不断发展，下面介绍目前常用于二尖瓣模型的 3D 打印技术和相关材料。

5.3.1 熔融沉积成型技术

熔融沉积成型（fused deposition modeling, FDM）技术即利用热塑性材料在加热后被融化、降温后又立即固化的特点，将丝状或颗粒状的材料熔化后，通过一个带有细微喷嘴的喷头挤出，固化并沉积在平台上。在计算机控制下，喷头沿着模型截面轮廓做规律运动，从底部开始逐层构建模型（图 5.19）。熔融沉积成型所用的成型材料一般为热塑性材料，主要有 PLA（聚乳酸）、ABS（丙烯腈 - 丁二烯 - 苯乙烯共聚物）树脂、尼龙、石蜡、铸蜡、人造橡胶等熔点较低的材料，及低熔点金属、陶瓷等丝材。熔融沉积成型 3D 打印机在执行打印工作的过程中，支撑材料通常有两种类型，一类是构建模型的原材料，以剥离方式去除；另一类是水溶性的碱性材料，用特殊溶液溶解。

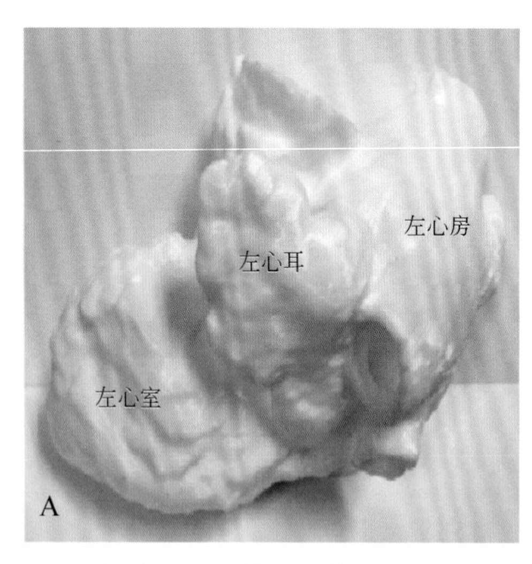

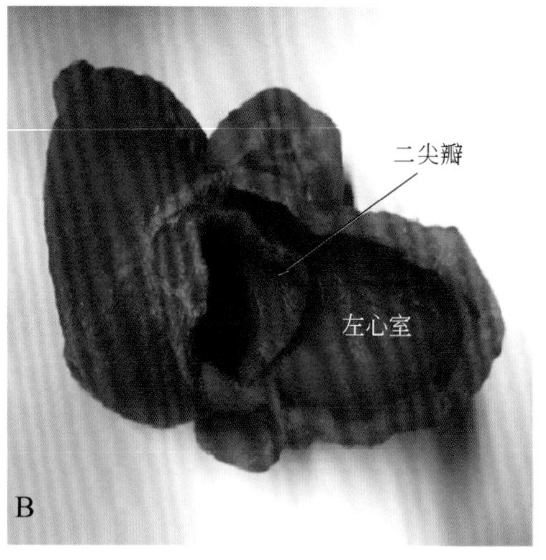

图 5.19 FDM 技术 3D 打印二尖瓣模型

A. 硬质聚乳酸材料打印 3D 模型；B. 左心室剖面模型显示二尖瓣

熔融沉积成型技术的优点：

① 设备简单、成本低、可靠性高；

② 使用无污染的原材料，设备可在办公环境中安装使用；

③ 原材料利用率高，材料寿命长。

熔融沉积成型技术的缺点：

① 成型表面有较明显的条纹，表面精度不高；

② 只适合成型中、小型模型；

③ 模型结构强度比较薄弱；

④ 成型速度慢、效率低。

5.3.2 选择性激光烧结技术

选择性激光烧结 (selective laser sintering，SLS）技术是利用红外激光器作为能源，在计算机控制系统的指挥下，将滚铺在操作平台上的粉末状原材料逐层进行选择性烧结，完成模型的 3D 打印工作（图 5.20）。选择性激光烧结最大的特点在于选材较为广泛，如尼龙、蜡、ABS、树脂裹覆砂（覆膜砂）、聚碳酸酯、金属和陶瓷粉末等都可以作为烧结对象。成型过程中未被烧结部分成为烧结部分的支撑结构，因而无须考虑支撑结构的设计。

选择性激光烧结技术的优点：

① 制造工艺简单，材料选择范围广；

② 材料价格便宜，成本低，材料利用率高；

③ 成型速度快，模型结构强度性能优良。

选择性激光烧结技术的缺点：

① 设备成本高，维护复杂；

② 模型表面质量较差，精度低；

③ 工艺控制要求高，生产效率低；

④ 成型过程中产生有毒气体，污染环境。

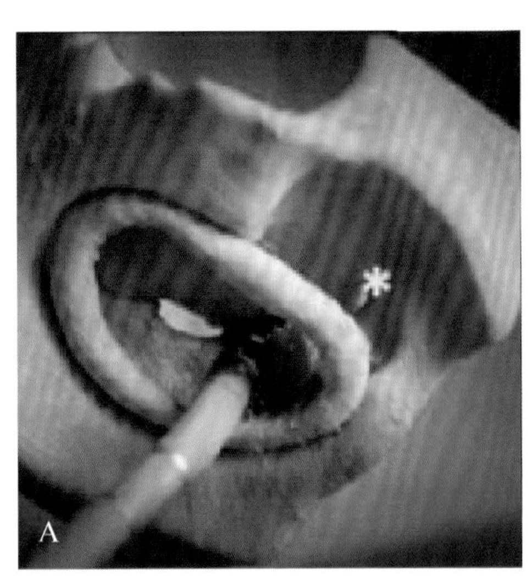

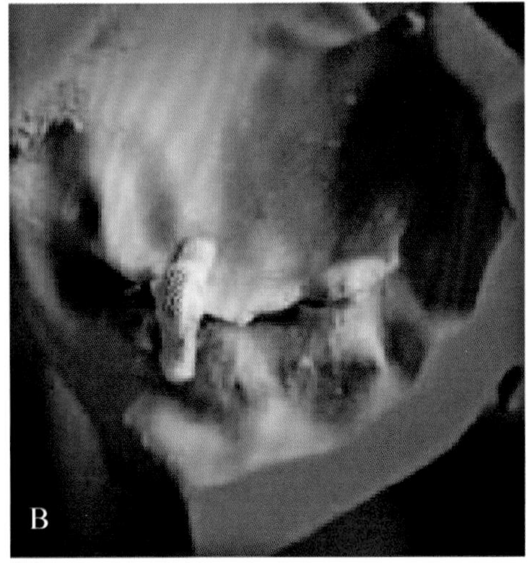

图 5.20　应用 SLS 技术 3D 打印二尖瓣模型模拟 TEER 术

A. 左心房面观；B. 左心室面观

[引自 Eur Heart J Cardiovasc Imaging，2021，22(5):e18]

5.3.3 光固化成型技术

光固化成型（stereo lithography appearance，SLA）技术是最早出现也是目前最为成熟的 3D 打印技术。该技术主要是使用光敏树脂作为原材料，既有硬质原材料，也有软质原材料，利用液态光敏树脂在紫外激光束照射下会快速固化的特性，逐层固化液态光敏树脂直至模型打印完成（图 5.21）。用于光固化成型的材料为液态光固化树脂，也称为液态光敏树脂。光固化树脂材料主要包括低聚物、反应性稀释剂及光引发剂。根据光固化树脂参加光固化交联过程中的反应机理，可以把光固化树脂分为自由基型光固化树脂、阳离子型光固化树脂及混杂型光固化树脂。光固化成型过程中支撑结构可以根据需求设计成多种形式，但支撑材料只能是光敏树脂。

柔性材料光固化成型技术的优点：

① 精度高，可确保尺寸误差在 0.1mm 以内；

② 能较好地模拟组织特性，具有一定的弹性、软度和韧性；

③ 成型分辨率高，能构建复杂结构及特征；

④ 成型速度快。

柔性材料光固化成型技术的缺点：

① 设备维护复杂，运行成本高；

② 支撑不易去除，很难获得光滑平整的表面质量；

③ 可选择材料有限，必须是光敏树脂。

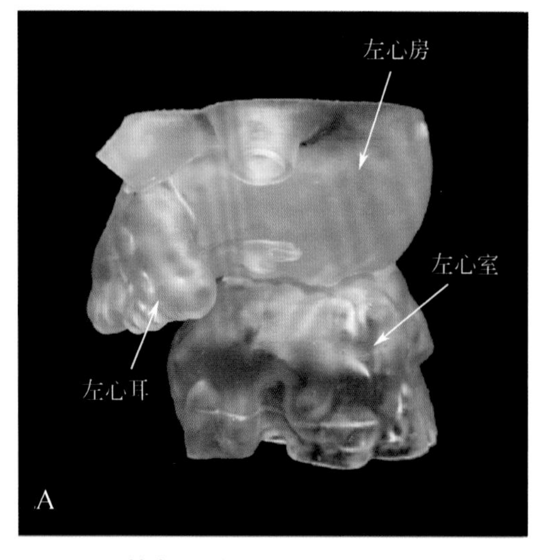

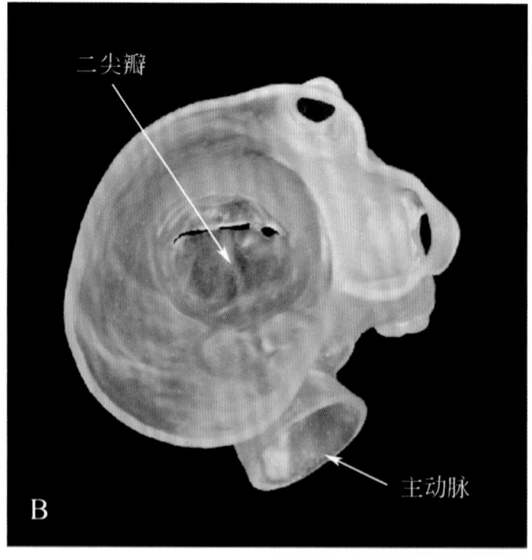

图 5.21 SLA 技术 3D 打印软质二尖瓣模型

A. 模型外部形态；B. 模型内部形态

5.3.4 铸模成型技术

目前，市售的 3D 打印材料与心脏瓣膜组织的材料性能参数有所差异，文献报道硅胶是比较适合模拟瓣膜组织的弹性材料，但目前尚难以用于 3D 打印机直接打印，因此，多采用铸模成型的方法制作。

5.3.4.1 模具设计

二尖瓣数字模型的三维重建同 5.2.1.2。Matic 软件不仅可以用于模型优化，还可以用于模型辅助设计。在原始模型的基础上均匀向外扩充 2mm，再将两者相减即可得到空腔模具（2mm 为打印的模具厚度，可自定义设置）。同时，可以设计灌注入口和排气口与空腔相连（图 5.22）。

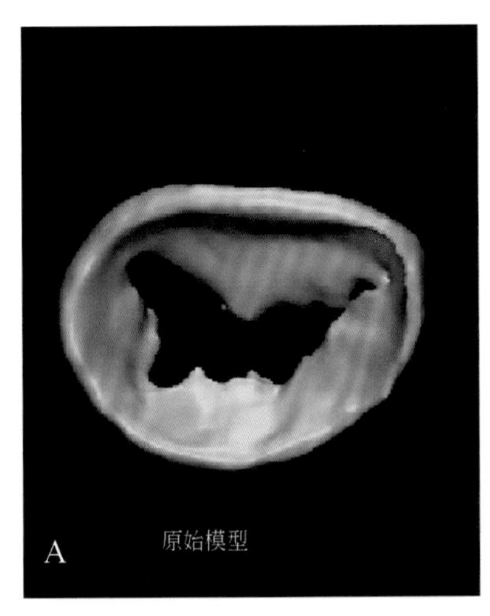

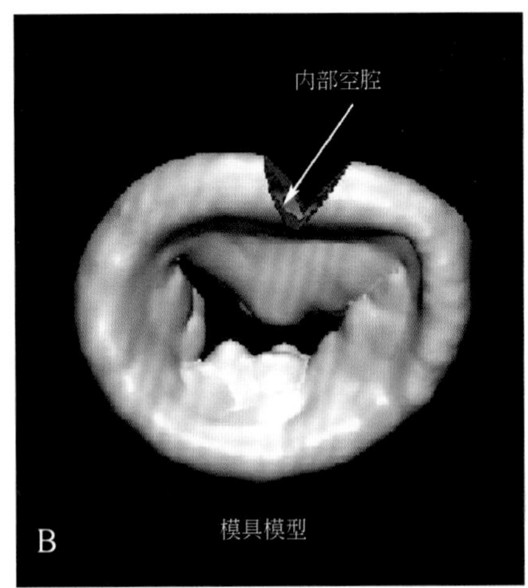

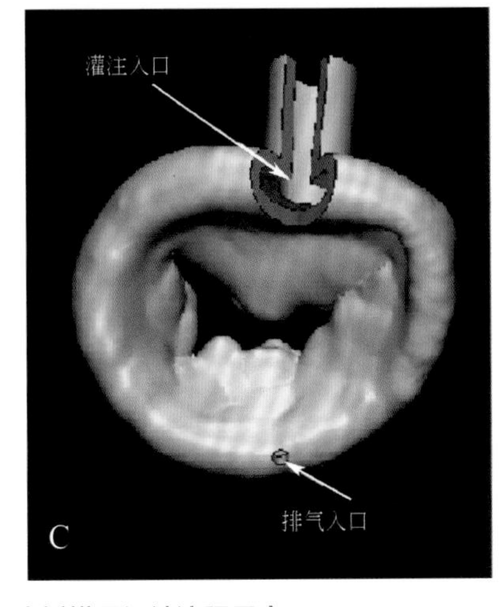

图 5.22 二尖瓣模具设计流程示意

A. 原始模型；B. 模具模型；C. 灌注模具模型

5.3.4.2 模具打印

模具的 STL 文件经切片后导入 3D 打印机，通过选择相应的材料可进行模具的打印，目前使用较多的材料为聚乙烯醇 (PVA) 水溶性支撑材料（图 5.23）。

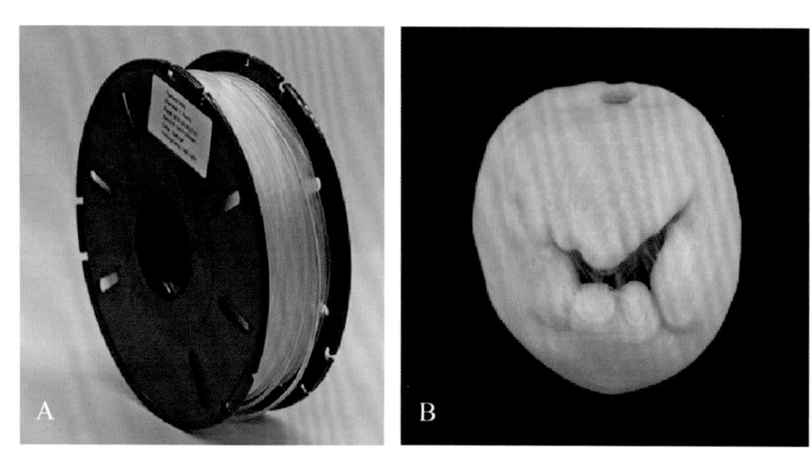

图 5.23 3D 打印水溶性材料模具

A.PVA 水溶性支撑材料；B.PVA 材料打印的二尖瓣模具

模具也可自定义设计，文献报道了不同的方法，其基本原理都是使用多种不同材料打印模具，再使用硅胶倒模制作（图 5.24）。

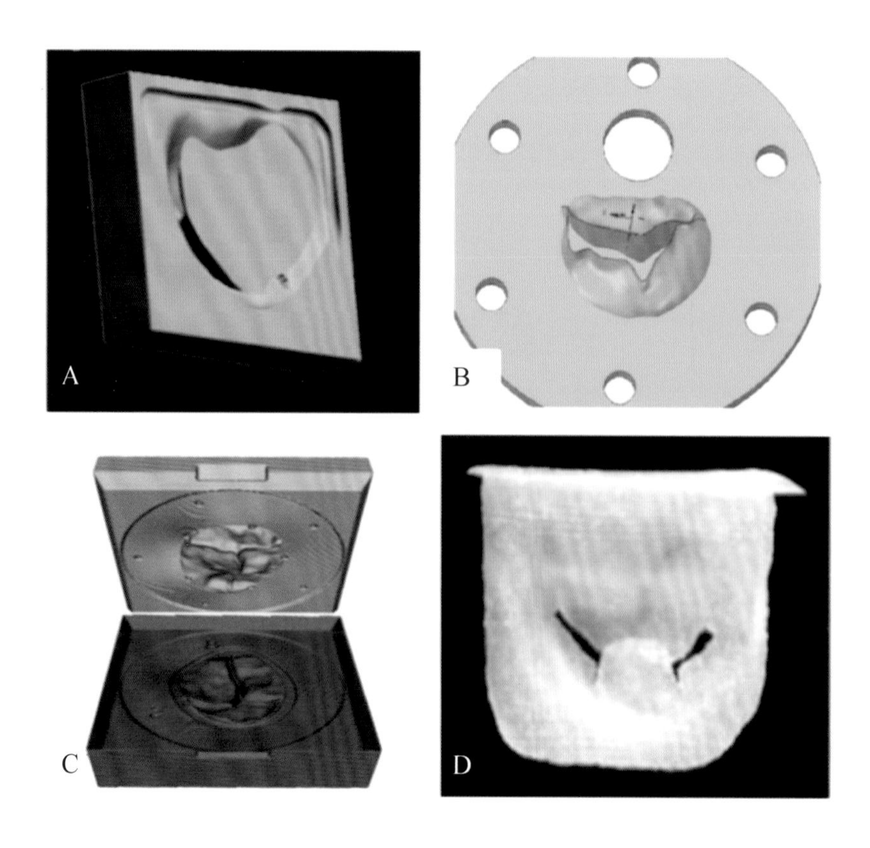

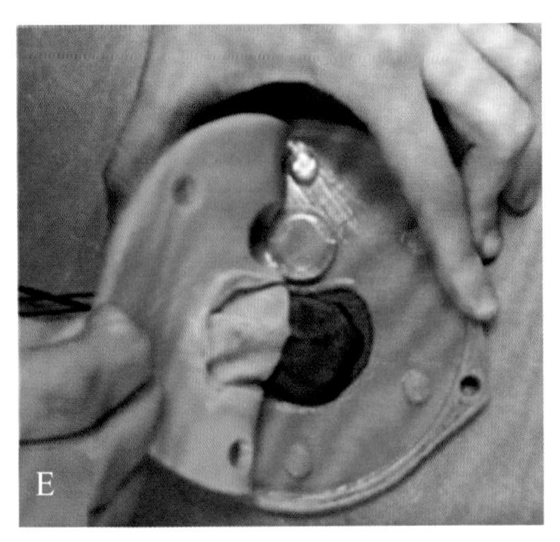

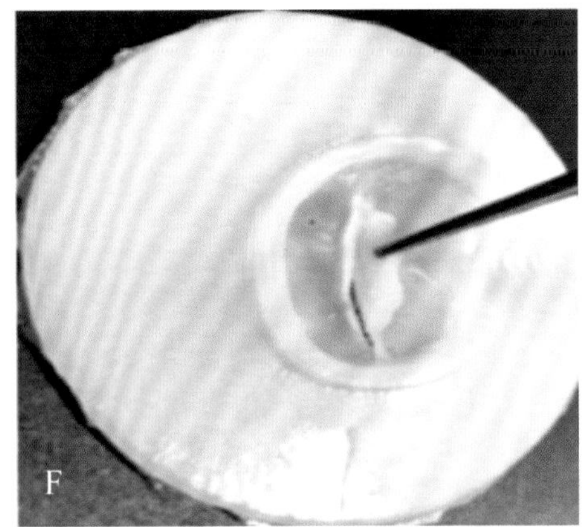

图 5.24 不同的模具设计示意及实物

A ～ C. 模具设计示意；D ～ F. 制作的软质瓣膜

5.3.4.3 软质硅胶二尖瓣模型制作

将配制好的硅胶通过入口注入模具中，待硅胶成型后置于水中溶解，即可得到软质二尖瓣模型（图 5.25）。

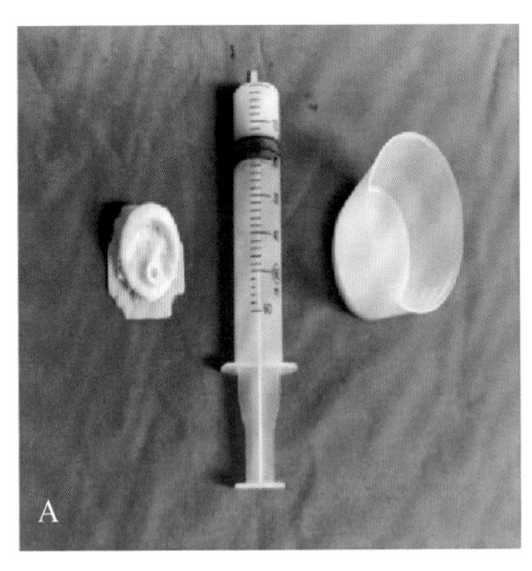

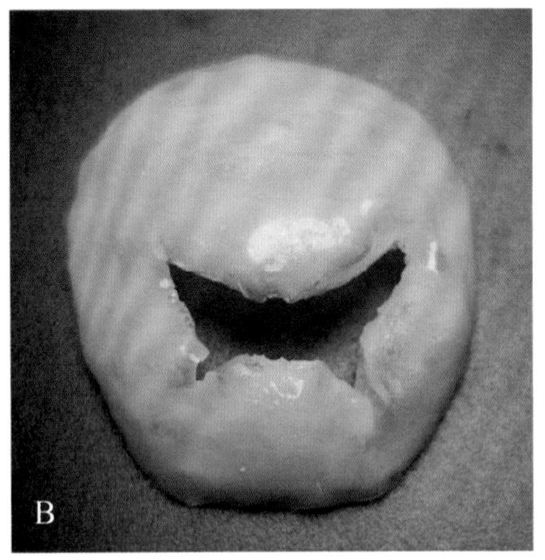

图 5.25 软质硅胶二尖瓣模型制作

A. 通过注射器注入硅胶；B. 获得软质的硅胶二尖瓣模型

5.3.5 材料喷射成型技术

材料喷射成型（material jetting，MJ）打印机使用的是一种将液滴耗材选择性地喷射在构建平台上以制作 3D 模型的技术。多材料喷射成型是将光敏树脂材料一层层地喷射到成型托盘上，在每一次喷射过程中完成彩色和多材料的结合，同时使用紫外线进行光固化，直至模型制作完成（图5.26）。材料喷射成型的打印喷头类似于喷墨打印，以超薄层的状态（厚度最小可达0.016mm）将不同颜色的多种光敏树脂材料喷射在同一平面，利用材料和颜色的混合实现多材料全彩3D打印。材料喷射成型的支撑材料多为非接触树脂，可以通过手工掰除、喷水冲洗等物理方法轻松清除。

材料喷射成型技术的优点：

① 打印精度高，可提供高达0.016mm的层分辨率和36万色真彩色；

② 成型过程无污染，适合于办公室环境；

③ 打印速度快，无须二次固化；

④ 可选择原材料品种多样，有无限种组合可能。

材料喷射成型技术的缺点：

① 原材料成本相对较高；

② 缺少统一的多材料3D打印性能评价标准体系和设计参数；

③ 设备昂贵，运行成本高，维护复杂。

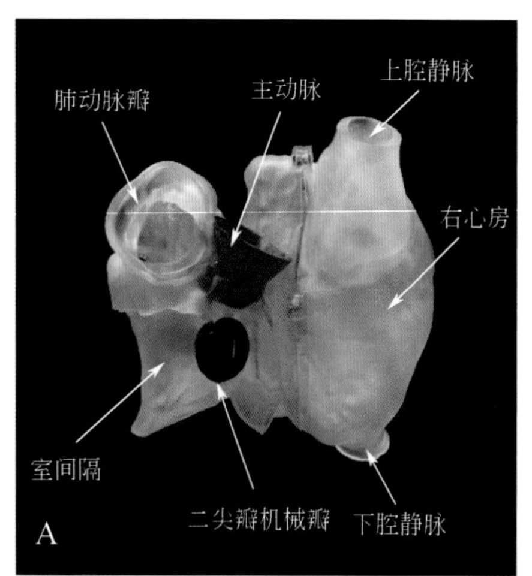

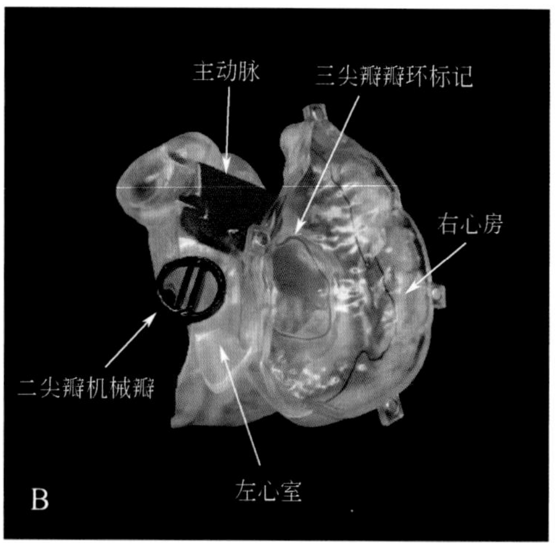

图5.26 MJ技术打印彩色软硬混合二尖瓣解剖模型

A. 模型外观；B. 模型内观

5.4 二尖瓣3D打印模型后处理方法

尽管3D打印有着效率高、速度快、可靠性高等优点，但几何性缺陷以及粗糙的表面依然是3D打印过程中不可避免的问题。无论采用何种3D打印技术，在完成3D打印以后，都需要采用去除支撑、清洗残料、深度清理、烘烤干燥等科学的后处理工艺来清洗或清理模型，令模型的表面细节更加清晰，打印效果能够良好地呈现。材料喷射成型3D打印技术的二尖瓣3D打印模型，需要经过手工去除支撑材料、清洗、恒温干燥箱进行干燥处理、清理掉干燥后脱落的残余支撑等系列后处理方法，方能获得满足临床要求的模型（图 5.27）。

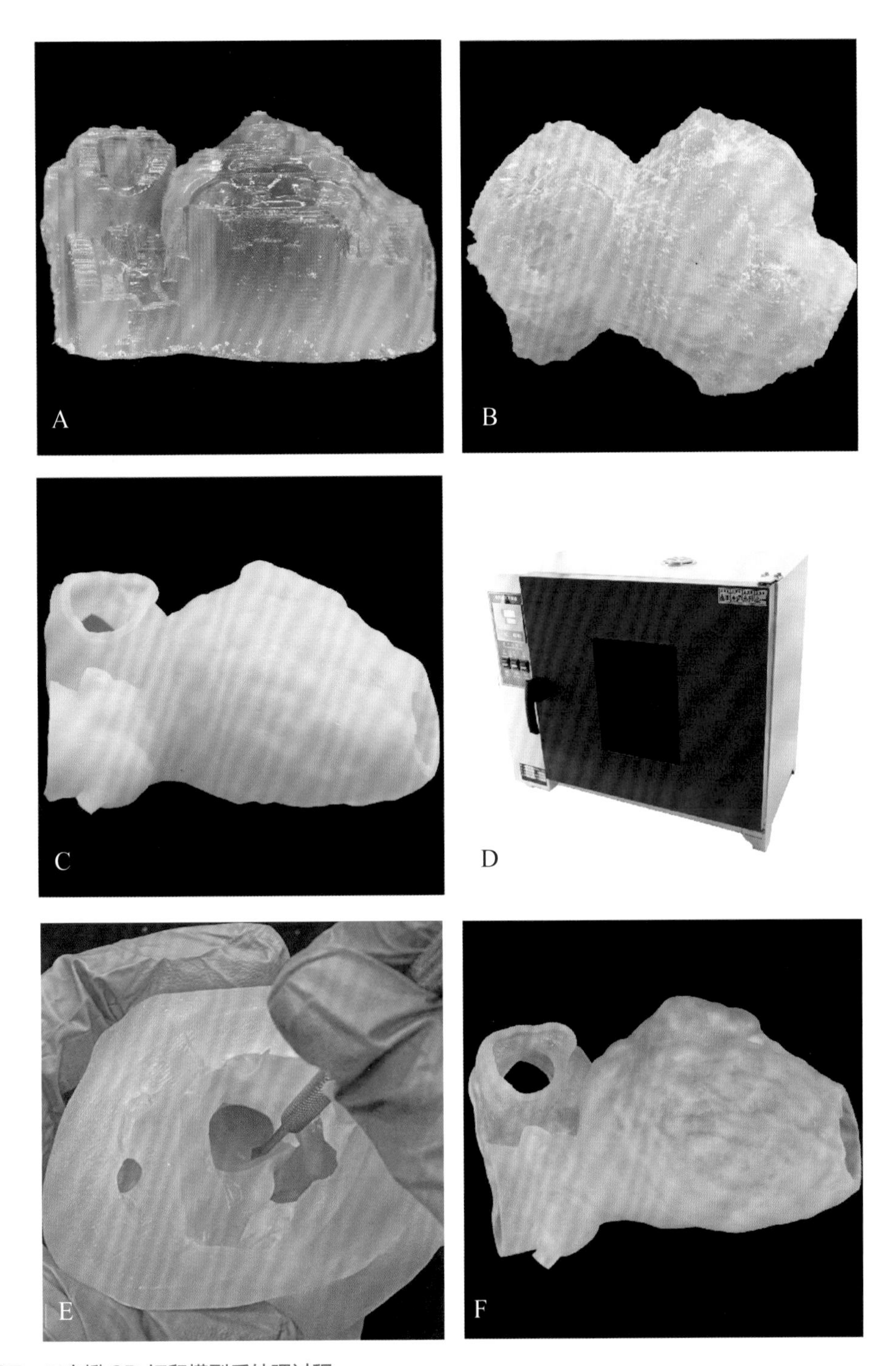

图 5.27　二尖瓣 3D 打印模型后处理过程

A. 被支撑材料包裹的模型；B. 手工去除支撑材料的模型；C. 清洗后的模型；D. 将模型放入恒温干燥箱进行干燥处理；E. 清理掉干燥后脱落的残余支撑；F. 获得满足临床要求的模型

其他3D打印技术支撑去除要点简介：

① 熔融沉积成型。分为剥离式支撑和溶解式支撑。采用剥离式支撑的打印模型，打印完成后直接手动进行支撑去除即可，但表面往往很粗糙。采用溶解式支撑的打印模型，需要将打印好的模型放入碱性溶液内浸泡后去除，常用于复杂曲面打印。

② 光固化成型。光固化成型为剥离式支撑，手动去除支撑即可。但是模型表面常有液态树脂残留，一般用酒精或其他有机溶剂彻底清洗。

③ 选择性激光烧结。粉床上未被烧结部分成为烧结部分的支撑结构，因而无须考虑支撑系统。

5.5 二尖瓣3D打印模拟器的构建及临床应用

由于经导管二尖瓣介入治疗操作的复杂性，应用体外模拟器进行教学和模拟辅助学习在术者及团队的培训等方面凸显出重要意义。瑞士的Simulands公司开发了全真二尖瓣缘对缘技术模拟平台，加拿大的Biomodex公司也开发了多款3D打印的经导管操作模拟系统，用于各类心血管介入操作的培训。国内西安马克医疗科技有限公司研发了基于3D打印的脉动二尖瓣介入治疗模拟器，可应用于医学教学、团队培训及新器械的研发评估等多个领域。

5.5.1 基于3D打印的脉动二尖瓣介入治疗模拟器

西安马克医疗科技有限公司研发设计的基于3D打印的脉动二尖瓣介入治疗模拟器由工作部分和动力部分两部分组成。工作部分包括了下腔静脉入路、完整的心脏四腔结构、经食管超声入路、房间隔穿刺位置、二尖瓣瓣叶及瓣下结构等组成部分。动力部分包括了循环泵、完整循环连接回路及控制系统组成。全心脏模型采用1∶1多颜色的软、硬结合材料一体化3D打印制作，完整还原了心脏的内部结构。房间隔部位带有预设的不同位置的穿刺孔，可以进行不同穿刺部位的TEER手术模拟。二尖瓣有A区和P区，用不同颜色标记，带有腱索装置。通过调节动力部分的驱动系统，依靠内部循环，可以模拟二尖瓣脱垂及关闭不全，还可以控制不同区域的脱垂以及脱垂的程度（图5.28）。

基于3D打印的脉动二尖瓣介入治疗模拟器的一个显著特点是可以于超声下清晰显影，应用TEE探头，可清晰观测在二维状态时二尖瓣的脱垂情况。同时，还可以利用TEE的三维重建功能，进一步立体观察二尖瓣的三维立体结构、收缩期及舒张期二尖瓣的脱垂情况等（图5.29）。

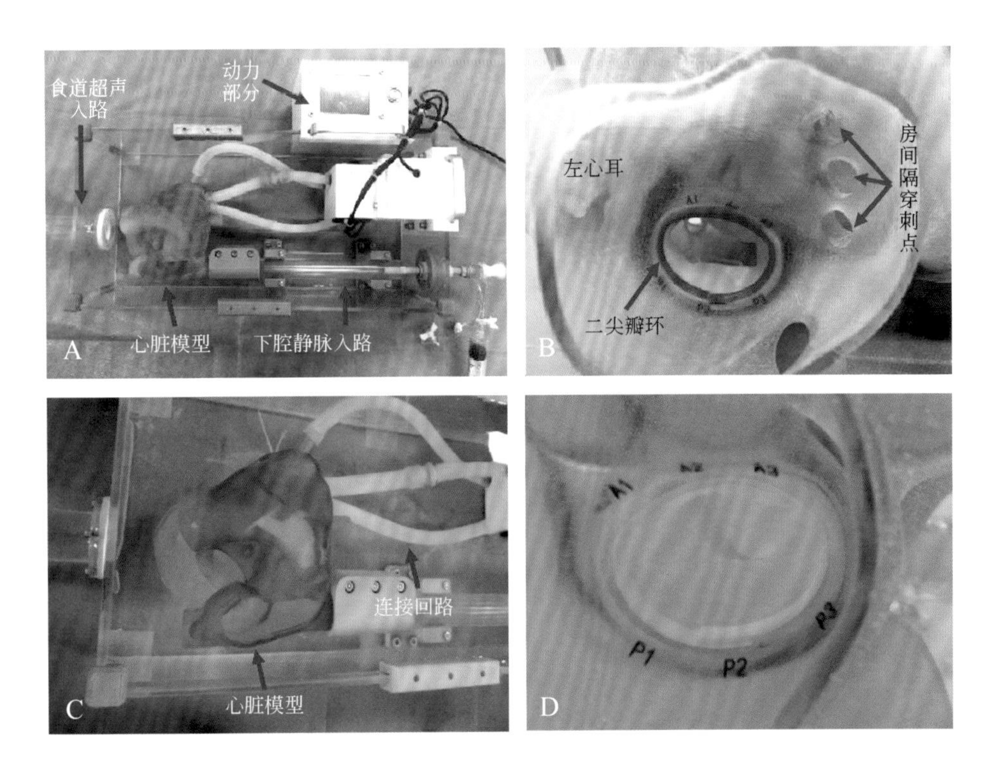

图 5.28 基于 3D 打印的脉动二尖瓣介入治疗模拟器

A. 模拟器的整体外观；B. 全心脏模型左心房面观；C. 3D 打印的全心脏模型，可见二尖瓣及不同房间隔穿刺位置；D.3D 打印的二尖瓣，标记 A 区和 P 区

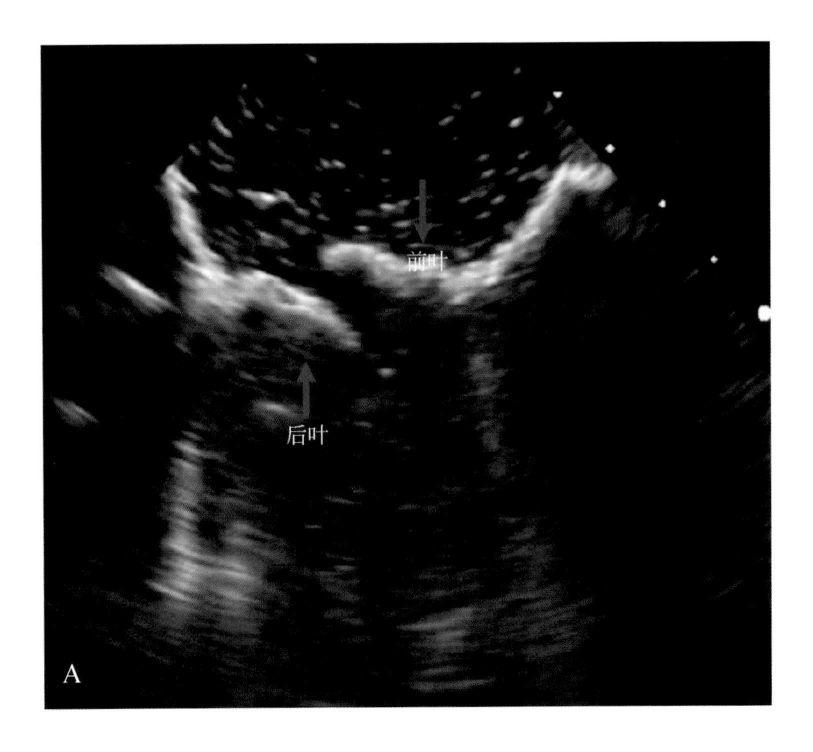

图 5.29

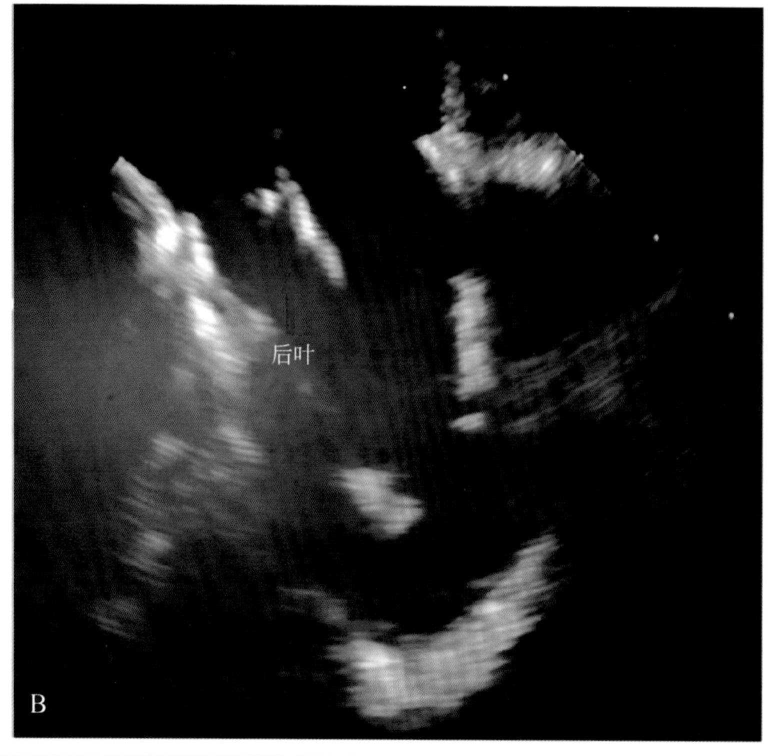

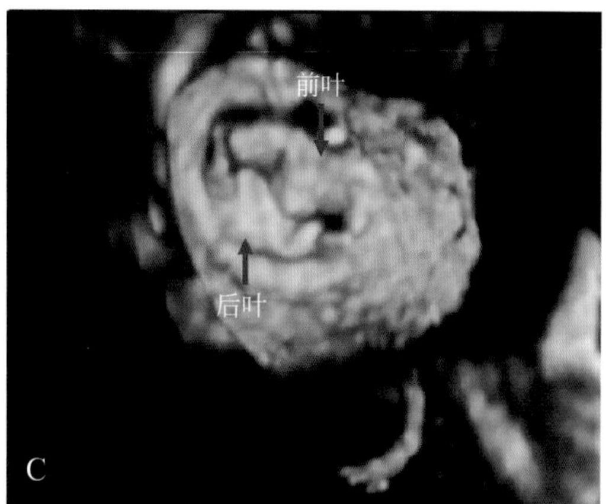

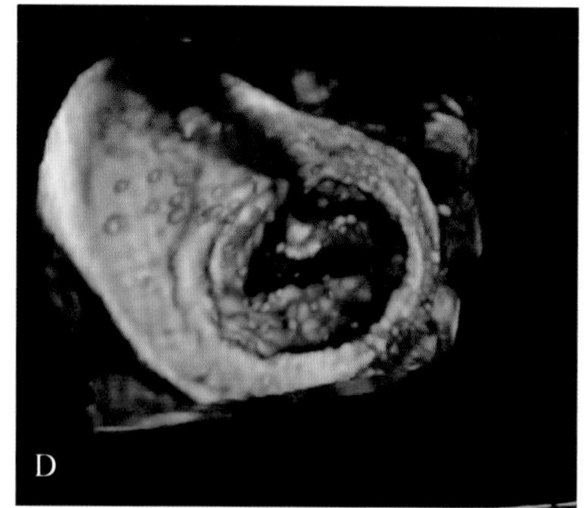

图 5.29 TEE 观察模拟器内的二尖瓣结构

A. 二尖瓣关闭状态的二维超声图像；B. 二尖瓣开放状态的二维超声图像；C. 二尖瓣关闭状态的三维超声图像；D. 二尖瓣开放状态的三维超声图像

5.5.2 基于 3D 打印的脉动二尖瓣介入治疗模拟器的临床应用

基于 3D 打印的脉动二尖瓣介入治疗模拟器可用于多种经导管二尖瓣器材的体外模拟。目前经导管二尖瓣缘对缘修复 (TEER) 已成为选择性手术治疗严重症状性二尖瓣反流高危患者的可行替代方案，但 TEER 器材的设计比较复杂，多为外、中、内 3 层鞘管控制，自带调弯功能，其复杂的结构增加了学习难度，而手术器械的训练对于年轻心血管专科医师的成长极为重要。通过 3D 打印的脉动二尖瓣介入治疗模拟器体外模拟试验，可以加快学员对相关器械操作技巧的了解，缩短学习曲线，提高器械操作能力，同时还可以术前规划房间隔穿刺路径，制订手术方案，评估并发症发生的风险，提高手术成功率。此外，充分利用脉动二尖瓣介入治疗模拟器，还可以为开发新一代的经导管二尖瓣器械提供有力的技术支撑和保障。

参考文献

[1] Fan Y, Wong RH, Wai Lee AP. Three-dimensional printing in structural heart disease and intervention. Ann Transl Med, 2019, 7(20): 579.

[2] Ginty OK, Moore JM, Xu Y, et al. Dynamic patient-specific three-dimensional simulation of mitral repair: Can we practice mitral repair preoperatively? Innovations (Phila), 2018, 13(1): 11-22.

[3] Gong FF, Peters AC, Malaisrie SC. Optimal imaging guidance during transcatheter mitral valve-in-valve replacement in bioprostheses with radiolucent sewing rings. JACC Case Rep, 2020, 2(8): 1129-1134.

[4] Imbrie-Moore AM, Paullin CC, Paulsen MJ. A novel 3D-printed preferential posterior mitral annular dilation device delineates regurgitation onset threshold in an ex vivo heart simulator. Med Eng Phys, 2020, 77: 10-18.

[5] Jian Yang, Alex Pui-Wai Lee, Vladimiro L. Vida. Cardiovascular 3D printing: techniques and clinical application. 1st Edition. Springer, 2021: 53-110.

[6] Kalejs M, Von Segesser LK. Rapid prototyping of compliant human aortic roots for assessment of valved stents. Interact Cardiovasc Thorac Surg, 2009, 8(2): 182-186.

[7] Lavie-Badie Y, Cazalbou S, Itier R, et al. Planning a transcatheter intervention for a surgical mitral valve repair failure: Insights from 3D printing. Eur Heart J Cardiovasc Imaging, 2021, 22(5): e18.

[8] Premyodhin N, Mandair D, Ferng AS, et al. 3D printed mitral valve models: Affordable simulation for robotic mitral valve repair. Interact Cardiovasc Thorac Surg, 2018, 26(1): 71-76.

[9] Scanlan AB, Nguyen AV, Ilina A, et al. Comparison of 3D echocardiogram-derived 3D printed valve models to molded models for simulated repair of pediatric atrioventricular valves. Pediatr Cardiol, 2018, 39(3): 538-547.

[10] Segaran N, Saini G, Mayer JL. Application of 3D printing in preoperative planning. J Clin Med, 2021, 10(5): 917.

[11] Vukicevic M, Filippini S, Little SH. Patient-specific modeling for structural heart intervention: Role of 3D printing today and tomorrow CME. Methodist Debakey Cardiovasc J, 2020, 16(2): 130 -137.

[12] Wang DD, Qian Z, Vukicevic M, et al. 3D printing, computational modeling, and artificial intelligence for structural heart disease. JACC: Cardiovascular Imaging, 2021, 14(1): 41-60.

[13] 潘文志 , 周达新 , 葛均波 . 经导管二尖瓣反流治疗最新进展 . 中国医学前沿杂志 , 2018, 10: 1-5.

[14] 宋宏宁 , 郭瑞强 . 基于医学影像学的 3D 打印技术在心血管疾病诊疗中的应用现状及研究进展 . 中国医学影像技术 , 2017, 33(3): 375-380.

[15] 王浩 , 张斌 , 周青 , 等 . 超声影像数据源 3D 打印结合模拟循环系统制作体外动态二尖瓣模型的可行

性研究 . 中华超声影像学杂志 , 2020, 29(3): 206-212.
[16] 王书芹 . 3D 打印技术及其在结构性心脏病中的应用进展 . 功能与分子医学影像学杂志 , 2020, 9(1): 1807-1811.
[17] 杨剑 . 心血管 3D 打印技术 . 北京 : 化学工业出版社 , 2020: 43-65.
[18] 张海波 , 孟旭 , 王胜洵 , 等 . 经导管二尖瓣生物瓣毁损的瓣中瓣治疗技术 . 中华胸心血管外科杂志 , 2019, 35(6): 331-333.
[19] 周泽明 , 郑宏 , 乔树宾 , 等 . 3D 打印技术在结构性心脏病中应用的进展 . 中华实验外科杂志 , 2020, 3: 589-591.

第6章 3D打印技术在经导管二尖瓣介入治疗中的应用

根据美国等西方国家的流行病学调查数据显示，在65岁以上的老年瓣膜病患者中，二尖瓣反流（关闭不全）病变居于首位。研究表明，手术治疗二尖瓣病变的长期效果明显优于药物治疗。然而对于很多高龄合并多系统疾病的外科手术高危患者而言，以经导管二尖瓣介入治疗为代表的多种微创治疗方法始终是临床医师探索的重心。

1984年日本学者Inoue等首次报道经皮二尖瓣球囊成形术（PMBV），微创技术治疗二尖瓣狭窄得以迅速发展成熟。经过数十年的深入研究和探索，2003年MitraClip经导管缘对缘修复术（TEER术）成功应用于二尖瓣反流治疗，标志着经导管二尖瓣介入治疗微创时代的开启，这种以导管为基础的结构性干预治疗技术为患者提供了外科手术外的微创选择。近年来，经导管二尖瓣置换术（TMVR术）为二尖瓣疾病的治疗提供了一种具有通用性、全覆盖治疗能力的可能，成为目前结构性心脏病最前沿、最热门，也是最具有挑战性的探索领域之一。但截至目前，相比经导管主动脉瓣介入治疗，经导管二尖瓣介入治疗（TMVI）的推广和普及仍十分有限，这不仅与二尖瓣结构的特殊性有关，更与患者术前筛选和评估的困难度相关。

2020年美国及欧洲瓣膜病治疗指南推荐经导管二尖瓣成形术及置换术主要通过TEE及CTA等多模态影像进行术前评估。考虑到二尖瓣是空间立体结构，包括变异度极大的二尖瓣瓣叶、马鞍形的三维二尖瓣瓣环、腱索和乳头肌等复杂瓣下结构装置，加上毗邻回旋支动脉、冠状静脉窦、希氏束及主动脉窦等重要组织结构，且在心动周期中是动态变化的，故而TEE和CTA等影像学方法分析都具有一定局限性。因此，临床亟待一种新型的、可以提供空间立体化模型进行观察和模拟的评估方式。

3D打印技术与医学的交叉正逐渐凸显出这种技术的优势。心血管3D打印基于传统影像学技术，对于复杂解剖结构显示更加直观立体，能够清楚1∶1显示出心脏内部的解剖结构。随着3D打印技术的进步，目前可实现全彩色、多材料、软硬结合进行不同心脏剖面的打印，结合临床需要，能够针对性显示心脏内部心腔、血管、瓣膜、腱索等结构，对于手术规划具有良好的借鉴作用（图 6.1）。

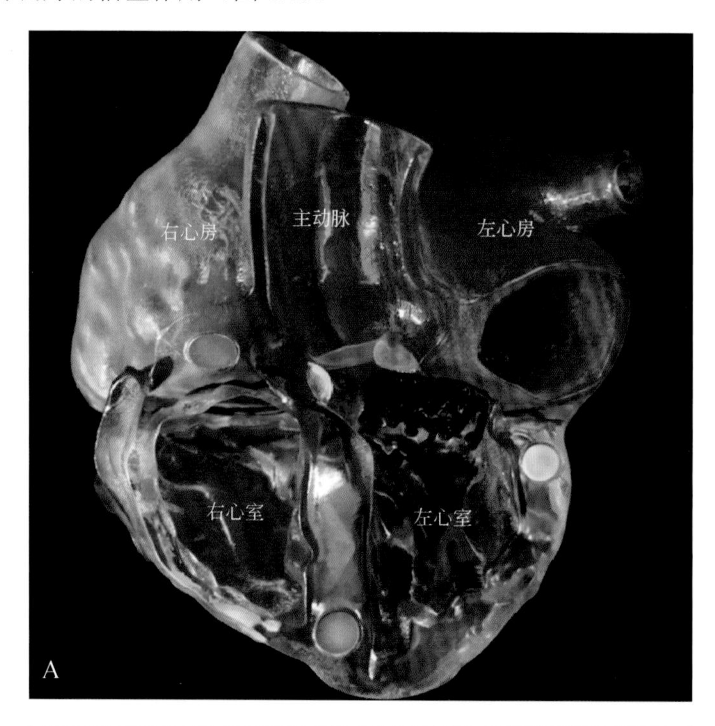

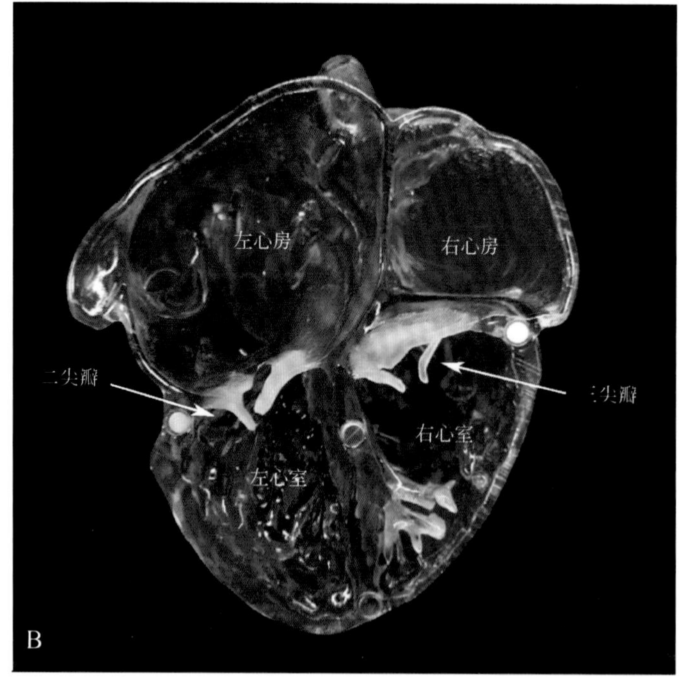

图 6.1 3D 打印的全彩色多材料心脏剖面模型

A. 全彩多材料 3D 打印心脏模型；B.3D 打印四腔心切面模型

同时，针对二尖瓣的局部 3D 打印模型，还可直观展示瓣膜及周边毗邻组织的细节结构，与临床真实情况具有高度一致性（图 6.2）。

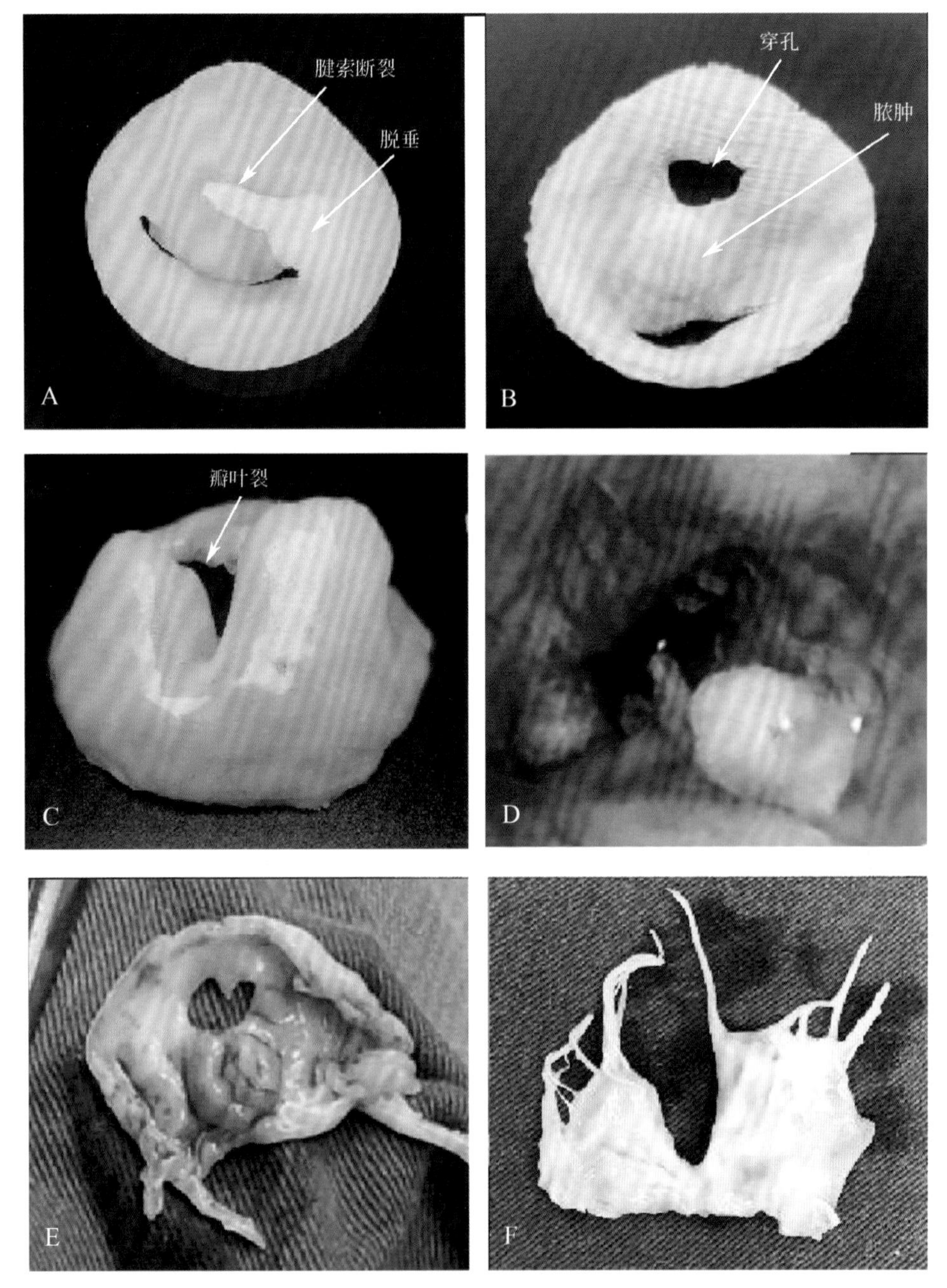

图 6.2　3D 打印二尖瓣模型用于反映不同二尖瓣病理解剖结构

（图像来自武汉大学人民医院）

A. 二尖瓣后叶脱垂伴腱索断裂的 3D 打印模型；B. 二尖瓣前叶穿孔并脓肿形成的 3D 打印模型；C. 二尖瓣前叶裂的 3D 打印模型；D. 二尖瓣后叶脱垂伴腱索断裂的术中所见，与 A 为同一病例；E. 二尖瓣前叶穿孔并脓肿形成的术中所见，与 B 为同一病例；F. 二尖瓣前叶裂的术中所见，与 C 为同一病例从早期的 3D 打印硬质整体结构模型供医学教学和患者沟通，到现今利用 3D 打印柔性模型进行体外模拟外科手术（图 6.3），包括脱垂瓣叶矩形切除、缝合及上成形环等操作，都说明 3D 打印技术可以提供更多传统影像学检查难以显示的丰富信息，这一点对临床医师进行经导管二尖瓣介入治疗显得尤为重要。

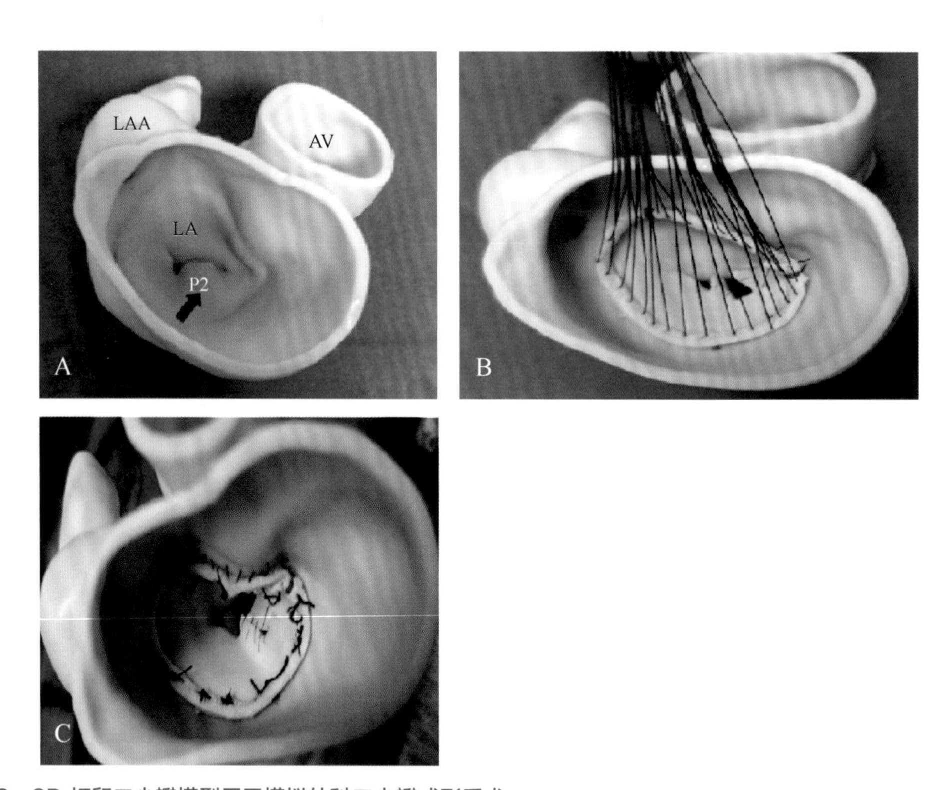

图 6.3 3D 打印二尖瓣模型用于模拟外科二尖瓣成形手术

（图像来自武汉大学人民医院）

A. 模型显示二尖瓣 P2 区脱垂；B. 模拟成形手术；C. 模拟成形手术后效果

AV—主动脉瓣；LAA—左心耳；P2—二尖瓣 P2 区域

6.1 3D 打印技术应用于二尖瓣关闭不全介入治疗的探索

目前用于介入治疗二尖瓣的手术方式主要包括两大类：经导管二尖瓣修复（transcatheter mitral valve repair，TMVr）和经导管二尖瓣置换（TMVR），其中 TMVr 根据技术原理的不同可分为：①经导管缘对缘修复（TEER）（代表产品有 MitraClip、PASCAL、ValveClamp 等）；②经皮二尖瓣瓣环成形术（代表产品有 Cardioband 等）；③经皮二尖瓣人工腱索修复（代表产品有 NeoChord、MitralStitch 等）。术者可根据引发 MR 因素的不同选择相应的经导管治疗方式。目前 TEER 是国际上临床证据最多的经导管二尖瓣修复方式，其途径多为经股静脉 - 房间隔入路，部分产品为经心尖入路（如上海捍宇医疗科技有限公司的 ValveClamp）。已有大量临床注册研究（如 EVEREST 系列，ACCESS-EU、CoAPT 研究等）证实 MitraClip 用于 MR 行 TEER 术效果良好。TMVR 虽能提供一种通用性、全覆盖的二尖瓣治疗能力的可能，但其对患者的适应证筛选极其严格，并伴有较高的手术风险。总体而言，TMVr 及 TMVR 术操作复杂、学习曲线长、手术时间长，部分患者需要多次操作；患者筛选严格，评估难度大。因此，应用 3D 打印技术探索指导医师学习 TMVr 及 TMVR 等新型经导管二尖瓣介入手术尤为重要。

6.1.1 3D 打印技术指导经导管二尖瓣缘对缘修复术

自 2003 年第一例 MitraClip 应用于临床后，截至目前全球已有超过 150000 例患者接受了经导管二尖瓣缘对缘修复术。在 TEER 术中，对二尖瓣瓣叶的有效抓捕是保证手术成功的关键。然而由于二尖瓣瓣叶及瓣环钙化、瓣叶脱垂或瓣叶裂等病理生理原因，实际患者的二尖瓣结构往往与二尖瓣典型解剖结构相去甚远，为瓣叶捕捉及器械的成功置入带来了极大的挑战。同时，目前临床评价此类手术的成功与否主要依赖多普勒超声量化测得的术后残余反流严重程度。然而置入物造成的超声伪影及常见的多点反流为残余反流的精确量化带来了极大挑战。因此，针对患者的二尖瓣反流模拟可以为血流测量提供参考。目前 MitraClip 产品已升级至第四代 G4，不仅增加了产品型号，而且优化了结构设计，在手术过程中能够单独捕获二尖瓣瓣叶，降低手术难度。对于 MitraClip 系统，成功同时抓取二尖瓣以及抓捕适量瓣叶是该产品手术成功的关键。由于病变二尖瓣瓣叶的复杂结构，严重影响术者对瓣叶的抓捕过程，因此将 3D 打印模型用于沟通及交流，患者及家属不仅可以迅速理解所患疾病，而且对新的微创技术的手术方式、治疗原则、临床疗效等方面有了深入了解，增强了彼此的信任。精确 3D 打印的二尖瓣模型，作为良好的培训工具，可以帮助护士、医学生、影像学医师及心血管专科医师在手术之前与现实的解剖模型进行交互练习，提高术中操作的成功率和准确性。在临床手术前使用患者特有的 3D 打印模型，全面展示二尖瓣解剖结构，并对术中可能引发的并发症全面规划，将对患者的选择、手术顺利实施具有重要指导作用。

目前可利用患者三维经食管超声和 CTA 数据重建二尖瓣的多材料 3D 打印模型，建立静态体外模拟器，使用 MitraClip 系统在体外模拟二尖瓣缘对缘修复过程。将 MitraClip 系统从心房侧植入二尖瓣模型，夹持器垂直于前叶和后叶中心区的吻合部，将与二尖瓣瓣叶心室表面接触的装置回拉以产生对二尖瓣瓣叶的张力，然后放下夹持臂以接触心房侧的二尖瓣瓣叶，最后关闭装置以从心室侧夹闭瓣叶。通过 3D 打印静态体外模拟器，可以更加了解 MitraClip 系统，熟悉瓣叶的抓捕操作技巧，掌握模拟过程中保持最佳的力度，以保证瓣叶的完全夹合（图 6.4）。

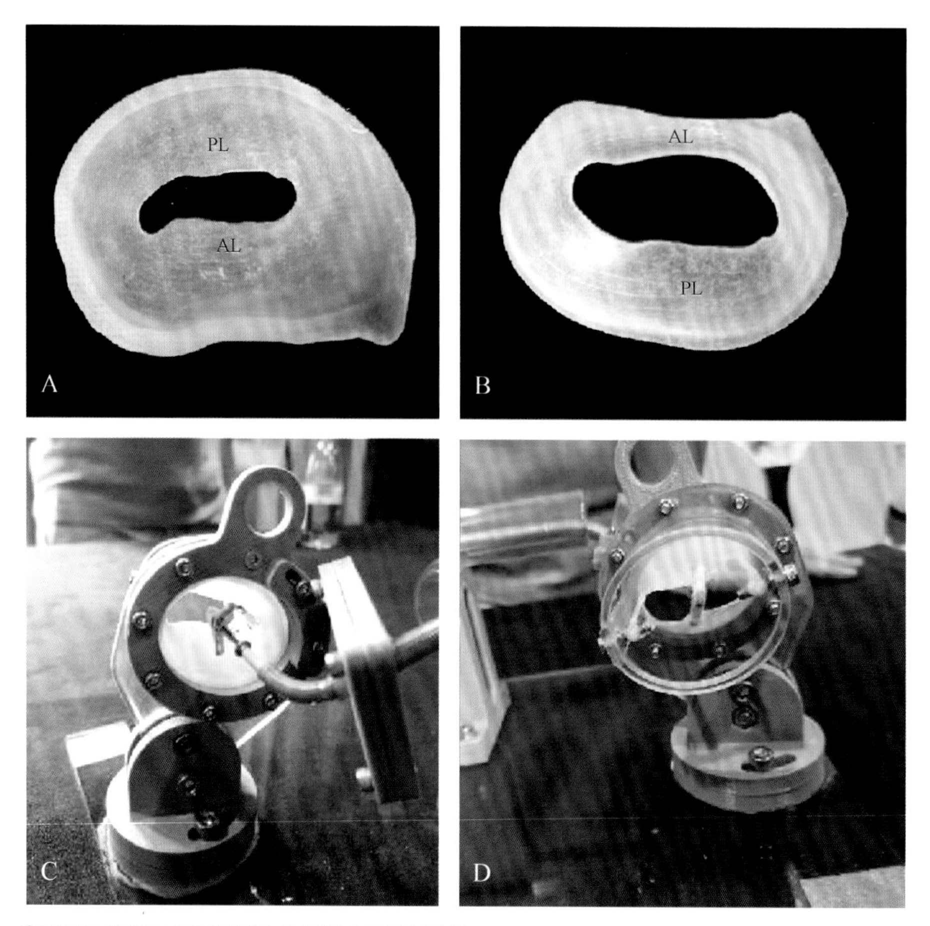

图6.4 应用3D打印二尖瓣模型体外模拟TEER手术

A.3D打印的二尖瓣结构，左心房面观；B.3D打印的二尖瓣结构，左心室面观；C.左心房面观MitraClip系统调弯及定位；D.左心室面观MitraClip夹瓣叶过程

AL—二尖瓣前叶；PL—二尖瓣后叶

此外，针对TMVr术后血流动力学临床评估及中远期预后相关的血流动力学问题，近年笔者所在空军军医大学西京医院心血管外科团队联合西安马克医疗科技有限公司还进一步联合开发了TMVr个体化体外脉动流模拟装置。该装置基于CTA和TEE数据，1∶1真实还原了患者的心脏解剖结构，不仅能够进行外观展示，还可实现在脉动流条件下的二尖瓣瓣叶的启闭；此外，3D打印模型还兼容TEE，可获得清晰的超声影像；同时内置多个摄像头，可以多角度观察器械植入的全过程，可在导管室内获得清晰显影，并实施脉动流下的真实TMVr体外模拟，有助于术者及团队增强对二尖瓣特异性解剖的理解，进一步熟悉器械操作，评估疗效，缩短学习曲线，降低并发症（图6.5）。此类基于患者特异性3D打印模型的体外脉动试验装置进一步提升了3D打印模型的功能性，能够更为真实地反映手术的预期效果，为进一步开展血流动力学相关的TMVr个体化评估提供了有力手段。

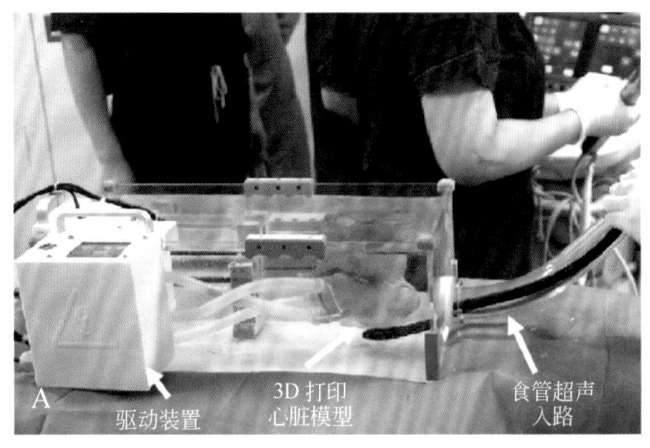

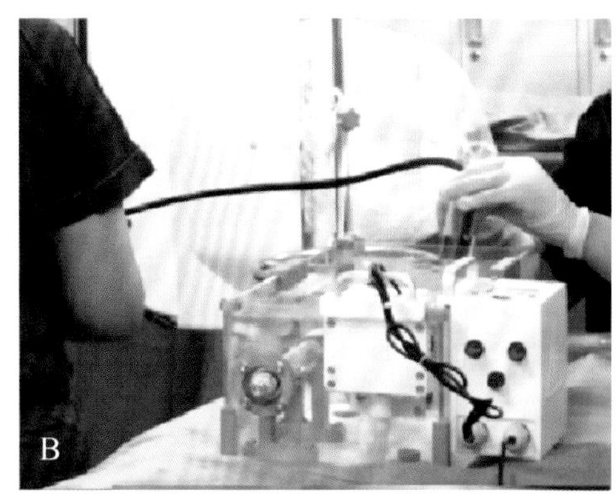

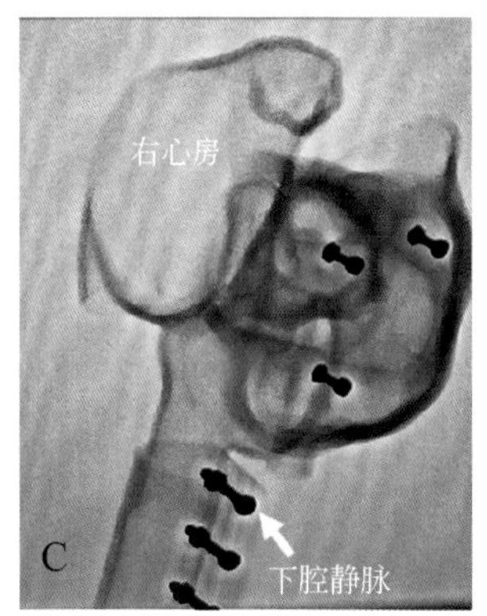

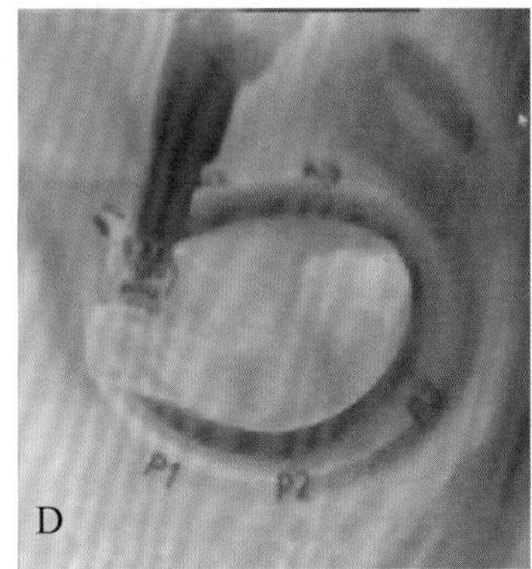

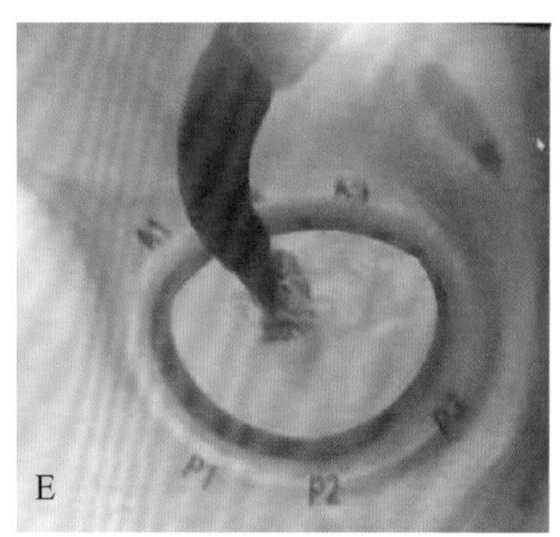

图 6.5　应用 3D 打印 TMVr 个体化体外脉动流模拟装置模拟 TEER 术

A. 模拟装置，可见 TEE 探头置入 3D 打印心脏模型后；B. 于 DSA 环境下模拟 TEER 术；C.DSA 透视下的心脏模型影像；D. 通过高清摄像头观察 TEER 系统进入左心房；E.TEER 系统调整至理想 A2-P2 位置

6.1.2　3D 打印技术指导经导管二尖瓣置换术

2012 年 6 月 12 日，Rigshospitalet 大学附属医院在体外循环下首次成功经导管将二尖瓣瓣膜植入人体，标志着 TMVR 时代的来临。2014 年 3 月 7 日，Bapat 等使用 Fortis 瓣膜成功地为 1 例失去开胸手术机会的重症二尖瓣反流患者进行了经导管二尖瓣置换。同年 10 月，Banai 等为 2 例终末期缺血性心肌病和重度二尖瓣关闭不全患者植入了 Tiara 瓣膜。2020 年 2 月，Tendyne 经导管二尖瓣系统获得欧盟的 CE 认证，成为了国际上第一个获批上市的经导管二尖瓣置换装置。2021 年 11 月美国 Medtronic 公司公布了经股静脉入路 Intrepid 系统的早期人体研究数据，国内上海纽脉医疗科技股份有限公司的 Mithos® 和上海以心医疗器械有限公司的 MitraFix™ 也均开展了临床 FIM 研究，取得较好的初步临床效果。

按照自体二尖瓣的病变情况，TMVR 技术被分为四大类（图 6.6）：①“瓣中瓣”（valve in valve）技术，针对既往外科二尖瓣生物瓣衰败的患者；② 环中瓣（valve in ring）技术，针对既往外科瓣膜成形术植入人工二尖瓣瓣环的患者；③ 原位钙化瓣环植入（valve in MAC）技术，针对自身二尖瓣瓣环有严重钙化或关闭不全的患者；④ 原位瓣膜植入（valve in native valve）技术。前3种技术中，人工瓣架/瓣环或钙化的瓣环能够起到径向支撑作用，用成熟的球囊扩张式主动脉瓣等能够实现"瓣中瓣"或环中瓣置换，技术相对比较成熟。但这些患者在所有二尖瓣病变的人群中的比例很小，而第4种类别，即在原位二尖瓣关闭不全的患者上行TMVR，是患者人群占比最多的类别，也是难度最大的技术。

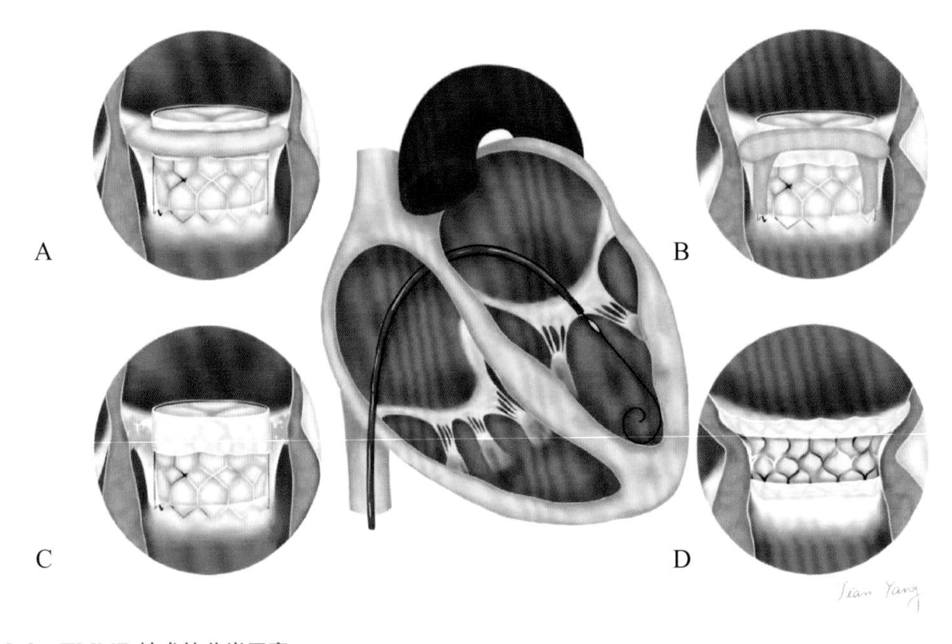

图6.6 TMVR技术的分类示意

A. 环中瓣技术；B. "瓣中瓣"技术；C. 原位钙化瓣环植入技术；D. 原位二尖瓣植入技术

与经导管主动脉瓣置换（TAVR）相比，TMVR面临更多的问题及挑战，其原因在于二尖瓣复合体的解剖结构更为复杂：①二尖瓣瓣环是马鞍形的，且不在同一平面上，即使在心房侧放置伞盘，仍可能由于贴合不紧密存在瓣周漏；②二尖瓣瓣环质地柔软，且随着心动周期不断变化，无法给瓣膜支架提供足够的径向支撑力，支架瓣膜往往需要附加结构固定；③左心房压力远低于主动脉压力，在左心室收缩时，二尖瓣承受远高于主动脉瓣的跨瓣压差，人工瓣膜容易受到血流冲击移位；④心室腔内的腱索及瓣下结构，可能干扰介入瓣膜的植入和固定；⑤二尖瓣心室面毗邻左心室流出道（LVOT），过长的瓣膜支架容易引起新左心室流出道（neo-LVOT）空间不足，导致LVOT梗阻；⑥心房面血流慢，介入二尖瓣面临更大的血栓形成风险；⑦二尖瓣瓣环比主动脉瓣环大，瓣膜支架普遍比主动脉瓣大，易造成瓣架刚性不足，导致径向支撑力进一步降低等。因此术前对患者进行全心动周期的CTA扫描与重建，详细评估适应证，同时在计算机上进行初步的模拟对于成功开展各种类型的 TMVR 术都显得尤为重要（图 6.7、图 6.8），详见 2.3 节。

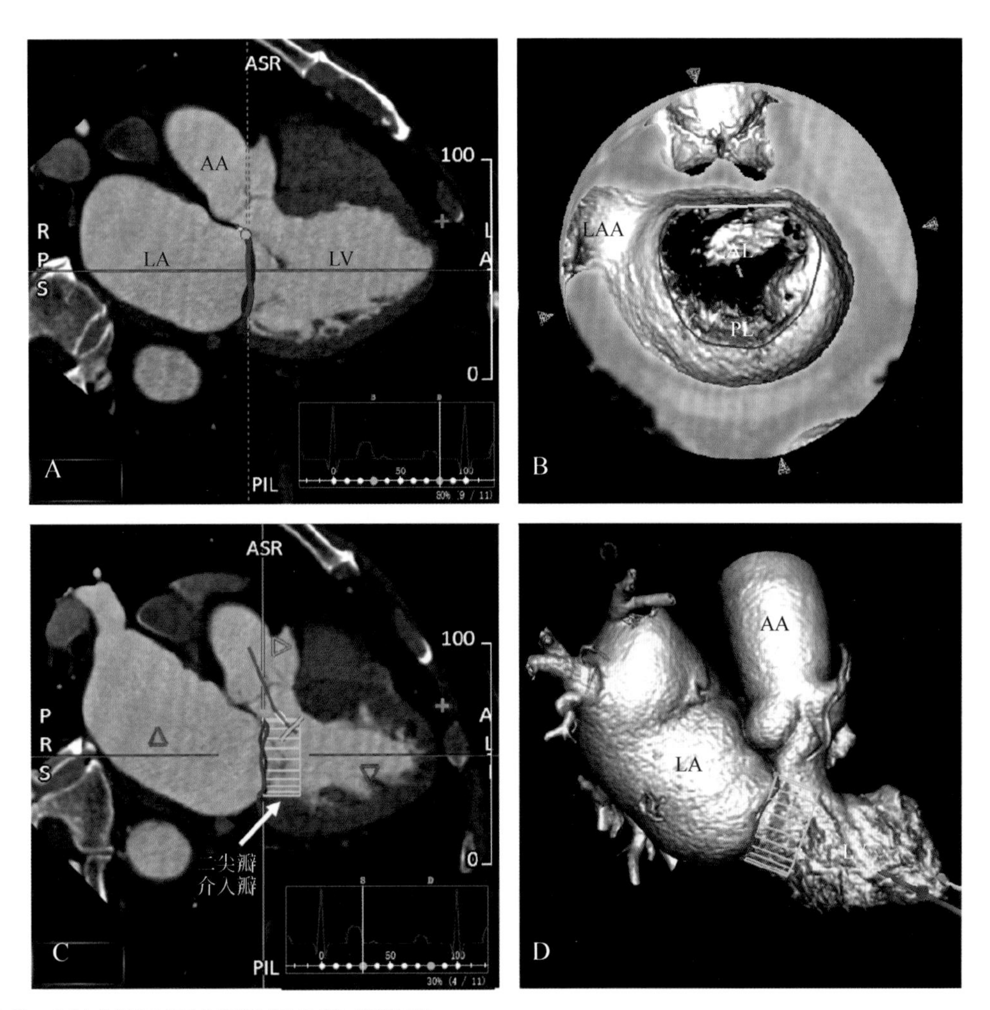

图 6.7　心脏全期相 CTA 影像 TMVR 术前评估

A. 勾勒二尖瓣瓣环；B. 观察 D 形二尖瓣瓣环；C. 评估左心室流出道；D. 确定心尖入路定位

AA—升主动脉；LA—左心房；LAA—左心耳；LV—左心室

与二尖瓣复合体特异性解剖结构相对应的，TMVR 的手术难点包括：①二尖瓣瓣环对介入瓣外支架顺应性要求较高，尺寸要求也更大；②如何减少植入介入瓣膜对左心室流出道、左冠状动脉回旋支、主动脉窦以及主动脉瓣的影响；③术中缺少精确的影像学参照进行准确定位，使得介入瓣膜的锚定存在困难；④腱索和乳头肌等二尖瓣附属结构的存在，使支架在扩张、定位和锚定时存在一定的干扰，容易损伤附属结构，易形成瓣周漏，加重心力衰竭，造成严重肺水肿，甚至导致死亡；⑤瓣环缺少纤维化或者钙化环形支撑结构，对介入瓣膜的稳定性提出了更高的技术要求；⑥接受 TMVR 治疗的患者与 TAVR 患者相比较年轻，需更加强调瓣膜及支架的长期性及耐用性。

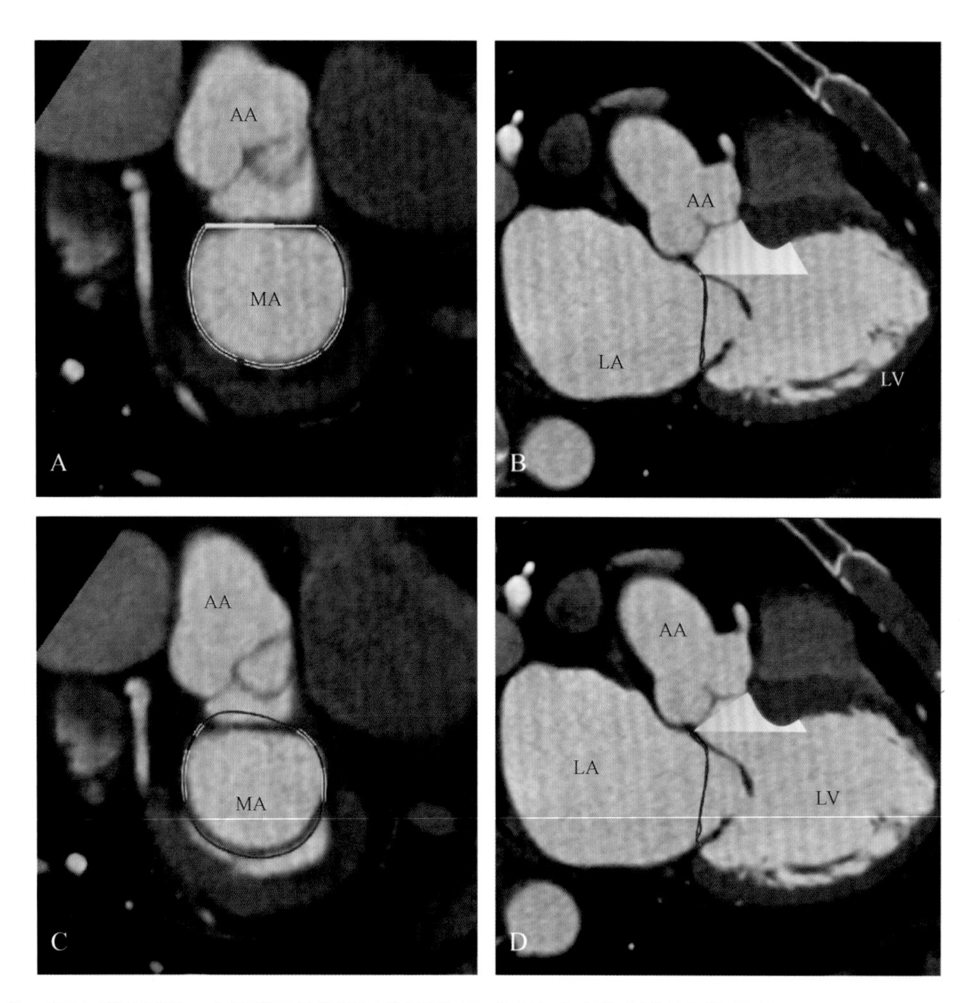

图6.8 CTA影像测量二尖瓣瓣环并模拟评估TMVR术后左心室流出道的梗阻情况

A、B. 二尖瓣瓣环以“D”形方式测量时评估新左心室流出道，C、D. 二尖瓣瓣环以“马鞍”形方式测量时评估新左心室流出道

蓝色区域为二尖瓣瓣环投影下对应的新左心室流出道

AA—升主动脉；LA—左心房；LV—左心室；MA—二尖瓣瓣环

针对以上问题，笔者所在研究团队引入计算机建模与3D打印技术来进行术前综合评估和患者筛选，从而进行手术策略制订、瓣膜型号选择和植入深度确定，联合上海纽脉医疗科技股份有限公司进行了新器材研发：改良支架瓣膜为D形瓣环及减少支架心室面的设计减少对LVOT的影响，通过倒钩固定人工瓣膜，心房侧宽缘设计减少瓣周漏等，并获得了满意的初步临床结果。同时，3D打印的既往外科二尖瓣生物瓣衰败患者的1∶1模型，体外模拟应用苏州杰成医疗科技有限公司的J-Valve瓣膜，评估“瓣中瓣”植入术操作的可行性、手术策略、技术要点、并发症防范及术后评估，为该患者顺利开展进一步经导管二尖瓣介入治疗积累了宝贵经验（图6.9）。

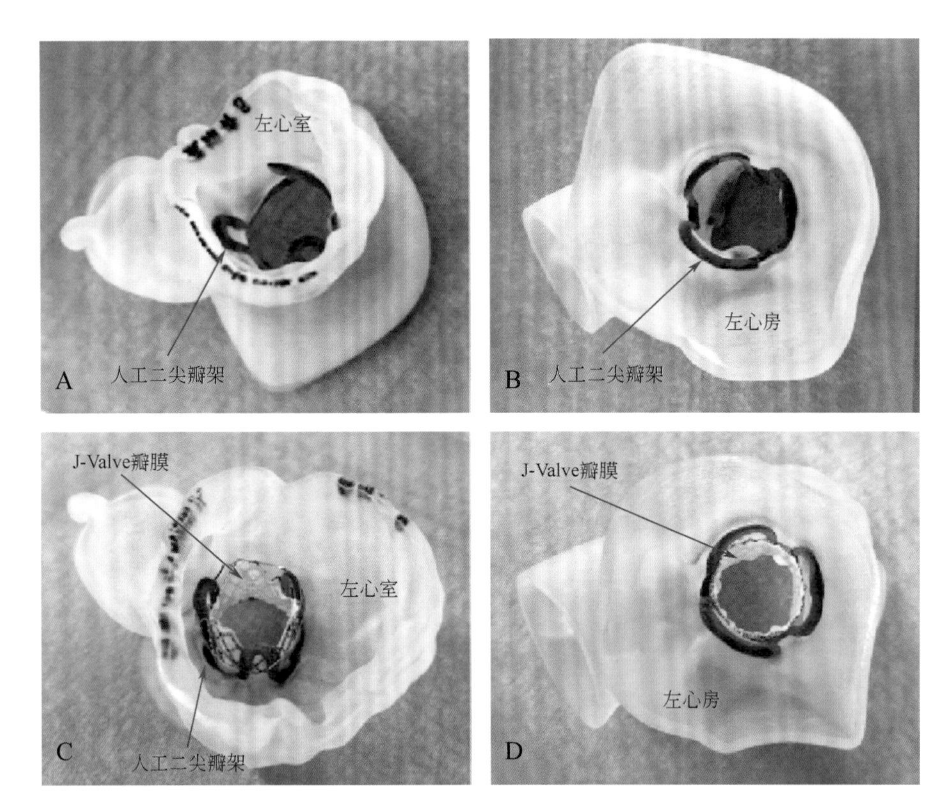

图 6.9 应用 3D 打印模型体外模拟二尖瓣“瓣中瓣”植入术

A. 左心室流出道面观；B. 左心房面观；C. 模拟二尖瓣“瓣中瓣”植入，左心室流出道面观；D. 模拟二尖瓣“瓣中瓣”植入，左心房面观

6.1.2.1 TMVR 患者筛选

现阶段 TMVR 治疗的主要患者为无法耐受外科手术且瓣叶受损严重的晚期二尖瓣病变患者，适应证较为严格。其中包括：①中、重度瓣膜关闭不全及不适合行球囊成形术的严重二尖瓣狭窄和瓣膜钙化患者；②心脏手术风险评分较高，不适宜行 TMVR 以外手术的患者；③解剖上适合行 TMVR 的患者。笔者所在团队通过获取患者特异性心脏 CTA 数据进行 3D 建模，分别打印出收缩期及舒张期的左心模型，包含左心房、左心室、二尖瓣及瓣下腱索、乳头肌、左心室流出道、主动脉瓣及窦部、升主动脉、左冠状动脉回旋支等复杂结构，通过对此类患者个性化模型的进一步深入分析，研究者可以更精准地进行患者筛选，并有针对性地制订手术策略。

6.1.2.2 TMVR 路径选择

TMVR 的手术路径主要有经心尖和经股静脉途径两种，经股静脉途径较为复杂：股静脉及房间隔穿刺后，导丝经二尖瓣进入左心室，将瓣膜置于二尖瓣平面释放固定。相比之下，经心尖途径操作步骤简单、路径短，且容许更大的输送鞘管，更易取得输送鞘管操作的最佳位置和同轴性。术前可通过 CTA 影像，数字模拟经心尖和经股静脉不同入路时的推荐投照角度（图 6.10）。

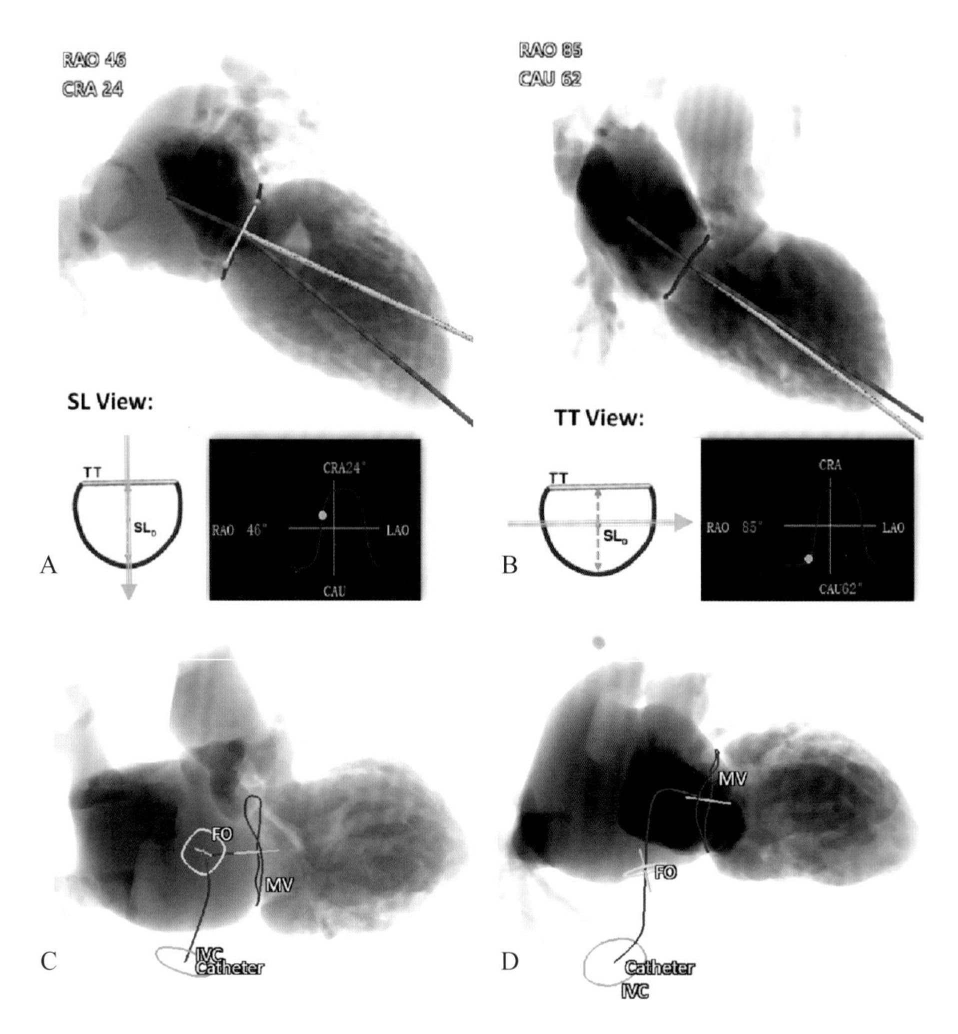

图 6.10　CTA 影像模拟不同入路时的推荐投照角度

A. 经心尖入路 TMVR 时由二尖瓣瓣环短轴方向观察；B. 经心尖入路 TMVR 时由二尖瓣瓣环长轴方向观察；C. 模拟计算经下腔静脉穿房间隔入路行 TMVR 时穿卵圆孔角度；D. 模拟计算经下腔静脉穿房间隔入路行 TMVR 时植入瓣膜时的角度

FO—卵圆孔；IVC—下腔静脉；MV—二尖瓣；SL—二尖瓣瓣环前后径；TT—纤维三角间距

计算机 3D 建模分析及进一步 3D 打印模型可帮助术者选定合适心尖穿刺部位，避开心肌表面的冠状动脉、心室内腱索、乳头肌等重要结构，避免手术操作中导丝、导管及介入瓣膜的进出影响重要心内解剖结构；同时，针对不同患者心尖穿刺或房间隔穿刺与二尖瓣瓣环的角度，辅助术者对操作器械进行预塑形，还可以增加器械的通过度和同轴性。

6.1.2.3 LVOT 梗阻等 TMVR 并发症防范

TMVR 瓣膜植入后易导致左心室流出道梗阻这一严重并发症，可导致心律失常、充血性心力衰竭，甚至死亡的可能，特别是二尖瓣瓣环严重钙化的老年患者，其危险性更大。应用术前 CTA 可对这一特殊并发症进行初步评估（图 6.11）。

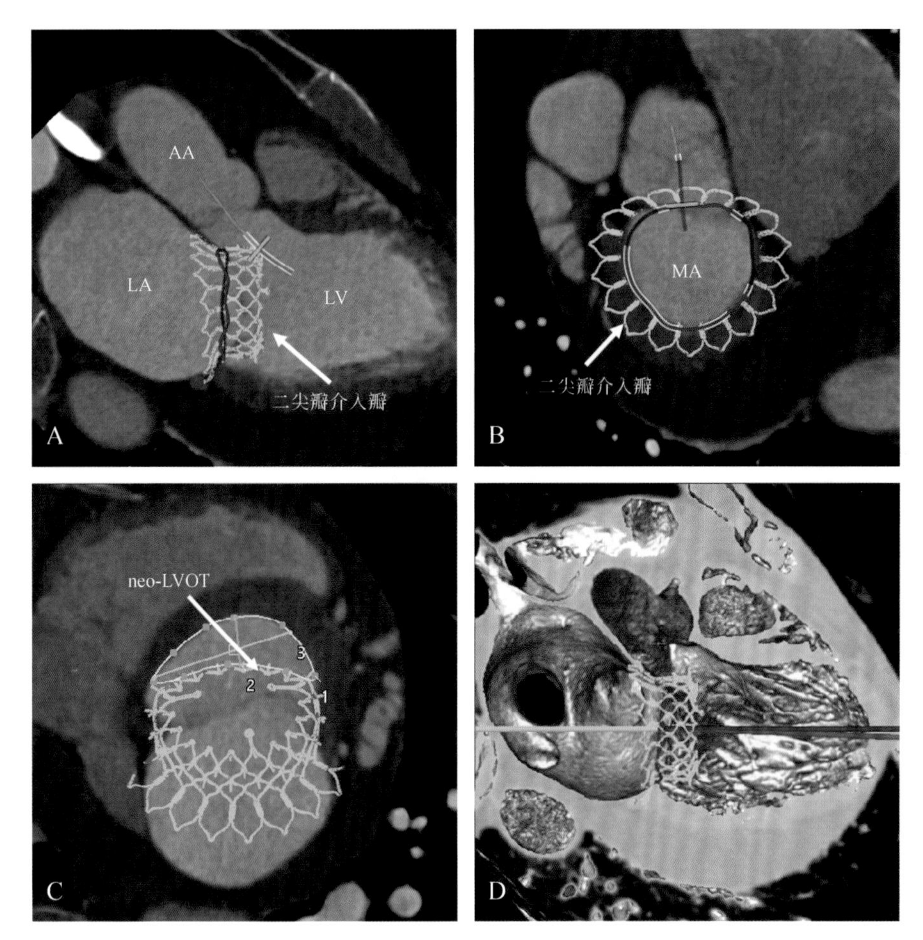

图 6.11　CTA 影像分析 TMVR 术后新左心室流出道梗阻的情况

A.MPR 切面观察 Mi-thos® 植入后对左心室流出道的影响；B. 左心房面观察心房盘片位置；C. 测量新左心室流出道最窄处面积；D. 腔内视图观察确定心尖入路位置

AA—升主动脉；LA—左心房；LV—左心室；MA—二尖瓣瓣环；neo-LVOT—新左心室流出道

参照美国密歇根大学的 William O′ Neill 教授团队等的工作，笔者所在团队联合西安马克医疗科技有限公司及上海纽脉医疗科技股份有限公司，通过对患者 CTA 数据进行计算机辅助设计，加工处理获得特异性 1∶1 的 3D 打印模型，包括二尖瓣复合体、左心室流出道、左心房、左心室等，通过计算机模拟植入支架瓣膜假体，能动态地分析 TMVR 术后支架瓣膜对左心室流出道的影响，进一步通过调整植入假体的内径和长短，观测对 LVOT 的动态影响，也有助于反馈给产品研发团队，从而不断改进和完善经导管二尖瓣新器材的设计研发（图 6.12）。

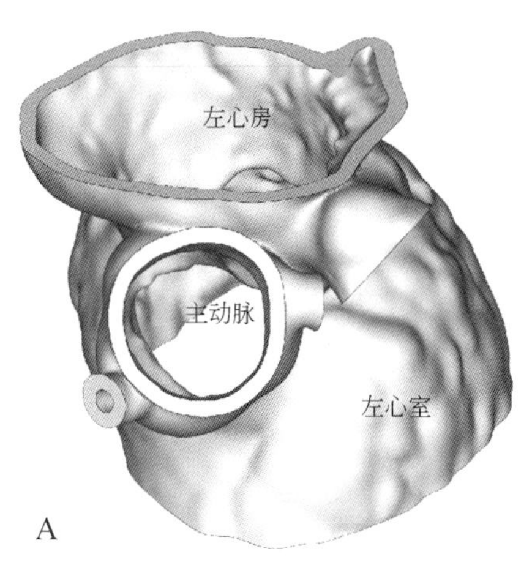

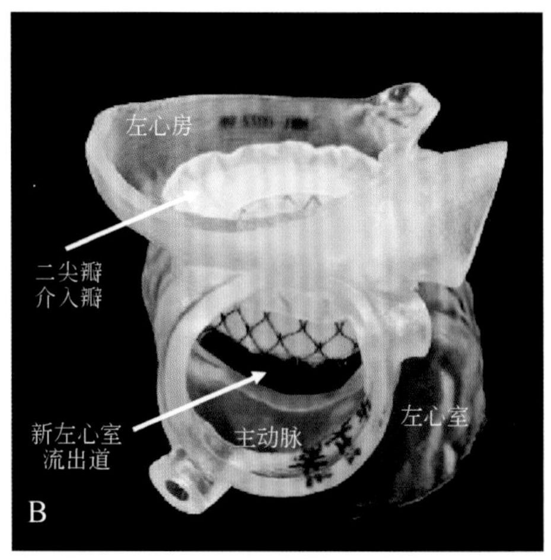

图 6.12 应用 3D 打印左心系统模型评估左心室流出道梗阻风险

A. 计算机重建二尖瓣模型，窦管交界侧观；B. 应用 3D 打印模型模拟 Mi-thos® 瓣膜，窦管交界侧观可见新左心室流出道具有足够空间

由于二尖瓣病变造成患者左心房、左心室及室间隔厚度的变化，左心室流出道及瓣环平面角度都不尽相同，每个患者都存在巨大的个性化差异。笔者所在研究团队通过建立患者特异性的左心 3D 打印模型，将 Mi-thos® 介入瓣膜进行体外模拟植入，能更加真实地反映出患者特性的 LVOT 梗阻风险，在探索瓣膜型号选择并进一步预判 LVOT 梗阻方面表现出了明显的优势，并且能培训术者及团队进行模拟手术操作，熟悉器械，降低术中并发症（图 6.13）。

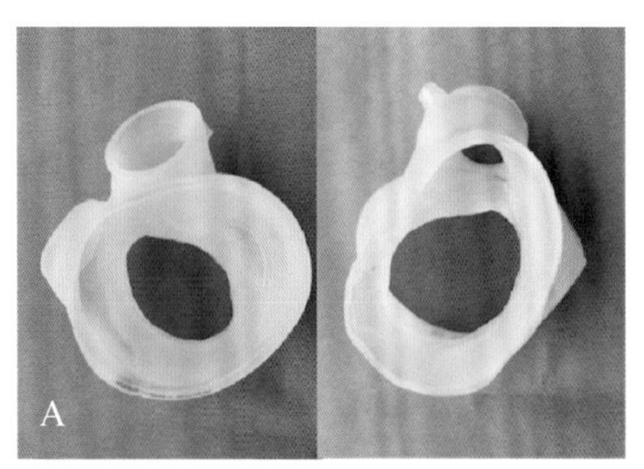

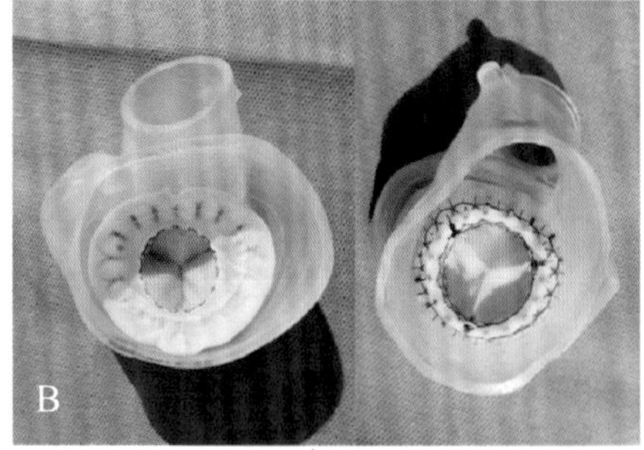

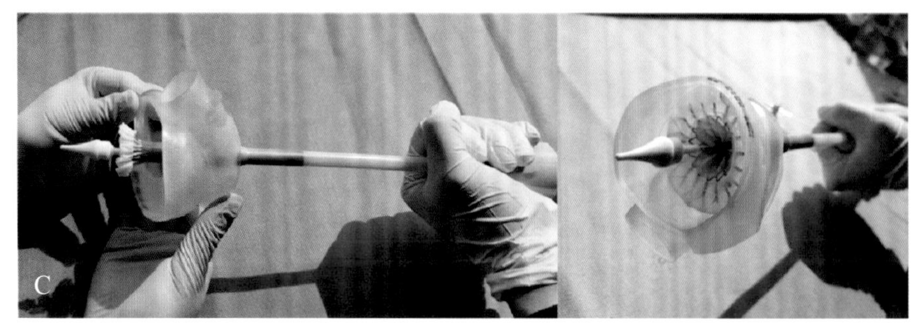

图 6.13 应用 3D 打印左心系统模型体外模拟 TMVR 术

A.3D 打印的患者 1 : 1 左心系统模型（无二尖瓣瓣叶），左心房及左心室面观；B. 植入介入瓣膜后的 3D 打印左心系统模型，左心房及左心室面观；C. 应用 3D 打印模型体外模拟经导管二尖瓣植入过程

6.1.2.4 介入瓣的锚定和瓣周漏并发症防范

为保证介入二尖瓣置换系统在植入后不发生瓣周漏及瓣膜移位，不仅要求在瓣膜设计阶段即考虑植入后的锚定，还要求在临床植入过程中选择合适的瓣膜以最大程度贴合患者的二尖瓣瓣环。为满足上述要求，现有的介入二尖瓣均设置了不同形式的锚定机制，包括心尖牵拉锚定、环形小翼锚定、自体瓣叶锚定、径向力锚定、瓣叶钳夹锚定及利用术中预植入二尖瓣瓣环锚定装置的外部锚定等；同时，在术前评估阶段需要根据患者术前影像资料确定合适的介入瓣膜尺寸；此外，植入过程中手术医师还需要使用超声心动图及数字减影血管造影等影像手段辅助定位，使得介入瓣在二尖瓣平面最大限度贴合二尖瓣瓣环，且不影响其他结构功能，经内皮化后方能形成有效的锚定。

然而心脏搏动时二尖瓣瓣环会随心脏收缩、舒张发生周期性形变，同时患者瓣叶解剖结构、瓣环钙化程度及部位亦存在显著的个体化差异。二尖瓣瓣环的上述特点导致对 TMVR 介入瓣膜的研发设计、术前选型及植入操作均带来了极大的挑战。若瓣架尺寸偏小、锚定不佳则可能导致瓣周漏、瓣膜移位甚至脱落；瓣架尺寸偏大则会挤压二尖瓣毗邻结构，造成 LVOT 梗阻。因此，针对二尖瓣介入瓣膜植入后锚定情况开展术前个体化模拟，对于准确评估术后瓣膜锚定情况、瓣周漏程度及位置，进而帮助手术医师改进手术方案及制订风险应对措施具有极为重要的意义。

美国梅奥诊所 Mackram F.Eleid 团队于 2016 年首次报道了将患者的特异性 3D 打印模型成功用于 TMVR 术后瓣周漏预测（图 6.14）。在该项研究中，术者在术前评估阶段将 Edwards SAPIEN 3 介入瓣膜支架植入 3D 打印模型后，通过形态学观察确定了瓣周漏可能发生的位置及大小，其后将术前评估结果与术后超声影像结果进行比对，发现基于 3D 打印模型的术前评估结果能够较为精准地反映瓣周漏的发生位置及程度。

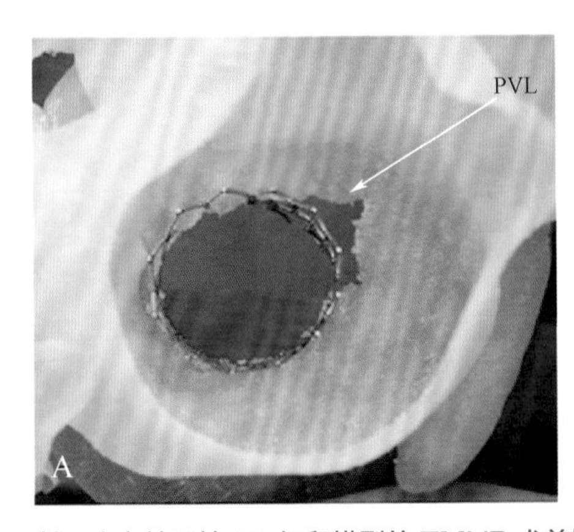

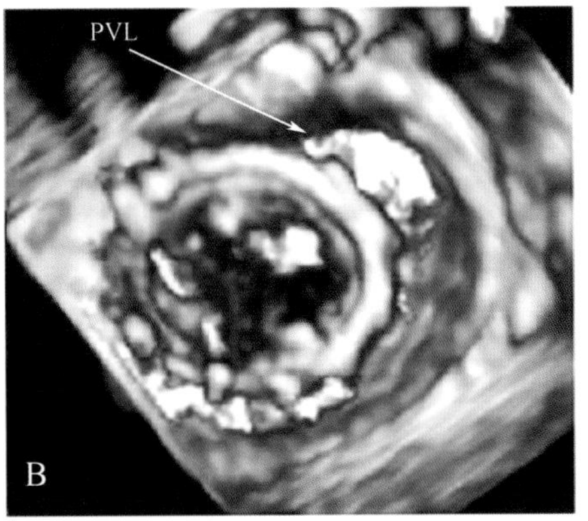

图 6.14　基于患者特异性 3D 打印模型的 TMVR 术前瓣周漏预测

A. 应用 3D 打印模型及球囊扩张式瓣膜模拟 TMVR，预测瓣周漏；B. 术后超声影像结果显示瓣周漏与 3D 打印预测结果高度一致

[引自 Eleid MF，et al.JACC：Cardiovascular Imaging，2016，9(11)：1318–1337]

总之，对于外科高风险或外科禁忌的重度二尖瓣反流的患者，TMVR 是一种领先的微创治疗方式。但是直到目前，TMVR 器械的复杂性及二尖瓣反流疾病的异质性限制了 TMVR 的广泛应用。许多 TMVR 器械正处于临床评估阶段，一些早期结果证明了这种方式的可行性。随着 3D 打印技术的不断发展和完善，利用 CTA 等影像数据 3D 打印二尖瓣模型已能较为真实地反映出自体二尖瓣疾病的真实情况，在 TMVR 术前模拟及并发症评估及 TMVR 器械训练等方面取得了一定的效果。由于具有个性化、可重复性等显著优点，3D 打印技术必将在 TMVR 领域发挥更加重要的作用。

6.2 3D 打印技术应用于二尖瓣狭窄治疗的探索

二尖瓣狭窄多由风湿热引起，主要治疗方法为药物和手术治疗，对于中重度症状性二尖瓣狭窄的患者，需要外科手术或微创介入的方式扩大瓣口面积。常见的手术治疗方式为外科手术或采用介入方式经皮二尖瓣球囊成形术（PMBV），最新的欧美和中国指南均推荐 PMBV 为二尖瓣狭窄的首选治疗方案，对于解剖结构不适合或既往 PMBV 失败的患者，可考虑二尖瓣外科手术。然而，二尖瓣球囊扩张术虽为经静脉系统的微创手术，但存在的并发症也不可小觑：①器械进入左心室引起的恶性心律失常；②扩张后导致二尖瓣反流，伴有显著二尖瓣反流的患者表现出更低的 8 年无事件生存率；③多次穿刺房间隔易留下不可恢复的房间隔缺损；④心脏压塞：国外文献报道发生率为 0.6% ~ 5%，国内报道为 0.5% ~ 1.5%，中到大量心包积液可引发急性心脏压塞，需要立即行心包穿刺减压，严重者需转开胸手术治疗。

由于经皮二尖瓣球囊扩张术为姑息手术，且出于对并发症的忌惮，目前国内开展此技术的心脏中心仍十分有限，接受此技术治疗的患者也相对较少。目前首选的术前评估方法如经胸超声心动图，能提供瓣叶病变、瓣口面积、血液流速、跨瓣压差等信息，但却较难根据瓣叶粘连情况预估扩张口撕裂方向和程度，尤其是对于部分高龄、高危、无法行外科瓣膜手术的二尖瓣狭窄伴钙化的患者，其应用有一定局限性。随着 3D 打印技术的引入，可以在某种程度上弥补心脏超声二维评估的不足。通过获得患者的心脏 CTA 或 TEE 的 DICOM 文件，分别在心室舒张期和收缩期进行 3D 建模，进一步将瓣叶、瓣环病变分层后使用不同硬度材料打印，从而获得患者特异性的左心系统模型（图 6.15）。通过模型可以更好地评估患者的局部解剖，指导二尖瓣狭窄患者行经皮二尖瓣球囊扩张术时可获得临床益处：①对于左心房明显扩大患者，术前模拟选定适当房间隔穿刺角度及穿刺位置，避免因穿刺位置偏移造成心脏压塞，或穿刺位置不佳影响手术操作，抑或多次穿刺造成医源性房间隔缺损；② 3D 打印模型能够清楚显示左心耳及左心室结构，术前模拟指导术者避免损伤左心耳，并且指引球囊进入合适深度，以防引起心室穿孔或恶性心律失常；③对于瓣口极窄的患者，在 3D 打印模型上的实操模拟，可以帮助术者找到适当推送球囊的角度和方向，减少实际术中操作耗时和射线摄入；④在柔性材料的 3D 打印模型上操作，结合仿生材料模拟患者本体瓣膜的质量和粘连模态，模拟球囊扩张可以更好地帮助预估瓣叶的撕裂程度，从而判断术后二尖瓣关闭不全的发生概率和程度，不仅可以帮助更好地筛选患者，还能辅助术者在术中选择合适大小的球囊。

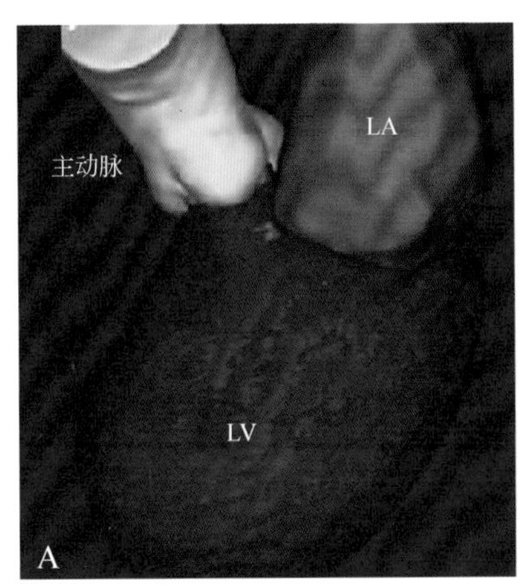

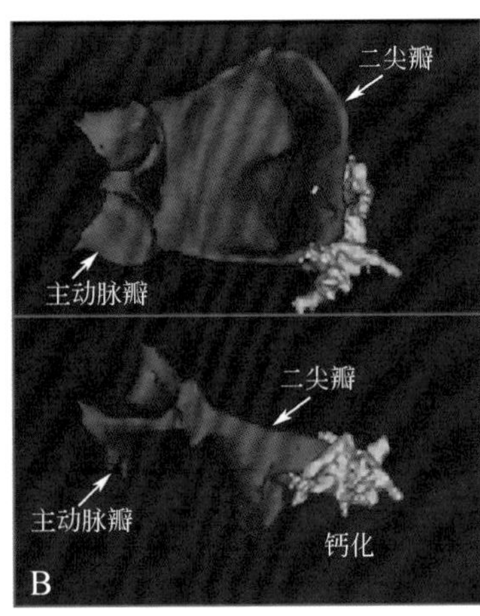

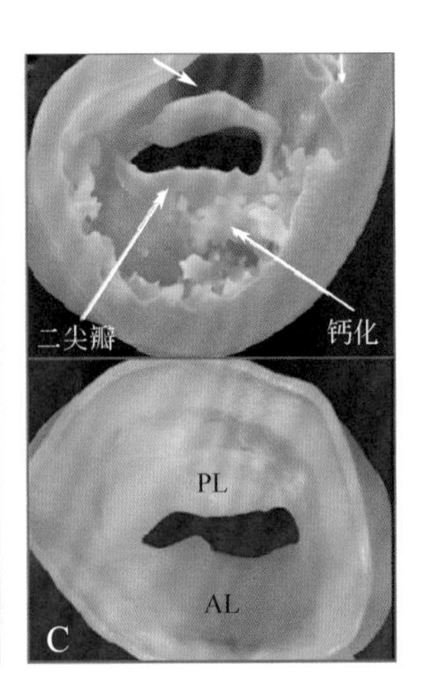

图 6.15　二尖瓣狭窄 3D 建模并打印后分析钙化情况及狭窄程度

A. 获取患者 CTA 数据，选择左心及二尖瓣为分析目标；B. 分割解剖模块，3D 建模并突出钙化部分；C.3D 打印二尖瓣病变实物模型

AL—前瓣；LA—左心房；LV—左心室；PL—后瓣

[引自 Vukicevic M，et al.Annals of Biomedical Engineering，2017，45(2)：508-519]

同时，随着经导管瓣膜置换技术的不断进展和突破，笔者所在空军军医大学西京医院心血管外科团队，应用上海纽脉医疗科技股份有限公司研发的我国首款球囊扩张式瓣膜 Prizvalve®，结合 3D 打印技术，对重度风湿性二尖瓣狭窄（合并二尖瓣关闭不全）的患者进行经导管二尖瓣置换术，早期 3 例患者位置精准，无严重瓣周漏、左室流出道梗阻等严重并发症，初步早期探索性临床研究结果表明取得良好的临床疗效，有可能成为风湿性二尖瓣狭窄的另一重要治疗手段。

6.3　3D 打印技术应用于二尖瓣瓣环钙化 TMVR 治疗的探索

二尖瓣瓣环钙化（MAC）是指二尖瓣瓣环纤维化、退行性钙化的一种病变，与心内膜炎、冠心病、瓣膜病和充血性心力衰竭有关，严重时可导致二尖瓣狭窄或二尖瓣反流。由于严重 MAC 患者行传统外科手术难度大，且围手术期死亡率高，因此经导管二尖瓣介入治疗技术成为了一种替代治疗选择。MAC 患者二尖瓣的钙化通常出现于二尖瓣瓣环和瓣叶基底部，部分患者钙化会延伸到二尖瓣瓣环内，导致瓣环运动受限，扩张程度降低（图 6.16）。临床中使用 TMVR 技术治疗 MAC 患者时会造成独特的、潜在的致命性并发症，如左心室流出道梗阻、瓣周漏、主动脉根部损伤等，了解和预测这些并发症将有助于优化 MAC 患者 TMVR 的治疗效果。

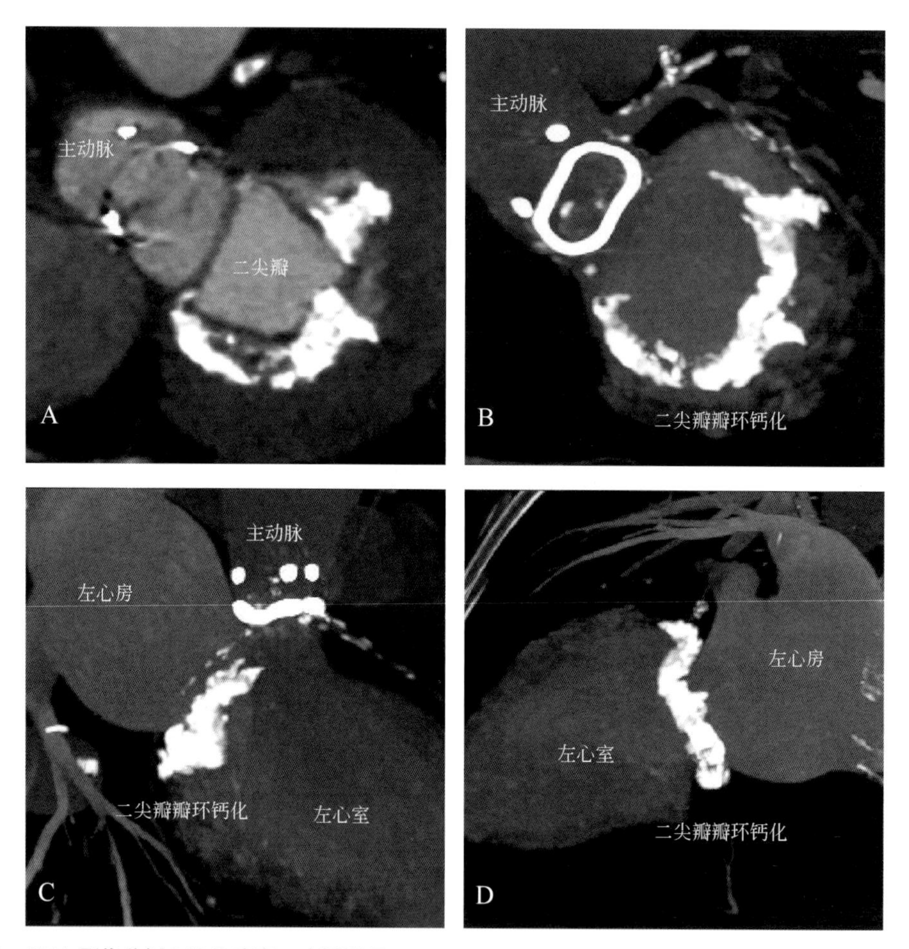

图 6.16 CTA 影像分析 MAC 患者二尖瓣瓣环

A.MPR 切面短轴位观察 MAC；B.MIP 图像短轴位观察 MAC；C.MIP 图像由三腔心切面观察 MAC；D.MIP 图像由两腔心切面观察 MAC

二尖瓣瓣环多发钙化的 MAC 患者多不适合行姑息性手术 PMBV，并且 MAC 患者的特殊二尖瓣和左心室几何结构对进行经导管二尖瓣置换术提出了独特挑战。应用多模态影像技术和 3D 打印技术探索设计手术预案，可为这一特殊患者群的治疗带来希望。

6.3.1 3D 打印技术评估 MAC 患者 TMVR 术的 LVOT 梗阻风险

MAC 患者在设计经导管治疗策略时往往会遇到 LVOT 梗阻的难题。MAC 患者室间隔基底段肥厚或收缩期二尖瓣瓣环与主动脉瓣环平面夹角小时，TMVR 后易导致 LVOT 梗阻，此外，TMVR 手术后导致二尖瓣前叶移位及 LVOT 延长，也是引发 LVOT 梗阻的一项重要因素。严重的 MAC 患者瓣环处存在一圈钙化斑块，在行 TMVR 手术时，这些钙化可以对植入的介入瓣膜起到支撑锚定的作用。这类患者手术时可选用 Edwards SAPIEN 3 等经导管球囊扩张式瓣膜，经心尖入路或穿房间隔入路。部分 MAC 患者伴有二尖瓣狭窄，左心室心腔较小，介入瓣膜植入后左心室流出道梗阻风险极高。利用 3D 打印技术体外模拟植入介入瓣膜，能够直观确定瓣膜不同植入深度以及不同左心解剖结构条件下对应的 LVOT 梗阻风险，从而制订对应的解决方案。有研究者根据 3D 打印模型试验提出采用酒精间隔消融和二尖瓣前叶撕裂（Lampoon 技术）的方法，可作为预防流出道梗阻的有效方案。

利用多模态医学图像（如 CTA、CMR、三维超声心动图等）可以构建数字模型并 3D 打印，获取真实 1∶1 大小的解剖学模型，通过不同材质、色彩、结构等，直观显示二尖瓣瓣环、瓣叶以及毗邻结构。体外模拟植入不同产品型号的介入瓣膜，能够直观确定手术风险，根据体外模拟结果选择合适的介入瓣膜并制订手术方案已成为 MAC 患者行 TMVR 手术的标准流程。Mackram F.Eleid 等使用模拟组织特征的聚合物材料打印了 MAC 患者 3D 打印模型，并测试植入介入瓣膜，能够直接观察并评估 LVOT 和瓣膜选择是否合理。

笔者所在空军军医大学西京医院心血管外科对一例既往主动脉瓣生物瓣置换术后、MAC 伴关闭不全的患者进行 TMVR 术前适应证评估，应用 3D 打印技术及体外模拟试验，从左心室的长轴剖面视图中能够清晰观察到患者术前的二尖瓣形态及 LVOT 内径，二尖瓣瓣环钙化分布不均且不在同一平面。通过测量模拟植入 29mm 球囊扩张式 Prizvalve® 瓣膜，主要由环状钙化锚定瓣架，由于该患者二尖瓣前叶瓣环无钙化，瓣架植入后向 LVOT 侧挤压，同时可见二尖瓣前叶移位导致 LVOT 梗阻，模拟适当高位释放瓣膜或切除二尖瓣前叶后可保障 LVOT 通畅（图 6.17），帮助指导筛选 TMVR 的合适适应证。

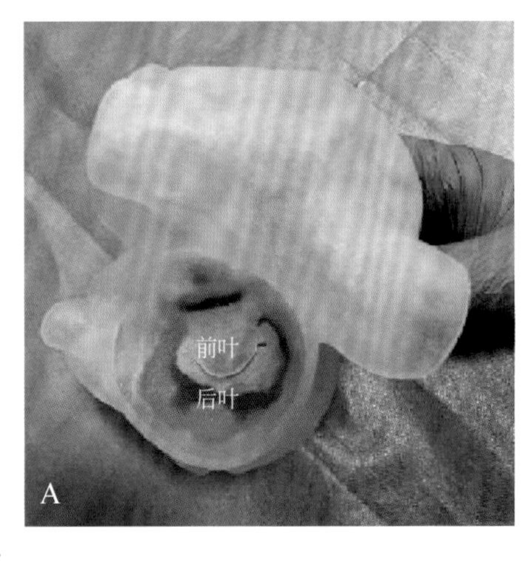

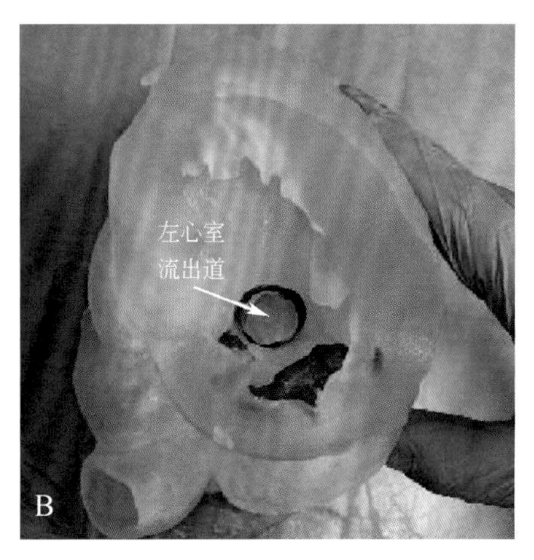

图 6.17

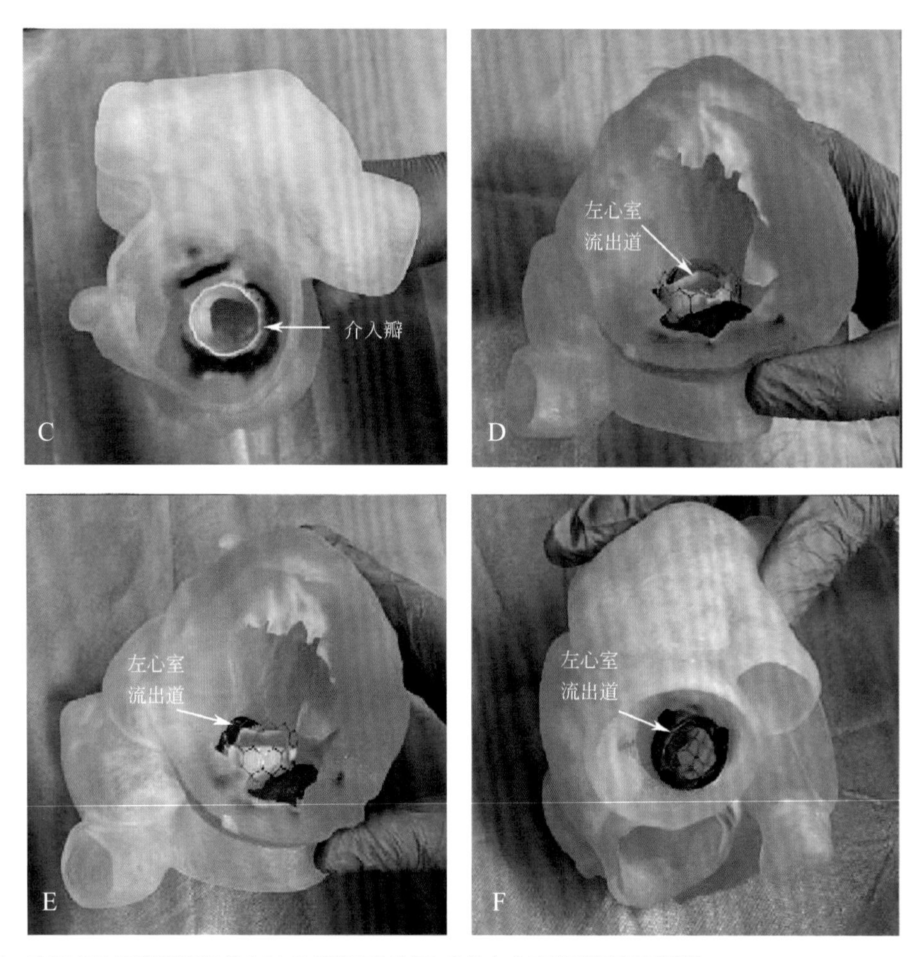

图 6.17 应用 3D 打印模型评估 MAC 患者 TMVR 术的左心室流出道梗阻风险

A. 左心房面观察二尖瓣及钙化分布；B. 左心室面观察左心室流出道；C. 二尖瓣位模拟植入 29mm 球囊扩张式瓣膜；D. 瓣膜植入后二尖瓣前叶移位导致左心室流出道梗阻；E. 二尖瓣前叶切除后左心室流出道通畅；F. 升主动脉侧面观察二尖瓣切除后左心室流出道情况

6.3.2 3D 打印技术评估 MAC 患者 TMVR 术的瓣周漏风险

MAC 患者二尖瓣钙化区域对介入瓣膜可提供锚定，术前利用 CTA 影像能够测量二尖瓣瓣环有效内径、二尖瓣瓣环与主动脉瓣环夹角等相关数据，并利用评估软件在二尖瓣瓣环位置虚拟植入介入瓣膜。在 CTA 的二维及三维图像上，观察显示的环状钙化和邻近结构的关系，可初步预判手术风险（图 6.18）。但是心脏是一个解剖结构极为复杂的柔性组织，且 MAC 患者二尖瓣瓣环处钙化斑块形态结构分布差异极大，介入瓣膜植入后瓣环处结构会发生相应改变，如介入瓣膜型号选择过大，可导致二尖瓣瓣环破裂，或钙化空间形态不规则，瓣膜植入后会引发瓣周漏等并发症。因此，应用 3D 打印技术评估 MAC 患者 TMVR 术的瓣周漏风险，具有较强的指导意义和临床应用价值。

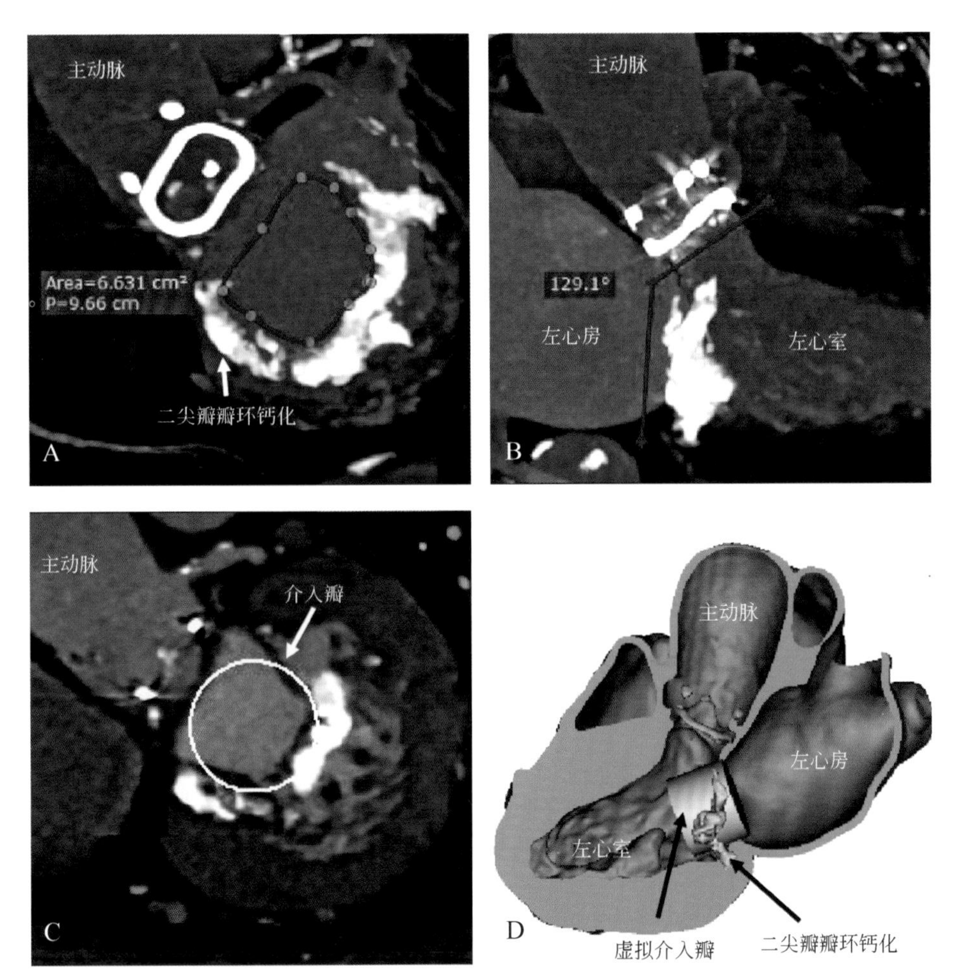

图 6.18 MAC 患者基于 CTA 影像测量并预估 TMVR 手术瓣周漏风险

A. 舒张期二尖瓣瓣环测量；B. 收缩期主动脉瓣环与二尖瓣瓣环夹角测量；C. 二维图像模拟植入介入瓣膜；D. 心脏三维剖面视图观察介入瓣膜植入状态

6.4 3D 打印技术应用于二尖瓣瓣周漏治疗的探索

瓣周漏（perivalvular leakage，PVL）是人工心脏瓣膜置换术后特有的并发症，主要由瓣环缝线松脱、断裂，或者人工瓣环缝合处自体组织撕裂、二尖瓣瓣环钙化等多种复杂原因引发。据国外文献报道，外科换瓣术后瓣周漏的发生率在主动脉瓣约为 2% ～ 10%，二尖瓣约 7% ～ 17%。严重的瓣周漏可引起心力衰竭、心律失常、溶血、心内膜炎等并发症，既往对于瓣周漏的治疗以外科手术为主，然而外科再次手术风险极高，死亡率增加。根据 2020 美国和欧洲瓣膜病治疗指南，介入瓣周漏封堵技术由于具有微创的优势，对于外科手术高危患者可在有经验心脏中心作为首选治疗方案（Ⅱ a 级推荐）。

目前用于瓣周漏治疗的器械多源自房间隔缺损封堵器、室间隔缺损封堵器、动脉导管未闭封堵器，Amplatz 血管塞（由美国 Abbott 公司研发）等为针对先天性心脏病所设计的封堵器（图 6.19）。除 AVP Ⅲ型封堵器为椭圆形以及德国 Occlutech 公司生产的封堵器为方形外，其余均为圆形。由于瓣周漏大小、形态多样，如新月形、圆柱形，甚至可能是不规则的小通道，因而单个封堵器有可能无法完全封堵瓣周漏。在封堵瓣周漏时选择封堵器型号过大可能导致漏口扩大撕裂及人工机械瓣膜卡瓣风险，而封堵器型号选择过小或形态不适宜时可导致漏口封堵不完全，甚至封堵器移位、脱落等风险。

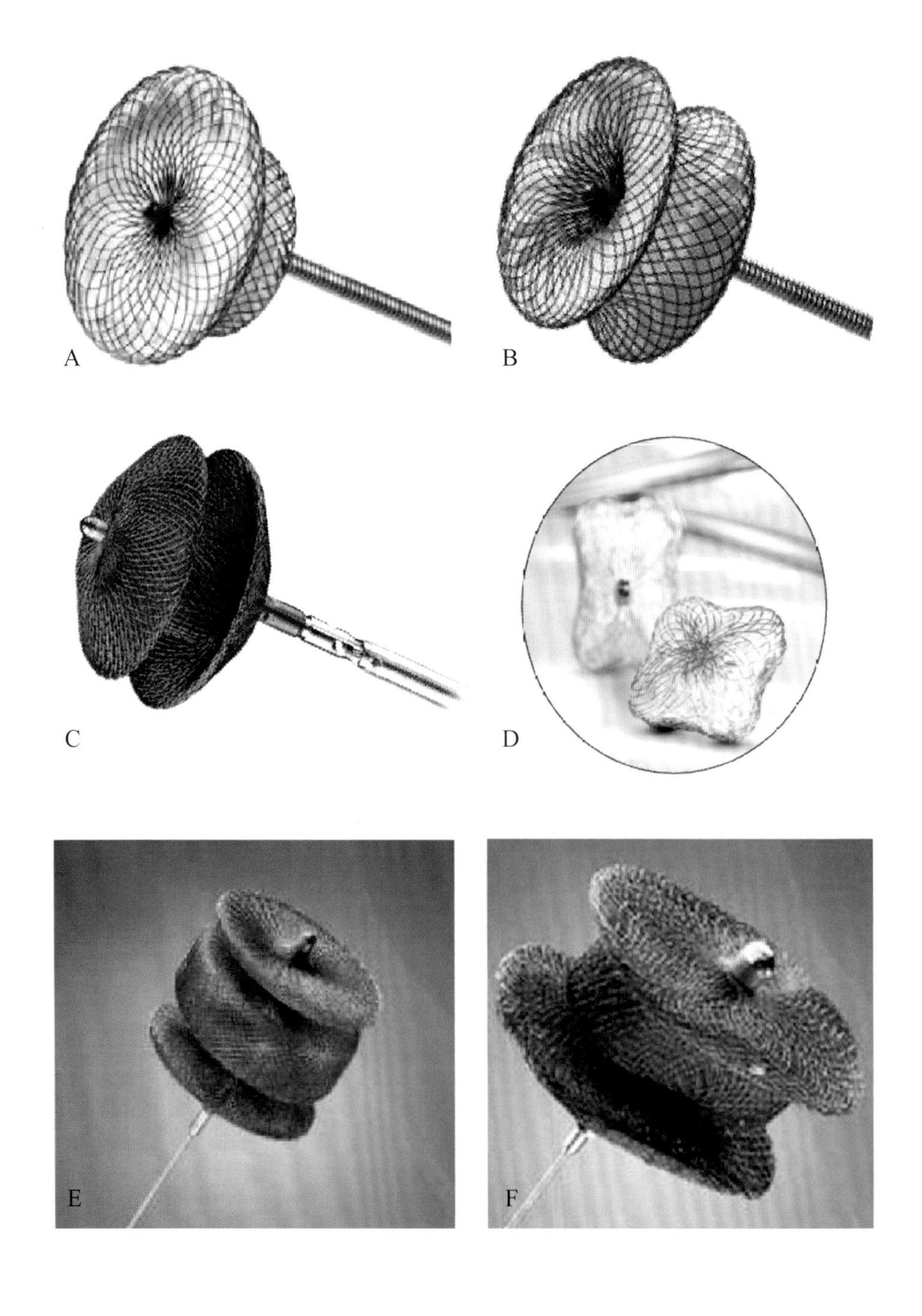

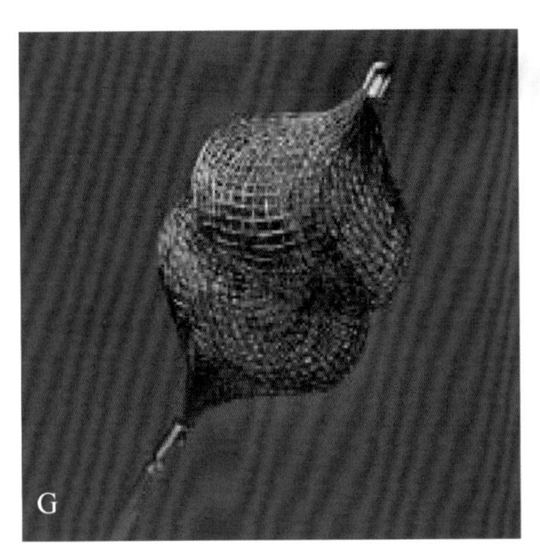

图 6.19　用于治疗瓣周漏的常见封堵器

（影像学资料来自相关器材官方网站及使用手册）

A. 动脉导管未闭封堵器；B. 室间隔缺损封堵器；C. Ⅱ代动脉导管未闭封堵器；D.Occlutech 公司生产的方形瓣周漏专用封堵器；E. Ⅱ代血管塞；F. Ⅲ代血管塞；G. Ⅳ代血管塞

超声心动图能够准确定位瓣周漏的位置并定量评价瓣周漏的严重程度，但由于伪影的存在，精确判断漏口的形态、大小常较为困难。利用术前 CTA 影像评估能够有助于确定瓣周漏特征，但 CTA 影像在显示金属瓣叶时同样存在伪影，影响对瓣周漏大小评估的准确性。由于瓣周漏大小、位置、形态等变异较大，其经导管介入封堵术时所考虑的入路方式、封堵器类型、封堵器大小以及卡瓣风险等问题各不相同，依靠 CTA、超声等常规影像资料分析时对空间想象能力要求高，且难以全面考虑各类因素对封堵器植入后形态及相关风险的综合影响。通过 3D 打印技术可观察瓣周漏的部位、形态、大小等信息，模拟二尖瓣瓣周漏封堵术，能够较好地解决这类难题（图 6.20）。

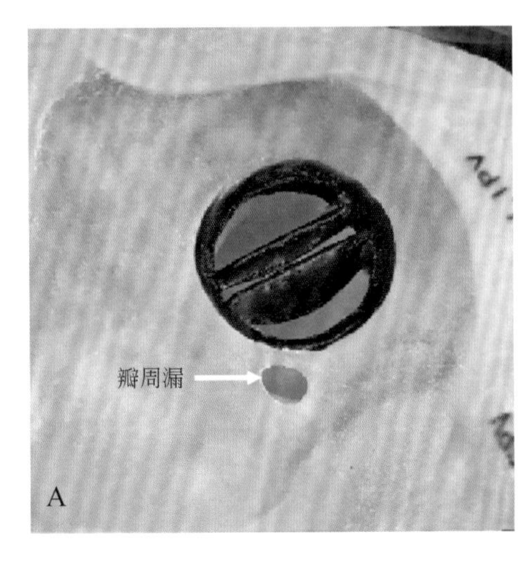

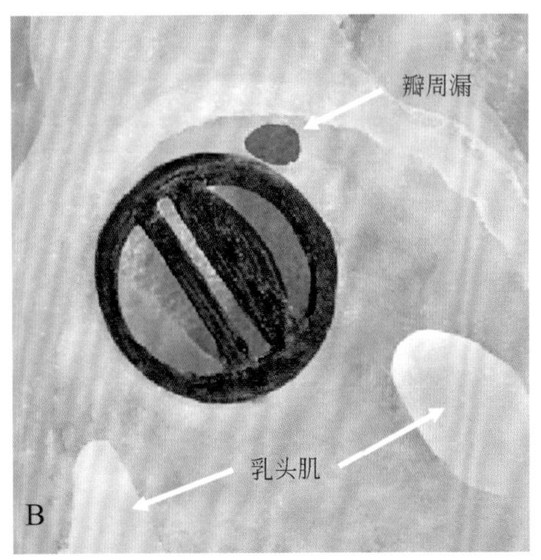

图 6.20

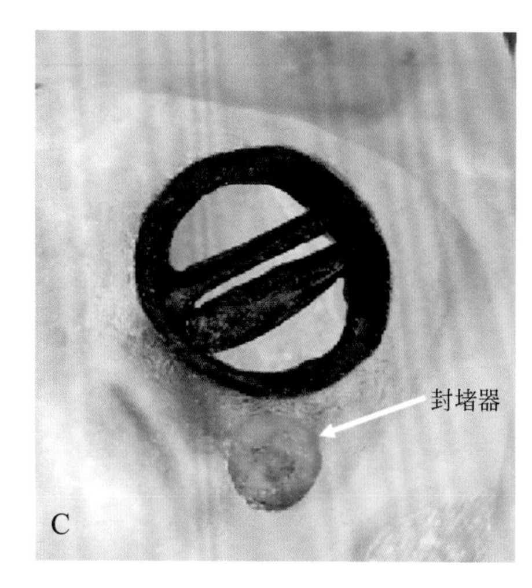

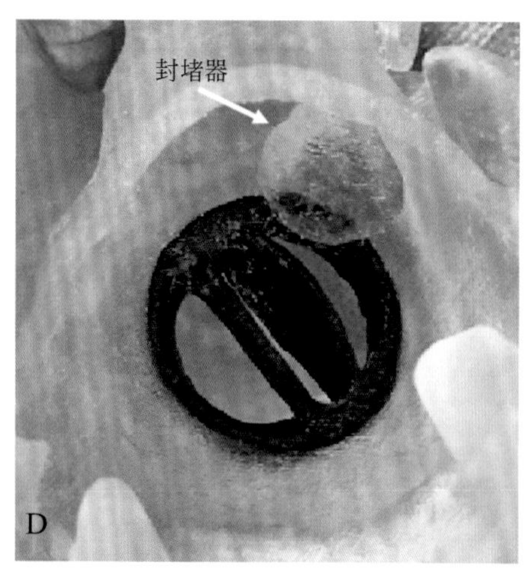

图 6.20 应用左心系统 3D 打印模型展示瓣周漏封堵手术前后效果

A. 术前左心房侧观察二尖瓣漏口位置；B. 术前左心室侧观察二尖瓣漏口位置；C. 术后左心房侧观察封堵器形态；D. 术后左心室侧观察封堵器形态及与机械瓣的毗邻关系

二尖瓣瓣周漏介入封堵术的路径较为复杂，有经股静脉 - 房间隔 - 左心房顺行途径、经股动脉 - 左心室逆行途径和经心尖穿刺途径等。部分患者瓣周漏所处位置特殊，或心腔结构变异，导丝通过漏口困难，术中需根据需要融合多种手术入路途径，通过建立轨道完成瓣周漏封堵手术。面对复杂的瓣周漏患者，临床个性化方案的决定与瓣周漏的位置、大小、周边毗邻关系，瓣膜钙化，封堵器类型、大小，术者的经验和个人偏好等均有关系。

二尖瓣瓣周漏介入治疗对术者的手术技巧要求极高，在漏口较小且有多个漏口、导丝很难到达时，术者的受辐射时间和辐射量将会明显增加。随着 3D 打印技术的日趋成熟，笔者所在中心可以根据患者的 CTA 数据，1∶1 构建出瓣膜周围的解剖结构并打印出 3D 模型，有助于指导术者了解瓣周漏位置、形态信息。通过模拟植入不同类型、不同型号的封堵器，能够直接观察到外科二尖瓣与封堵器之间的位置关系，直观呈现封堵器对左心房、左心室等组织结构的影响（图 6.21）。同时术者还可以通过 3D 打印的瓣周漏模型进行术前体外模拟练习，制订个性化手术方案，从而减少术中手术时间及射线量，确保手术的顺利进行。

另外，有文献报道对于二尖瓣瓣叶穿孔的患者也可以采用封堵器修补瓣叶。Vukicevic 等利用 3D 打印技术精确构建了患者左心系统模型，能够准确展示二尖瓣瓣叶几何形态以及穿孔的位置、大小和形状；通过数字模型和实物模型测量穿孔处的长度和宽度，用于选择封堵器类型和大小。武汉大学人民医院周青教授团队应用 3D 打印二尖瓣模型，模拟二尖瓣穿孔患者进行个性化封堵手术，在 3D 打印的实物模型上分别测试封堵器，实验结果也成功用于指导患者的二尖瓣瓣叶修复（图 6.22）。

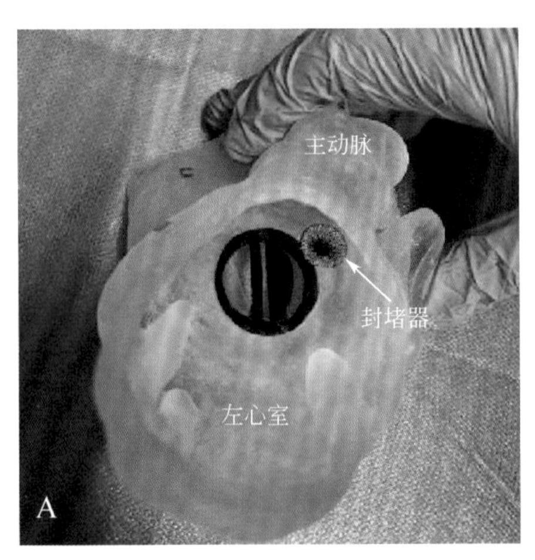

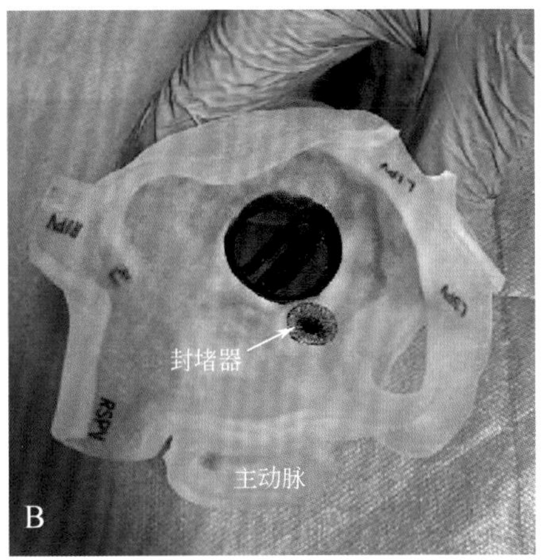

图 6.21 3D 打印二尖瓣瓣周漏模型体外模拟封堵器植入后的效果

A. 左心室面观可见封堵器伞盘不影响外科金属瓣叶；B. 左心房面观察封堵器可完全封堵漏口

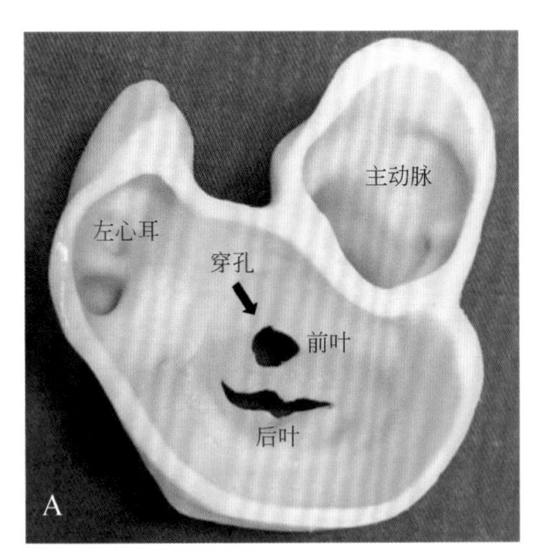

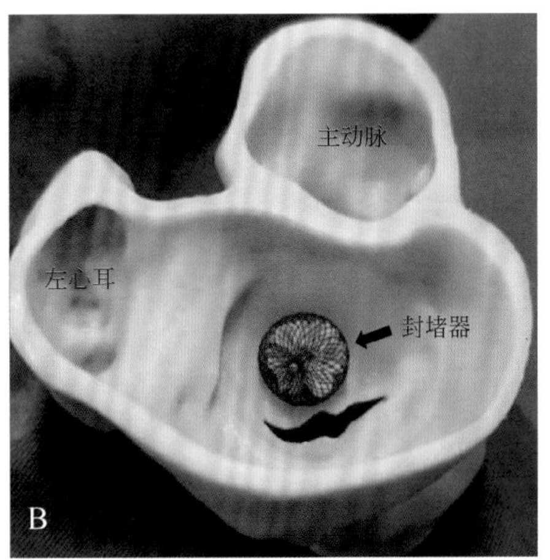

图 6.22 3D 打印二尖瓣模型用于模拟二尖瓣穿孔的个性化封堵手术

（图像来自武汉大学人民医院）

A. 二尖瓣前叶穿孔；B. 个性化定制的小型封堵伞封堵穿孔部位

6.5 数值模拟技术应用于经导管二尖瓣介入治疗

经导管二尖瓣介入治疗形式多样，且各类技术新颖，为保证手术安全进行，术前评估、术中引导、术后随访主要基于融合多种影像技术的多模态影像学手段展开。通过对患者多层螺旋电子计算机断层扫描（multi-slice computed tomography，MSCT）、四维经食管超声心动图（four dimensional trans-esophageal echocardiography，4D-TEE）、心脏磁共振成像（magnetic resonance imaging，CMR）等多模态影像数据进行综合判读，临床医师可以对术前的二尖瓣血流动力学环境、瓣环及瓣周结构形态等进行分析，并以此为基础制订介入手术方案、评估手术预后。然而现有的临床影像技术与实际临床需求之间尚存在巨大鸿沟。

首先，上述临床影像数据的判读以及在此基础上的手术规划仍很大程度依赖于手术医师的个人经验及空间想象能力，直接导致了相关介入手术学习曲线长，阻碍了该技术的大范围推广；其次，专家共识推荐经导管二尖瓣修复及置换术主要通过经食管超声进行术前评估，评估精确度有限。考虑到二尖瓣是空间立体结构，病变时模态多样化，具有复杂的瓣下结构，且在心动周期中是动态变化的，故而经食管超声和 CT 平面分析都具有很大局限性，其可控性及直观性较差，常难以发现实际操作中的潜在风险和问题。因此，临床亟待一种新型的、可对手术操作效果进行模拟预测的评估方式。

近年来随着医工交叉融合的不断深入，3D 打印、数值仿真及人工智能等工程技术手段以其直观展现病灶空间及动态特征、直接反映解剖形态与生理参数间的关系、无创及可量化等优点在医疗领域得到了广泛的应用，给医学的发展带来了新的变革，为患者和医师带来了实实在在的益处。

随着计算机性能的提升、算法的优化以及数值模型的成熟，数值仿真手段以其灵活、低成本及易于量化分析等优势在二尖瓣疾病介入治疗的个体化术前规划、预后评估及疾病发病机理研究方面发挥越来越重要的作用，成为临床医师及研究者开展相关临床诊疗及生理病理研究的重要手段。根据算法及研究对象的不同，数值仿真可以分为以固体结构力学环境为对象的有限元分析（finite element analysis，FEA）、以流体流动现象为对象的计算流体动力学（computational fluid dynamics，CFD）分析以及考虑真实世界中固体、流体相互作用的流固耦合（fluid structure interaction，FSI）分析。图 6.23 为西安交通大学朱光宇教授团队及其所在的心脏学计算与应用国际联合实验室基于微焦点 CT（micro-CT）扫描结果开展的特异性二尖瓣流固耦合仿真。

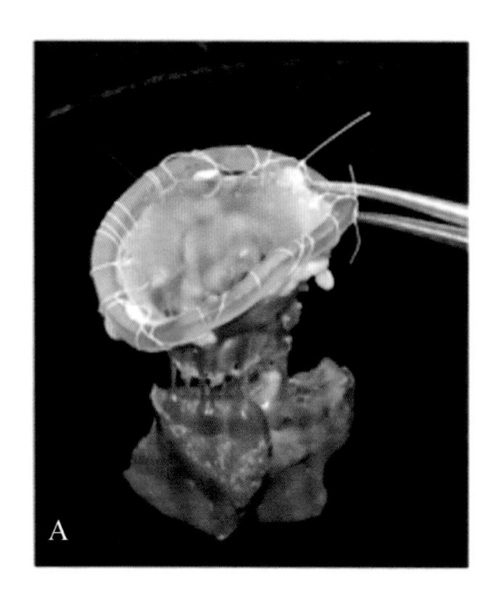

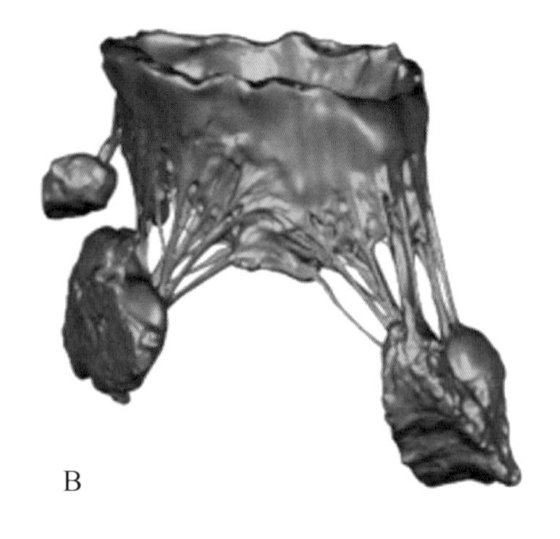

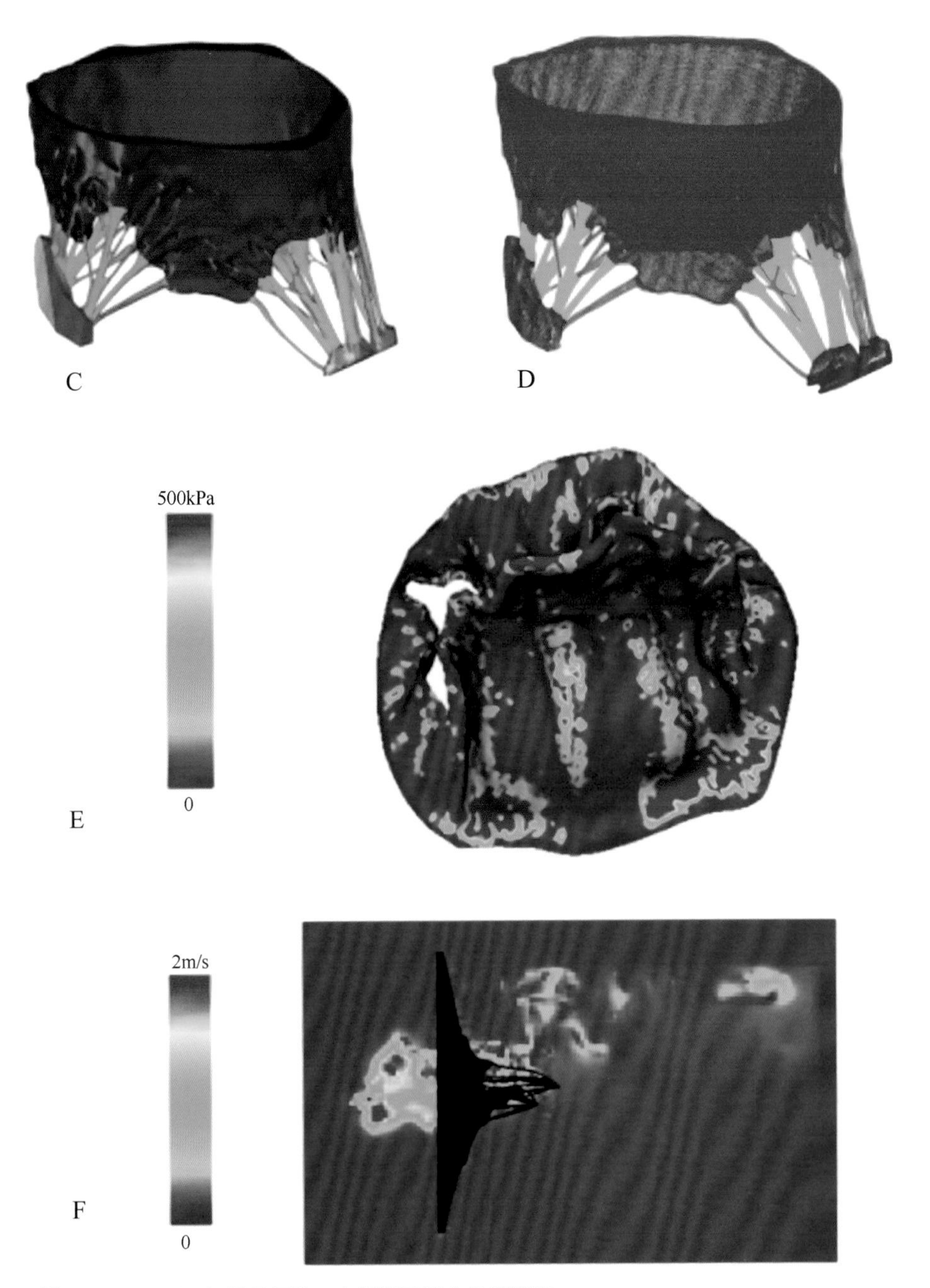

图 6.23　基于 micro-CT 扫描结果的二尖瓣流固耦合分析流程

A. 二尖瓣实体；B. 基于 Micro-CT 扫描的二尖瓣三维重建；C. 几何结构简化及腱索分类；D. 网格生成；E. 流固耦合仿真得到的收缩末期瓣叶应力分布 F. 速度场分布

其中在心脏瓣膜疾病治疗方面，基于相关技术的体外术前评估、手术模拟、力学及血流动力学预测已成功用于经导管主动脉瓣置换术，给手术医师提供了一个可以依靠的辅助工具，在呈现解剖结构、建立体外手术模拟平台、医师培训及医患沟通等方面发挥了重要作用。尤其是 FEops 公司开发的 HEARTguide 云计算软件，以个性化计算建模和仿真技术，通过模拟特定患者主动脉根部解剖结构与介入瓣膜之间的相互作用，从而为术者提供个性化治疗方案，目前该软件已获得 CE 批准。因此，工程手段与临床的深入结合在更为复杂的二尖瓣疾病介入个体化治疗领域展现出了光明前景，本节将在这一方面开展深入探讨。

6.5.1 数值模拟指导经导管二尖瓣修复术

在 TMVr 领域，基于患者二尖瓣特异性 3D 数字模型的个体化 FEA 仿真分析已被用于不同器械、术式的修复效果及局部力学环境的个体化量化评估（图 6.24、图 6.25）。通过使用基于双轴或多轴拉伸试验获取的瓣膜材料本构模型，FEA 仿真不仅可以较为真实地预测 TMVr 术后瓣叶、瓣环及其他瓣周结构在不同生理病理条件下的力学响应；同时通过对仿真结果的后处理可以进一步获取相关解剖结构的应力水平等力学信息，为术前规划等相关临床操作提供更为丰富的参考信息。

除 3D 打印模型外，有研究者使用简化二尖瓣模型以及与人类解剖结构接近的猪二尖瓣在体外流动试验装置上分别针对经导管“缘对缘”二尖瓣成形等 TMVr 术式开展了体外血流动力学研究，并通过体外压力、流量测量及流场可视化等手段，对术后二尖瓣反流分数（mitral regurgitant fraction，MRF ）、二尖瓣跨瓣压差（mitral valve gradient，MVG）、有效开口面积（effective orifice area，EOA）及流场形态等血流动力学指标进行了量化评价（图 6.26）。

在通过 FEA 获取 TMVr 术后患者二尖瓣形态的基础上，进一步开展基于患者特异性模型的 CFD 及 FSI 仿真分析可为 TMVr 术后血流动力评估提供进一步参考。在 CFD 仿真中，一般首先从 FEA 仿真结果中提取 TMVr 术后一系列心动周期不同时刻二尖瓣及瓣周结构形态的 3D 模型，构建包括上述结构的血液流动区域并进行网格划分；其次在上述瓣膜 3D 模型两侧施加对应时刻的流量、压力等边界条件；最终在 CFD 仿真软件中进行求解及后处理，分别获得相应时刻下 TMVr 术后二尖瓣及瓣周结构局部的血流动力学信息。

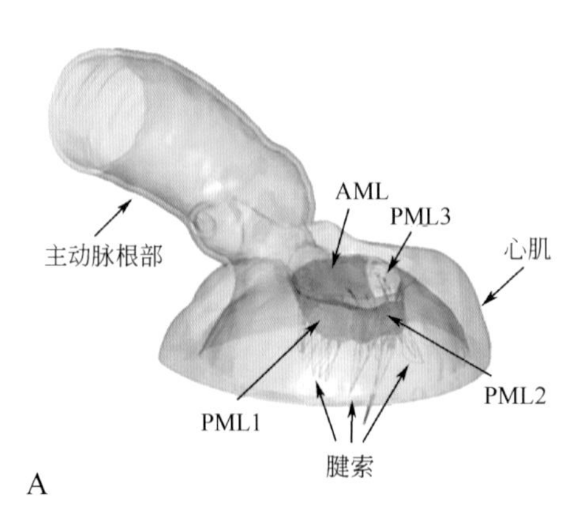

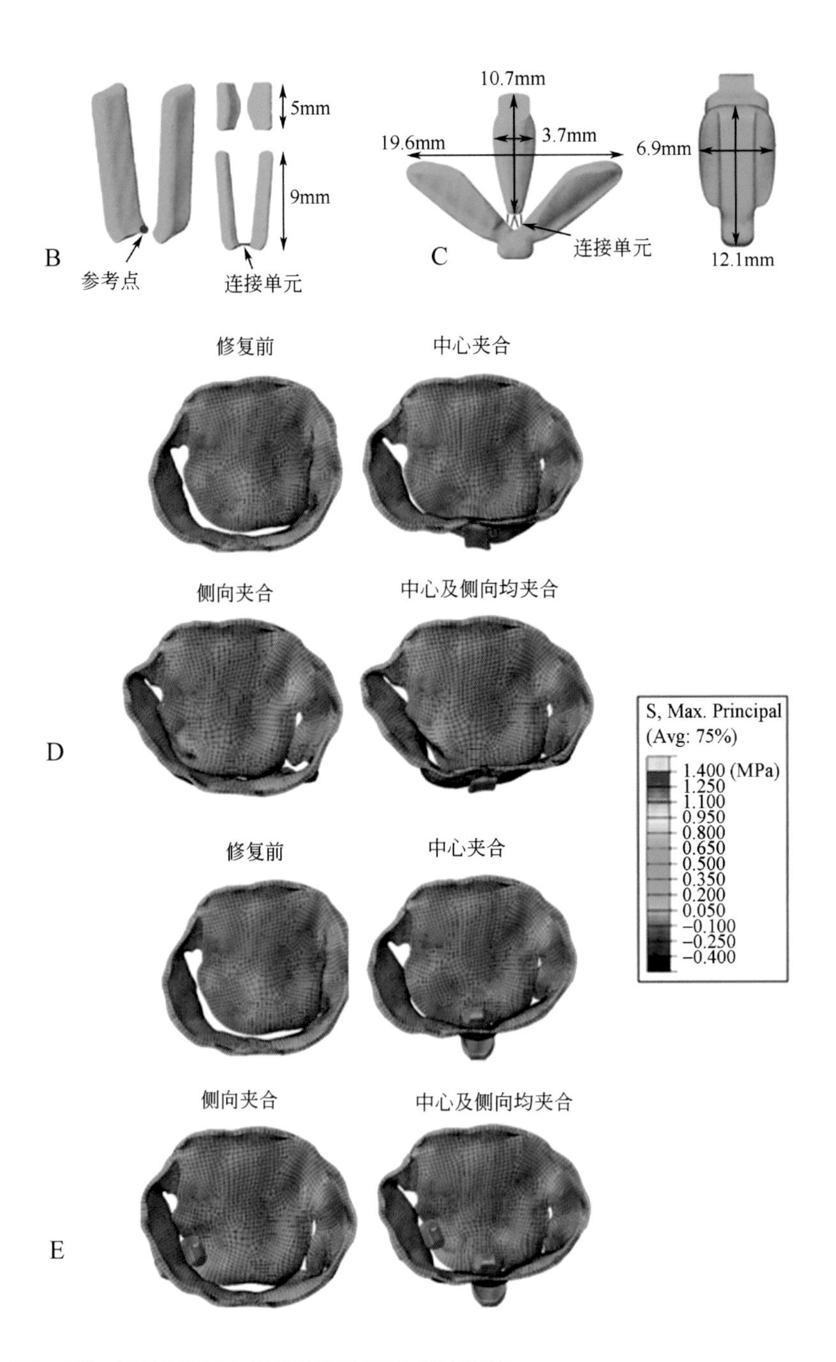

图 6.24 MitraClip 与 PASCAL 手术效果的 FEA 仿真评估

[引自 Errthum R，et al.Computers in Biology and Medicine，2021：136]

A. 患者特异性二尖瓣及瓣周结构数字模型；B.MitraClip 数字模型；C.PASCAL 数字模型；D、E. 不同术式下 MitraClip 及 PASCAL 植入后瓣膜形态及应力分布情况

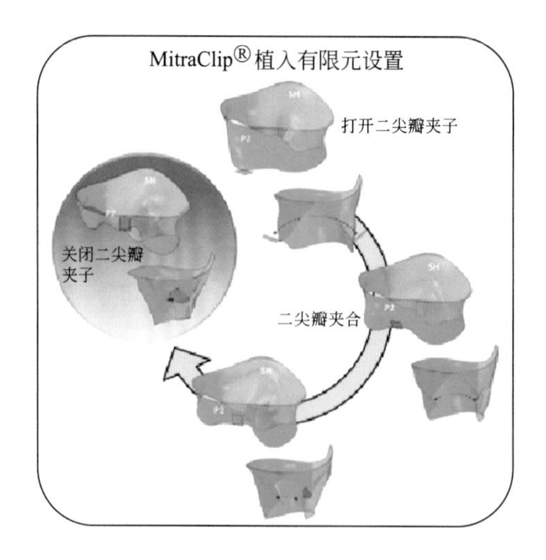

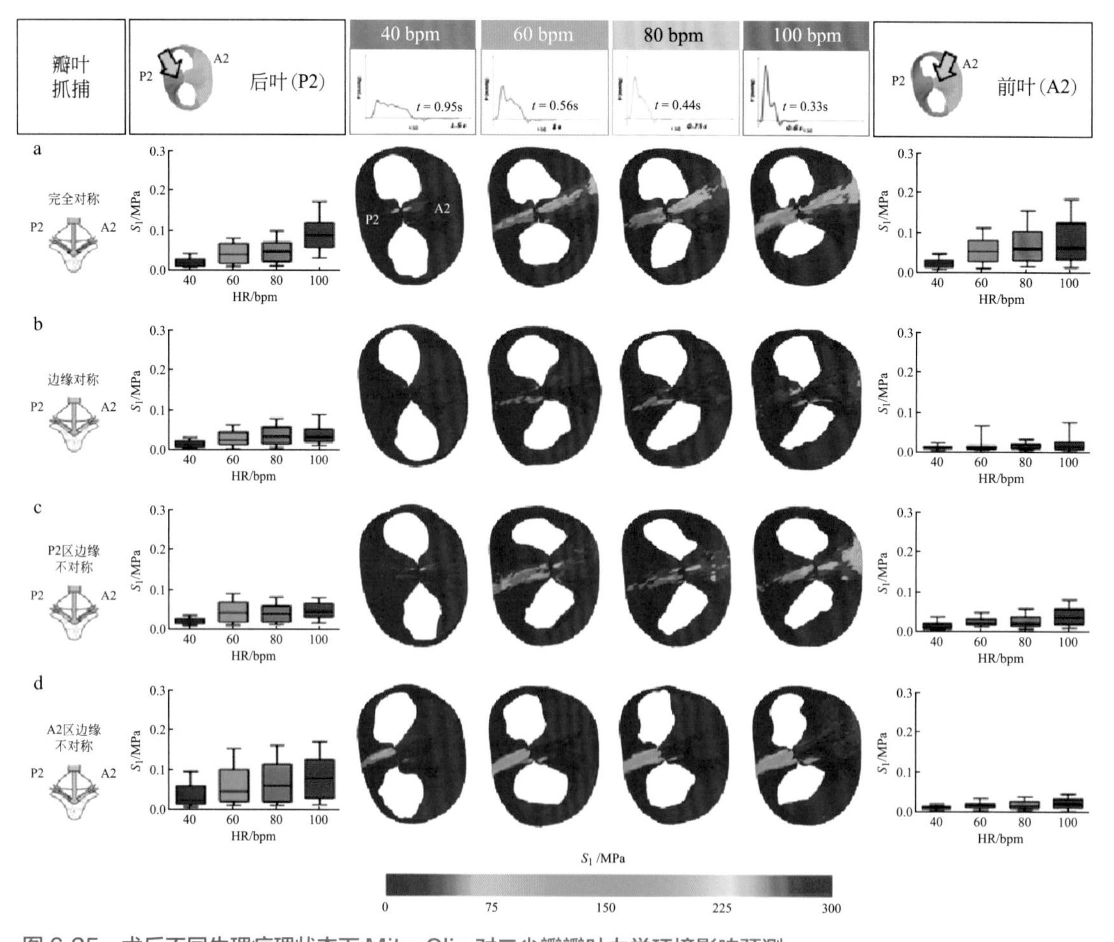

图 6.25 术后不同生理病理状态下 MitraClip 对二尖瓣瓣叶力学环境影响预测

（引自 Sturla F，et al. Journal of Biomechanics，2017，50：83–92）

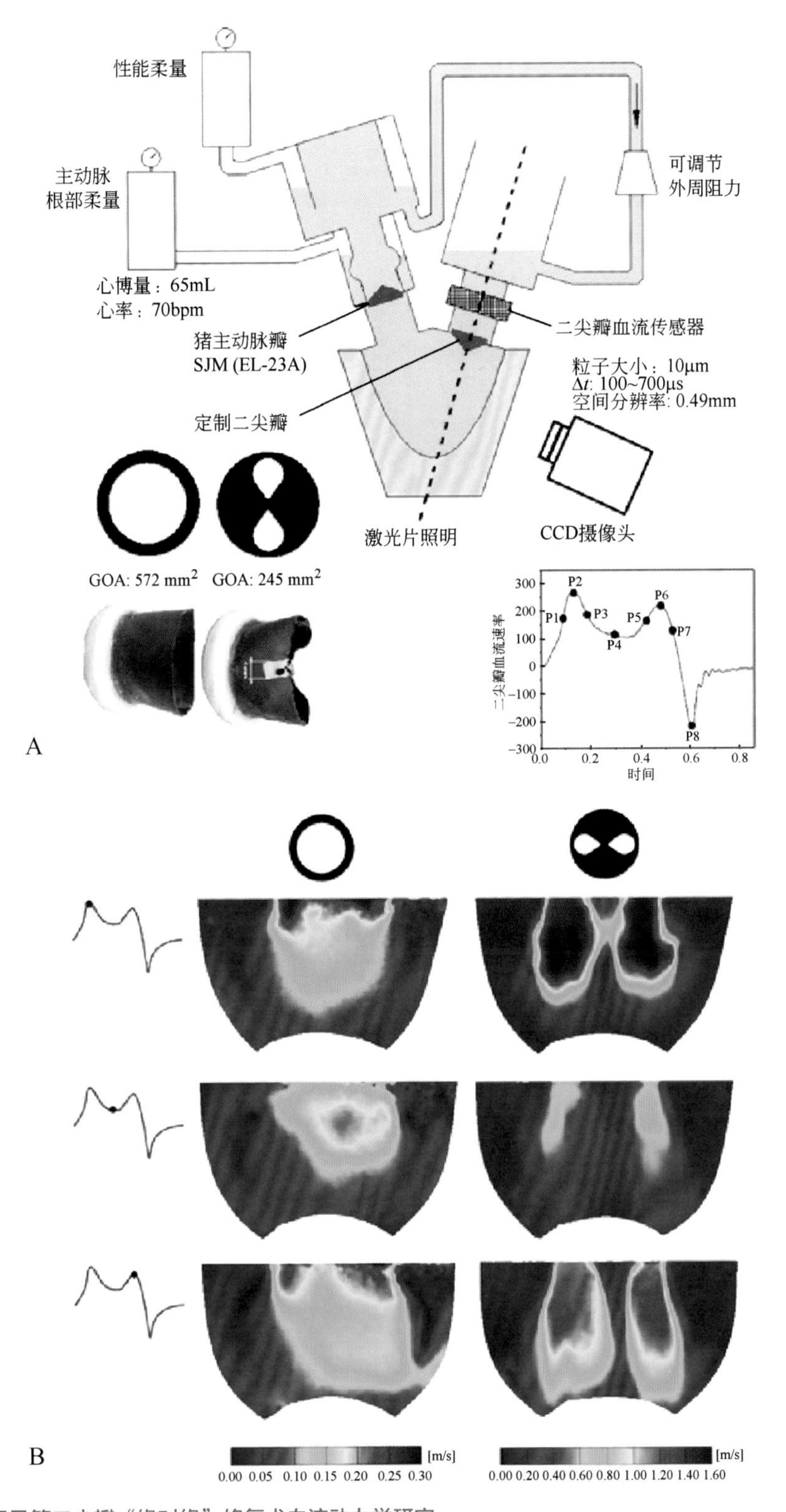

图 6.26 经导管二尖瓣“缘对缘”修复术血流动力学研究

[引自 Jeyhani M，et al.Artificial Organs，2018，42(5)：516–524]

A. 体外试验装置、试验模型及边界条件；B. 在心动周期不同时刻由 PIV 拍摄的二尖瓣下游速度场分布而在 FSI 仿真中，只需从 FEA 结果中提取某一时刻的仿真结果，其后施加随时间变化的流量、压力等边界条件，通过任意拉格朗日 - 欧拉（arbitrary Lagrangian-Eulerian，ALE）、浸没边界（immersed boundary，IB）、光滑粒子流体动力学（smoothed particle hydrodynamics）、格子玻尔兹曼（lattice boltzmann method，LBM）等流固耦合算法求解血液流动与瓣叶、腱索及左心室等结构间的耦合作用，最终可实现对不同生理病理条件下 TMVr 手术对二尖瓣及瓣周区域在整个心动周期内任一时刻相关血流动力学及力学参数的量化预测（图 6.27）。

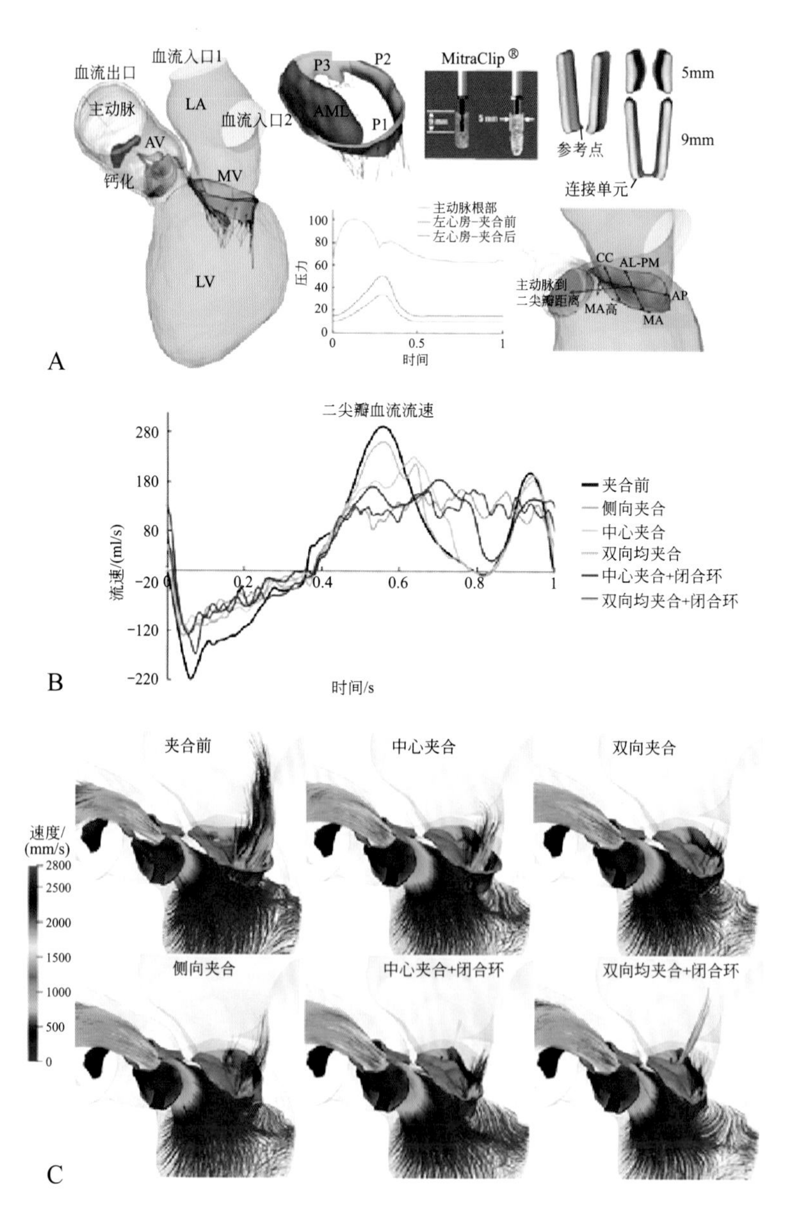

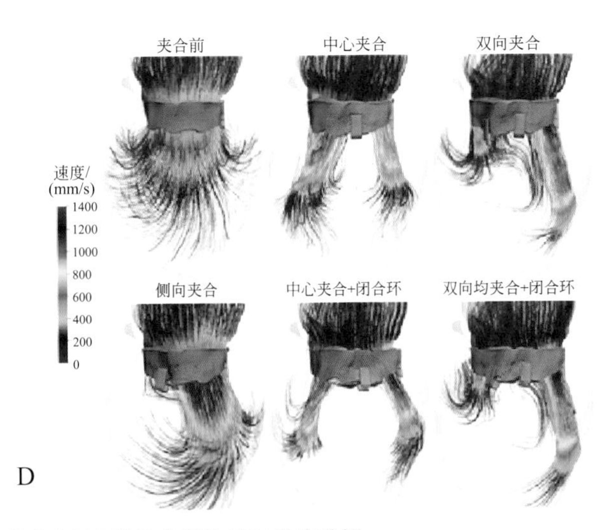

图 6.27　MitraClip 不同术式术后血流动力学的 FSI 仿真分析

（引自 Caballero A，et al.Frontiers in Physiology，2020，11：432）

A. 患者二尖瓣及瓣周结构特异性模型；B. 不同术式下的流量边界条件；C. 不同术式下收缩期峰值时二尖瓣反流射流形态；D. 不同术式下舒张期峰值时左心室内流场形态

目前，3D 打印、数值仿真等技术在 TMVr 中的应用尚处于起步阶段，在众多器械的临床前期试验阶段，多种跨学科技术有望碰撞出更多火花。一方面，可以通过实体模型打印、功能化体外试验平台及数值仿真等手段为手术医师实现个体化的实操模拟，为 TMVr 技术提供理论和实际指导，帮助术者筛选患者、掌握和完善操作技术；同时，通过工程手段对手术过程开展量化分析也可以更为精准地对手术预后开展预测评估，并帮助器械研发团队对器械不断改进；此外，TMVr 技术的应用和广泛推广又反推相关工程技术手段的革新，如新型多硬度材料的引入，仿生材料的革新，完整 3D 体外实操模拟装置以及以人工智能为基础的患者特异性模型自动重建、快速流场重构等。

6.5.2　数值模拟指导经导管二尖瓣置换术

随着 TMVR 技术的逐步推广，开展术前个体化精确评估成为提高该手术成功率的关键环节，而其中的核心问题之一是对 TMVR 围手术期患者二尖瓣复合体局部解剖形态、力学及血流动力学环境进行准确的个体化预测评估。相关评估结果不仅将辅助临床医师通过合理筛选 TMVR 患者、开展个体化手术规划、选择合适尺寸和型号的介入瓣膜等减少围手术期并发症发生的风险，提高手术成功率；同时亦可为 TMVR 术后介入瓣血栓形成、瓣膜衰败等远期预后评估及介入器械优化提供依据。

随着二尖瓣介入瓣膜应用范围拓展至外科手术较低危患者及年龄较低患者，其中远期预后亦逐步引起重视。结合 TAVR 的相关经验及已有的 TMVR 临床数据，TMVR 术后可能面临的中远期预后问题主要包括：瓣膜血栓、瓣膜支架疲劳寿命、瓣叶衰败及心脏功能损伤等，而上述问题的产生均与局部力学及血流动力学环境密切相关。借助体外试验及数值仿真等工程方法对相关指标展开分析，不仅有助于临床开展 TMVR 相关中远期预后的个体化评估分析，从而有针对性地制订术后管理方案，同时亦有助于优化二尖瓣介入瓣膜的设计。

（1）瓣膜血栓

瓣膜血栓是影响 TMVR 患者中远期预后的最主要因素之一。为了防止瓣周漏，目前介入二尖瓣均设计心房轮缘，在心房面的人工结构较多，而心房面的血流流速很慢，极易在心房面形成血栓；另外，瓣膜支架心室壁外围区域也是血流运动的盲端，也易形成血栓。目前 TMVR 手术例数较少，难以为传统的基于回顾性研究的统计分析方法提供足够的数据，且临床尚无可靠的个体化瓣膜血栓风险预测评估手段。而以色列特拉维夫大学的 Romina P.Mayo 团队提出的基于 CFD 仿真及血流动力学指标的瓣膜血栓风险评估模型已在 TAVR 瓣叶血栓风险预测方面与临床及体外试验数据取得了较好的吻合，为 TMVR 血栓评估提供了新思路。

（2）瓣膜支架疲劳寿命

与主动脉根部不同，二尖瓣瓣环及瓣周组织会随心脏跳动发生较为明显的周期性的形态变化，由镍钛合金等金属材料制成的二尖瓣介入瓣膜支架在植入后亦会随之发生周期性形变。在工程上，一般认为金属材料的疲劳寿命与材料自身性能及工作时所处的应变、应力状态有关，相关的疲劳寿命测试一般是在标准力学条件下开展的。然而对于介入瓣膜支架等血管内植入物，可能由于植入位置、着陆区形态及血流环境等因素影响而承受不同的应力及应变，都会对其疲劳寿命造成影响。因此，在二尖瓣介入瓣膜植入后如何较为准确地对支架疲劳失效时间进行个体化评估，进而有针对性地制订预案，对于进一步提升 TMVR 的安全性具有重要意义。

结合有限元数值仿真和患者相关结构特异性 3D 数值模型的个体化支架疲劳寿命分析可为解决这一问题提供有力的帮助。其基本步骤包括：①利用有限元仿真方法对患者特异性 3D 数值模型内支架释放过程进行模拟；②对仿真结果进行后处理，提取支架应力、应变等力学参数；③结合支架材料疲劳寿命模型对支架疲劳寿命进行分析。

（3）LVOT 梗阻

TMVR 术中一旦发生 LVOT 梗阻，若治疗不及时，可能因血流动力学受损引发患者心律失常、充血性心力衰竭，甚至死亡。因此，针对个体化患者预估 Neo-LVOT 血流动力学的改变尤为重要。

Kohli K 等针对 CFD 仿真等技术手段定量评估 TMVR 瓣膜植入对 LVOT 内血压、血流量及流场等血流动力学参量的影响，从而为临床 LVOT 梗阻预测及介入二尖瓣产品研发提供了更为直观的血流动力学证据（图 6.28）。

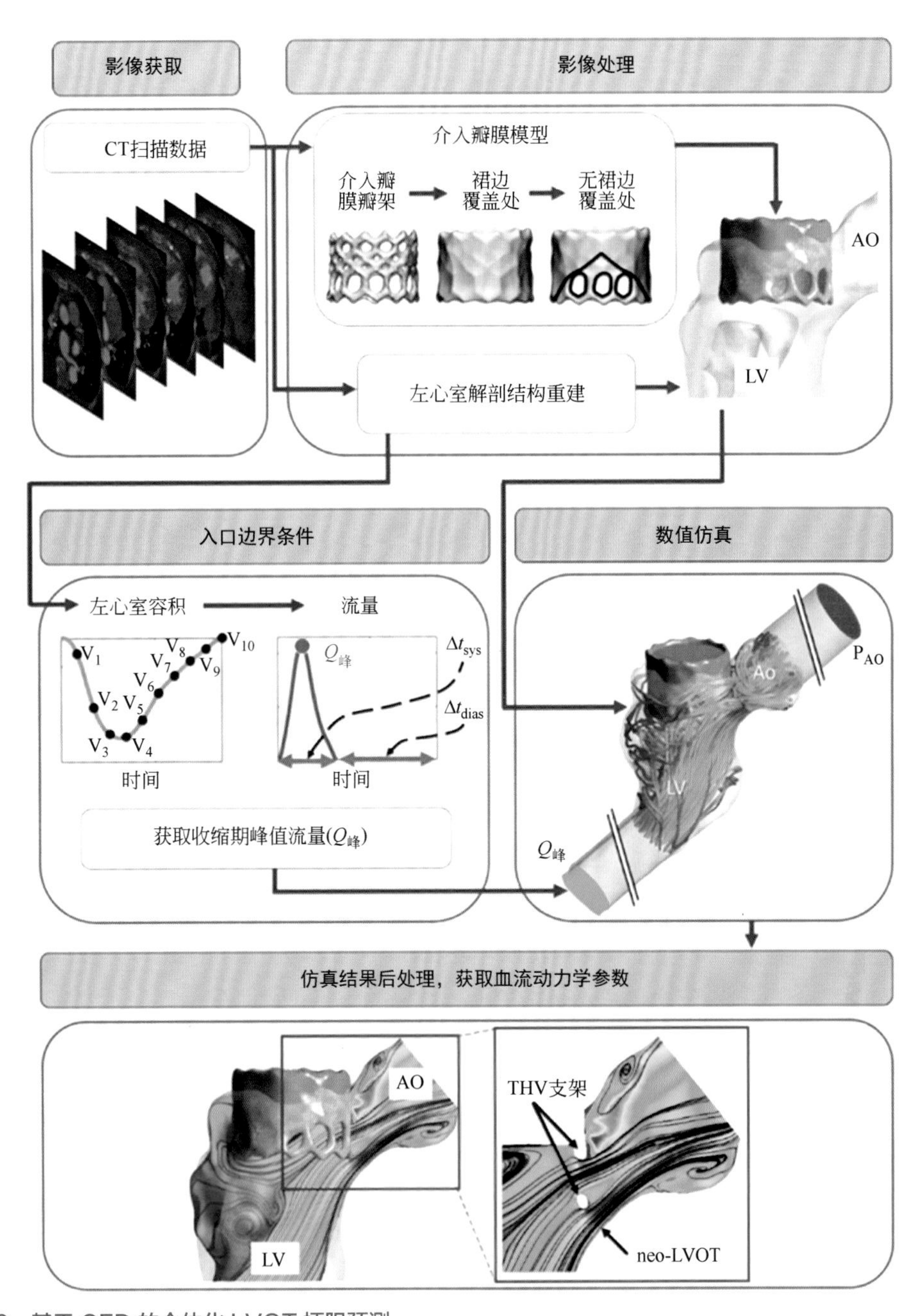

图 6.28　基于 CFD 的个体化 LVOT 梗阻预测

[引自 Kohli K，et al.Annals of Biomedical Engineering，2021，49(6)：1449–1461]

（4）心功能损伤预测

目前 TMVR 术中介入瓣膜的锚定极易造成二尖瓣腱索损伤，而二尖瓣腱索是保证心室收缩功能的重要结构。在收缩期时，腱索一方面拉住二尖瓣使之不会脱垂引起反流，另一方面将心尖组织拉向二尖瓣，帮助心室收缩，贡献一部分的做功。长期缺乏二尖瓣腱索，必然导致心室功能受损，严重者导致顽固性心力衰竭而死亡。因此，目前学术界多认为二尖瓣如能修复，就不置换。

造成这一现状的原因一方面在于 TMVR 手术量较少，临床医师经验有限，在术前评估及患者筛选方面亦无相关的指南；另一方面，TMVR 介入瓣膜的设计亦有待进一步优化，在保证锚定的同时需要考虑对腱索的保护。为了解决以上问题，需要对腱索自身力学性能及其与 TMVR 介入器械之间的力学作用机制有更为深入的了解。

以色列特拉维夫大学的 Marom 等采用有限元数值仿真方法分析了不同尺寸 TMVR 介入瓣膜以不同角度植入后腱索及乳头肌的应力情况，并对其断裂风险进行了评估（图 6.29）。利用此类数值仿真方法结合患者特异性二尖瓣模型，可在术前对介入瓣膜植入后瓣下结构的受力情况开展个体化分析，进而对腱索断裂等瓣下结构损伤进行预测，为临床术前规划及器械优化提供依据。

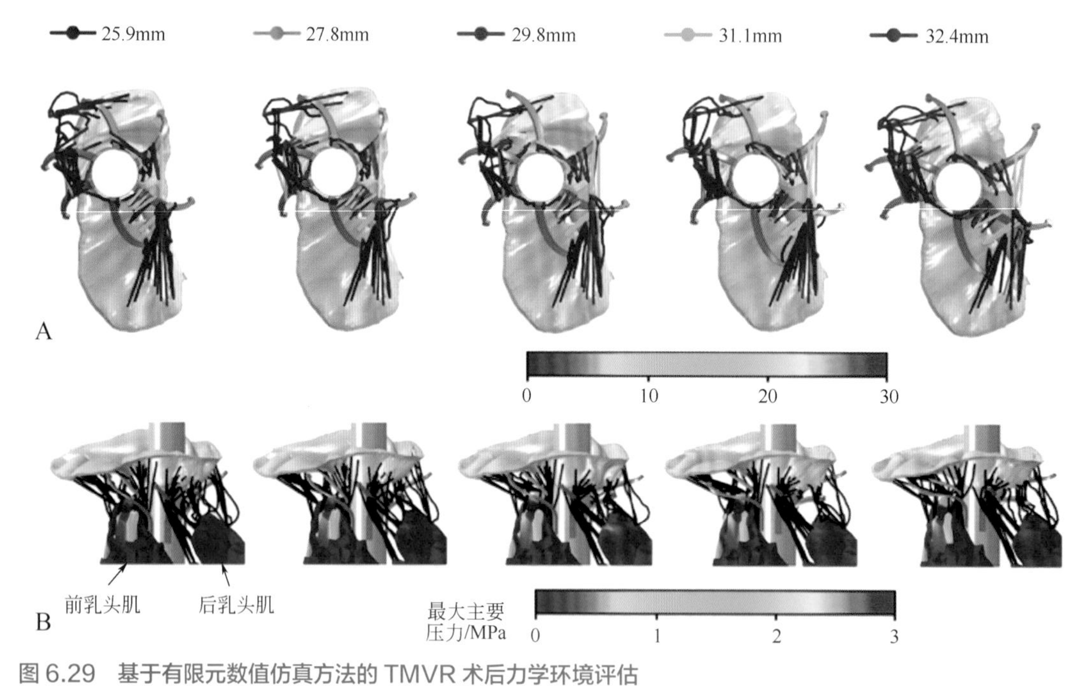

图 6.29 基于有限元数值仿真方法的 TMVR 术后力学环境评估

[引自 Marom G，et al.Innovations：technology and techniques in cardiothoracic and vascular surgery，2021，16(4)：327–333]

A. 腱索应力分布；B. 乳头肌应力分布

参考文献

[1] Baribeau Y, Sharkey A, Mahmood E,et al. Three-dimensional printing and transesophageal echocardiographic imaging of patient-specific mitral valve models in a pulsatile phantom model.J Cardiothorac Vasc Anesth, 2019, 33(12): 3469-3475.

[2] Blanke P, Dvir D, Cheung A, et al. Mitral annular evaluation with CT in the context of transcatheter mitral valve replacement.JACC: Cardiovascular imaging, 2015, 8(5): 612-615.

[3] Blanke P, Naoum C, Dvir D, et al. Predicting LVOT obstruction in transcatheter mitral valve implantation: concept of the neo-LVOT.JACC: Cardiovascular Imaging, 2017, 10(4): 482-485.

[4] Eleid MF, Foley TA, Said SM, et al. Severe mitral annular calcification: Multimodality imaging for therapeutic strategies and interventions.JACC: Cardiovascular Imaging, 2016, 9(11): 1318-1337.

[5] Garcia-Sayan E, Chen T, Khalique OK.Multimodality cardiac imaging for procedural planning and guidance of transcatheter mitral valve replacement and mitral paravalvular leak closure.Front Cardiovasc Med, 2021, 8: 582925.

[6] Gheorghe LL, Mobasseri S, Agricola E, et al. Imaging for native mitral valve surgical and transcatheter interventions.JACC: Cardiovascular imaging, 2021, 14(1): 112-127.

[7] Hao WA, Hs A, Yy A, et al. Morphology display and hemodynamic testing using 3D printing may aid in the prediction of LVOT obstruction after mitral valve replacement.Inter J Cardiol, 2021, 331(2): 296-306.

[8] Hasan R, Mahadevan VS, Schneider H, et al. First in human transapical implantation of an inverted transcatheter aortic valve prosthesis to treat native mitral valve stenosis.Circulation, 2013, 128(6): e74-e76.

[9] Kohli K, Wei ZA, Sadri V, et al. A simplified in silico model of left ventricular outflow in patients after transcatheter mitral valve replacement with anterior leaflet aaceration.Ann Biomed Eng,2021, 49(6): 1449-1461.

[10] Little SH, Bapat V, Blanke P, et al. Imaging guidance for transcatheter mitral valve intervention on prosthetic valves, rings, and annular calcification.JACC: Cardiovascular imaging, 2021, 14(1): 22-40.

[11] Little SH, Vukicevic M, Avenatti E, et al. 3D printed modeling for patient-specific mitral valve intervention: Repair with a clip and a plug.JACC: Cardiovascular Interv, 2016, 9(9): 973-975.

[12] Marom G, Plitman MR, Again N, et al. Numerical biomechanics models of the interaction between a novel transcatheter mitral valve device and the subvalvular apparatus.Innovations, 2021, 16(4): 327-333.

[13] Moritz RP, Michel JM, Erion X, et al. Paravalvular leakage due to ring dehiscence after mitral valve-in-ring therapy: Mechanisms and percutaneous treatment.Euro Heart J, 2020, 41(20): 1944.

[14] Ooms JF, Wang DD, Rajani R, et al. Computed tomography–derived 3D modeling to guide sizing and planning of transcatheter mitral valve interventions.JACC: Cardiovascular imaging, 2021, 14(8): 1644-1658.

[15] Premyodhin N, Mandair D, Ferng AS, et al. 3D printed mitral valve models: Affordable simulation for robotic mitral valve repair.Interact Cardiovasc Thorac Surg, 2018, 26(1): 71-76.

[16] Goswami R, Colin B, Jackson M, et al. Transesophageal echocardiography–guided percutaneous intervention for a mitral valve leaflet perforation.JACC: Cardiovascular Interv, 2015, 8(5): 754-755.

[17] Jian Yang, Alex Pui-Wai Lee, Vladimiro L.Vida.Cardiovascular 3D Printing: Techniques and Clinical Application.1st Edition.Springer, 2021: 145-170.

[18] Ranganath P, Moore A, Guerrero M, et al. CT for pre- and postprocedural evaluation of transcatheter mitral valve replacement.Radiographics, 2020, 40(6): 1528-1553.

[19] Regueiro A, Granada JF, Dagenais F, et al. Transcatheter mitral valve replacement.J Am Coll Cardiol, 2017, 69(17): 2175–2192.

[20] Rihal CS, Sorajja P, Booker JD, et al. Principles of percutaneous paravalvular leak closure.JACC Cardiovasc Interv, 2012, 5(2): 121-130.

[21] Ruiz CE, Hahn RT, Berrebi A, et al. Clinical trial principles and endpoint definitions for paravalvular leaks in surgical prosthesis: An expert statement.J Am Coll Cardiol, 2017, 69: 2067-2087.

[22] Ruiz CE, Jelnin V, Kronzon I, et al. Clinical outcomes in patients undergoing percutaneous closure of periprosthetic paravalvular leaks.J Am Coll Cardiol, 2011, 58(21): 2210-2217.

[23] Sodian R, Kruttschnitt M, Hitschrich N, et al. 3-dimensional printing for the diagnosis of left ventricular outflow tract obstruction after mitral valve replacement.Inter Cardiovasc Thorac Surg, 2021, 32(5): 724–726.

[24] Sorajja P, Cabalka AK, Hagler DJ, et al. The learning curve in percutaneous repair of paravalvular prosthetic regurgitation: An analysis of 200 cases.Jacc Cardiovasc Interv, 2014, 7(5): 521-529.

[25] Sturla F, Vismara R, Jaworek M, et al. In vitro and in silico approaches to quantify the effects of the MitraClip® system on mitral valve function.J Biomech, 2017, 50: 83-92.

[26] Vukicevic M, Puperi DS, Grande-Allen KJ, et al. 3D printed modeling of the mitral valve for catheter-based structural interventions.Ann Biomed Eng, 2017, 45(2): 508-519.

[27] Wang DD, Eng MH, Greenbaum AB, et al. Validating a prediction modeling tool for left ventricular outflow tract (LVOT) obstruction after transcatheter mitral valve replacement (TMVR).Catheter Cardiovasc Interv, 2017, 92(2): 379-387.

[28] Wang H, Song H, Yang Y, et al. Morphology display and hemodynamic testing using 3D printing may aid in the prediction of LVOT obstruction after mitral valve replacement.Int J Cardiol, 2021, 331: 296-306.

[29] Yang Y, Wang Z, Chen Z, et al. Current status and etiology of valvular heart disease in China: a population-based survey.BMC Cardiovasc Disord, 2021, 21(1): 339.

[30] 陈思楷 , 周青 , 宋宏宁 , 等 . 多模态医学影像融合技术 3D 打印心脏模型方法学及精准度研究 . 中华超声影像学杂志 , 2018, 27(11): 924-930.

[31] 金屏 , 赖盛伟 , 逯登辉 , 等 . 瓣周漏介入封堵治疗的安全性和有效性 . 心脏杂志 , 2019, 31(1): 28-33.

[32] 刘雷 , 法宪恩 , 周玉阳 , 等 .3D 打印在经导管封堵治疗心脏瓣周漏中的作用研究进展 . 中华实用诊断与治疗杂志 , 2018, 32(10): 104-106.

[33] 秦悦 , 徐臣年 , 杨剑 . 经心尖入径二尖瓣置换术的临床应用及展望 . 中国介入心脏病学杂志 , 2019, 27(02): 115-118.

[34] 王浩 , 周青 .3D 打印结合体外模拟循环系统在心血管疾病诊疗中的应用及研究进展 . 中华生物医学工程杂志 , 2020, 26(1): 87-92.

[35] 杨剑 . 心血管 3D 打印技术 . 北京 : 化学工业出版社 , 2020: 101-136.

[36] 杨剑 , 吴永健 . 经导管主动脉瓣置换术中的 3D 打印技术 . 北京 : 化学工业出版社 , 2022: 95-146.

[37] 杨远婷 , 周青 , 宋宏宁 , 等 .3D 打印制作二尖瓣脱垂模型在二尖瓣成形术中的应用初探 . 中华超声影像学杂志 , 2019, 28(5): 375-381.

[38] 赵玉玺 , 周建 , 冯睿 , 等 . 经导管二尖瓣置换术治疗二尖瓣反流研究进展 . 介入放射学杂志 , 2019, 28(10): 1000-1004.

第7章

3D打印技术在经导管二尖瓣介入治疗中的应用案例

笔者所在空军军医大学西京医院及中国医学科学院阜外医院结构性心脏病团队，长期致力于经导管二尖瓣介入治疗工作，研发了国产首个经导管二尖瓣置换系统及首个球囊扩张式经导管瓣膜系统等新器材，开展了全球首例全超声指导经导管二尖瓣置换术、全球首例 MitralStitch 临床应用、亚洲首例 3D 打印指导下经导管二尖瓣“瓣中瓣”置换术、国内首例经导管二尖瓣夹合术、国内首例经皮房间隔途径二尖瓣“瓣中瓣”置换术等多项领先的新技术。

近年来，笔者所在团队紧随国内外心血管医学发展潮流，致力于将心血管 3D 打印技术与先进的经导管二尖瓣介入治疗技术相结合，通过打印上百例患者心脏及二尖瓣模型进行临床实践，构建体外试验台，模拟多种经导管二尖瓣介入治疗技术操作，选择适合种类、型号的器械，进一步对左心室流出道梗阻、瓣膜移位、瓣周漏等严重并发症进行演练，评估可能出现的多种可能，预判术后疗效，培训新术者及心脏团队。初步的临床实践结果证明，3D 打印技术可有效地协助临床医师制订个性化经导管二尖瓣介入治疗手术方案，提高经导管二尖瓣介入治疗的成功率和安全性，取得了良好的临床效果。下面通过 5 个代表性病例，进一步阐述心血管 3D 打印技术在不同经导管二尖瓣介入治疗中的临床应用。

病例 1 3D 打印指导经皮二尖瓣球囊成形术

【病例基本信息】

患者，女性，58 岁。主诉：间歇性心悸、气短、胸闷、胸痛 20 年，加重 1 个月。现病史：患者 20 年前劳累后感心悸、气短、胸闷、胸痛，疼痛位于心前区，呈压榨样，向左肩及后背放射，近 1 个月患者病情加重。行超声心动图检查提示：风湿性心脏病；二尖瓣狭窄（重度）。主要异常检查及化验指标：BUN 10.74mg/dL，CRE 151μmol/L，BNP 6188pg/mL。

【术前诊断】

风湿性心脏病；二尖瓣狭窄；心功能Ⅲ级。

【术前超声检查】

多切面提示：风湿性心脏病；二尖瓣狭窄（重度）；左心房扩大；二尖瓣前、后瓣增厚至 4mm，回声增强，瓣下腱索增粗、粘连；舒张期瓣口开放受限，瓣叶开口面积 $0.747cm^2$。彩色血流提示：二尖瓣瓣下湍流 235cm/s，PG_{max}22mmHg；三尖瓣反流（少量），无二尖瓣反流。EF：54%；FS：27%（图 7.1）。

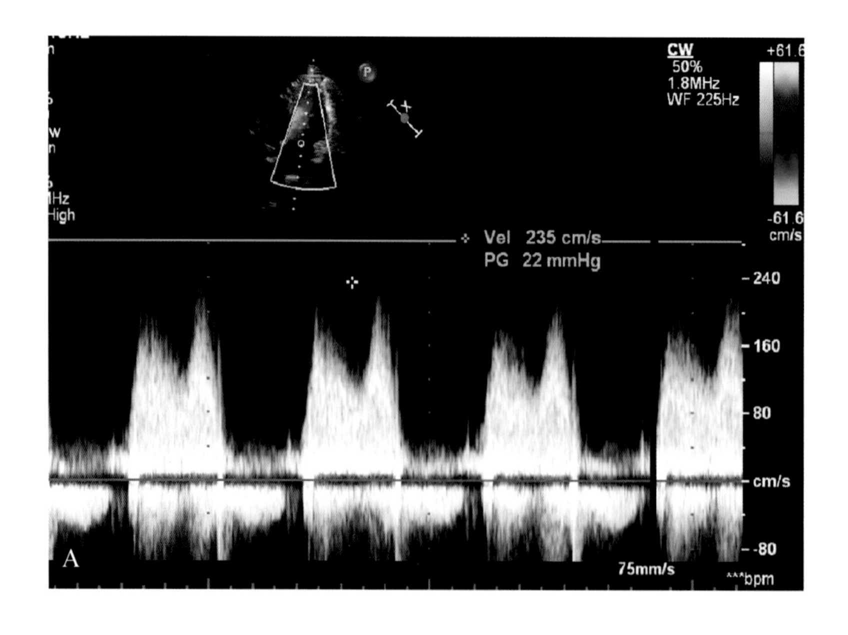

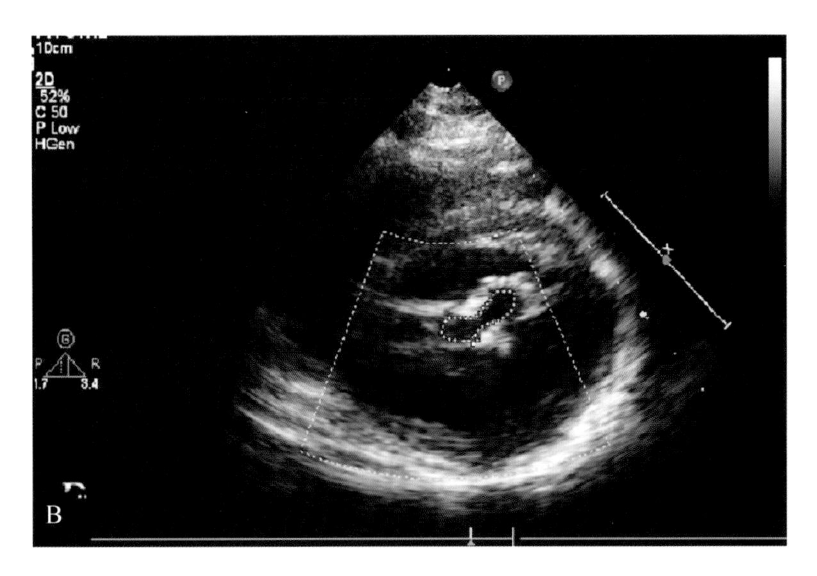

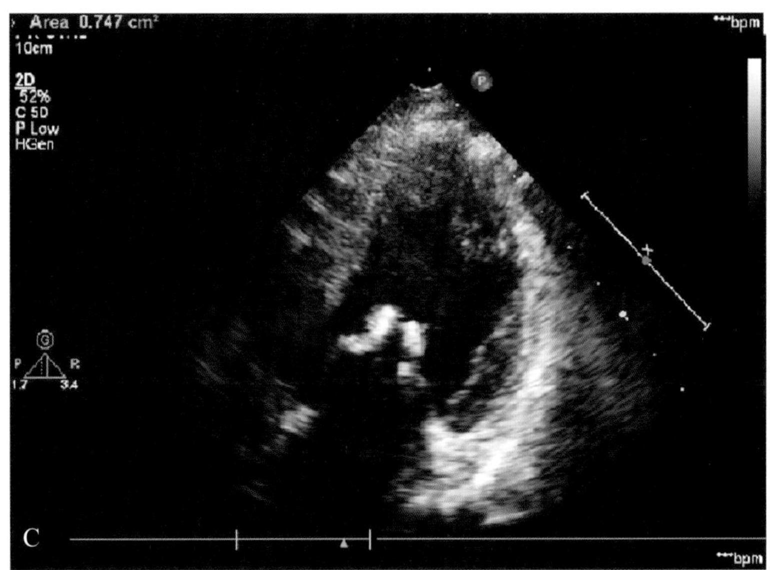

图 7.1 术前超声心动图影像

A. 连续多普勒超声心动图显示二尖瓣瓣下流速及压差；B. 左心室短轴切面显示二尖瓣开口狭窄；C. 两腔心切面可见二尖瓣前、后叶增厚，开口重度狭窄

【术前 3D 打印评估】

应用患者 CT 数据，针对二尖瓣部位进行计算机三维重建，通过 3D 打印模型可清楚观察二尖瓣的解剖结构、前叶与后叶的厚度、瓣叶开口大小，进一步了解二尖瓣狭窄的程度；此外，通过模型可以进行体外模拟房间隔穿刺及球囊扩张，了解房间隔的穿刺位置、球囊扩张时球囊的位置、选择合适大小球囊以及球囊充盈的程度等，进一步优化制订经皮二尖瓣球囊成形方案（图 7.2）。

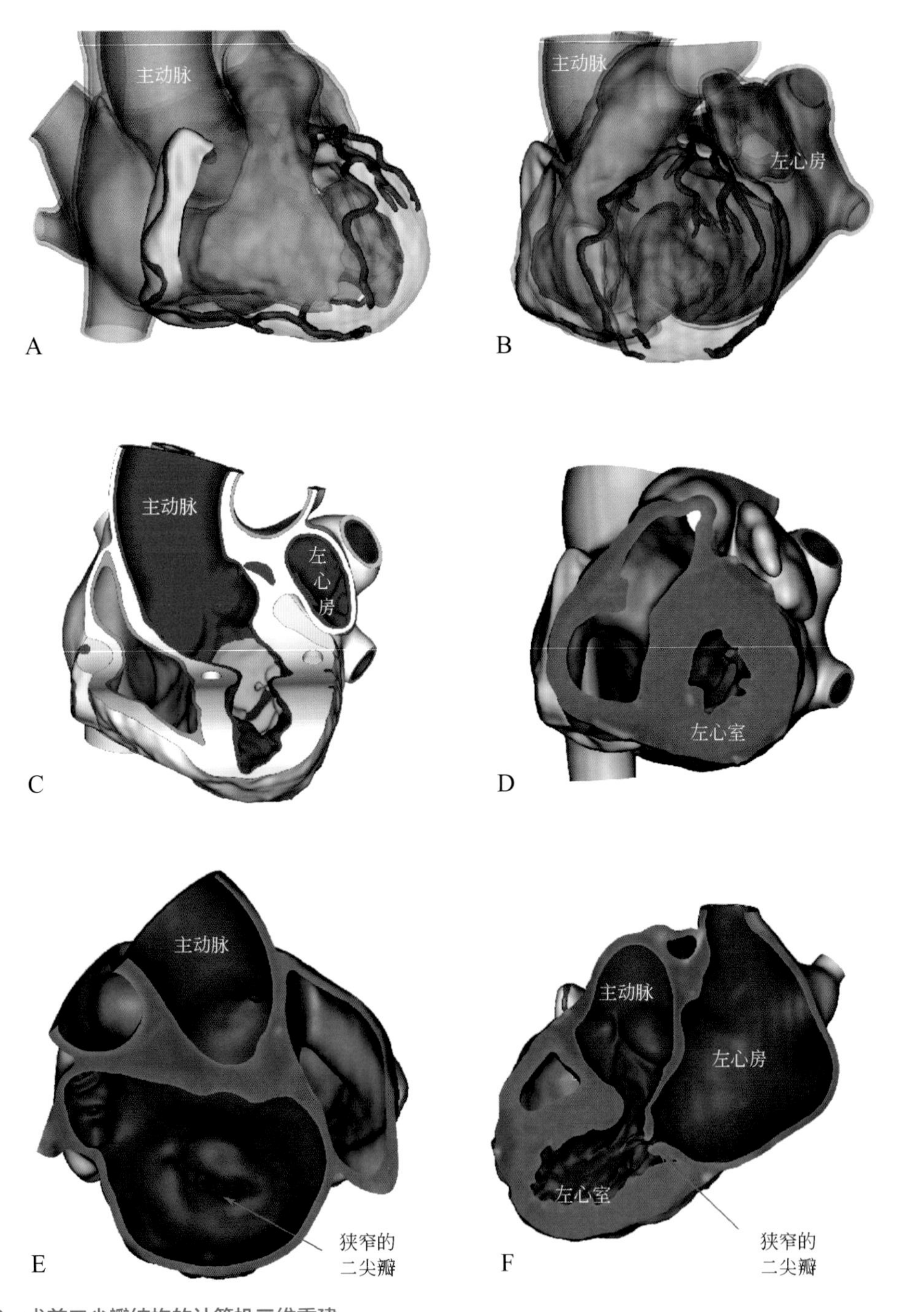

图 7.2 术前二尖瓣结构的计算机三维重建

A. 正位观；B. 左前位观；C. 心脏剖面图观；D. 左心室面观；E. 左心房面观；F. 三腔心剖面观

【手术过程】

于介入导管室行经皮二尖瓣球囊成形术。患者取平卧位，消毒手术部位并铺单，局部麻醉后穿刺右侧股动、静脉后置入 6F 鞘管，猪尾巴导管沿股动脉鞘管送至主动脉窦底进行定位标记。经股静脉穿刺鞘送指引导丝至上腔静脉，沿导丝送入房间隔穿刺鞘及穿刺针。经胸超声引导下后撤房间隔穿刺鞘至卵圆窝位置，进行房间隔穿刺，扩张鞘穿过房间隔后交换以两圈半导丝。沿该导丝送入 26mm 的 INOUE 球囊导管，操纵该球囊导管跨过狭窄的二尖瓣瓣口入左心室，进行二尖瓣球囊扩张。扩张时在 DSA 和超声影像下进行，可见球囊充盈，具有明显腰征（图 7.3），反复扩张 3 次。

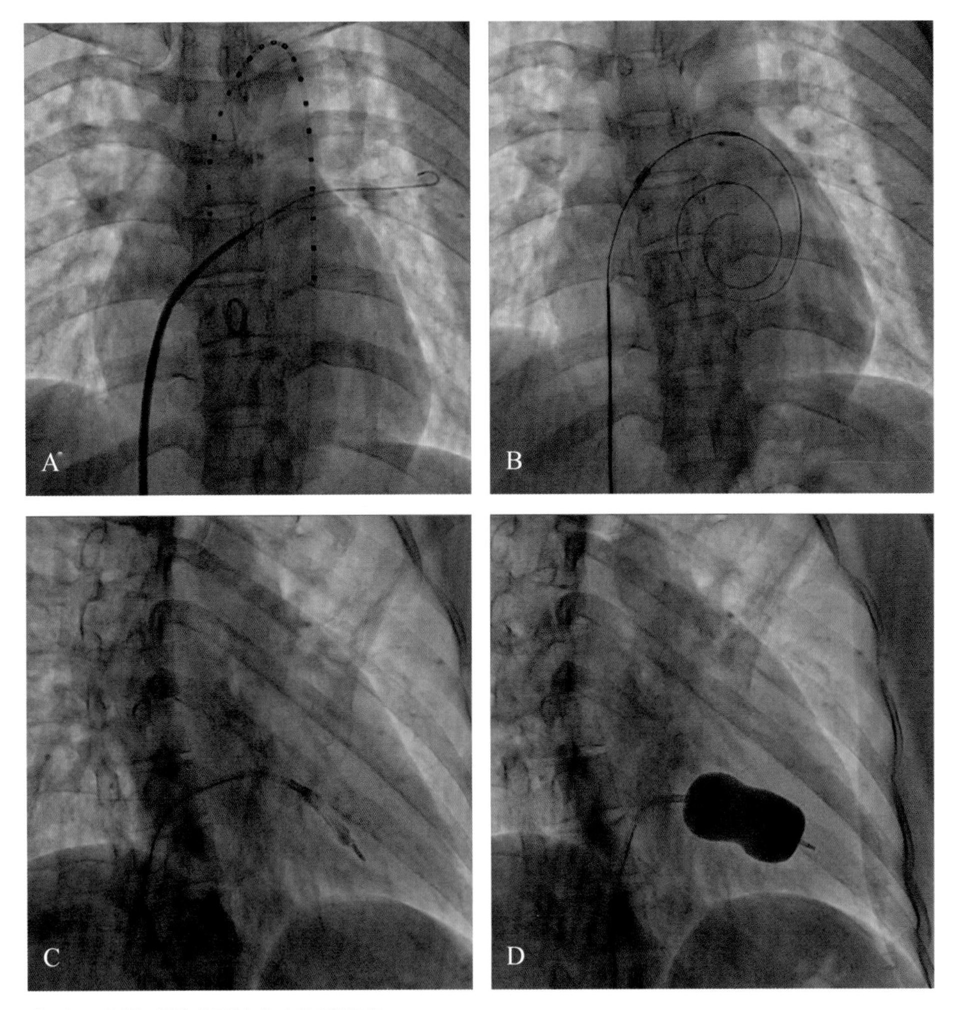

图 7.3　经皮二尖瓣球囊成形的术中透视影像

A. 房间隔穿刺后导丝进入肺静脉；B. 更换为两圈半导丝送入左心房；C. 球囊导管通过狭窄的二尖瓣瓣口；D. 球囊充盈扩张，可见明显腰征

球囊扩张后经胸超声检查可见：瓣口开放面积 2.06cm^2。彩色血流提示：二尖瓣无反流，瓣下湍流 157cm/s，PG_{max}10mmHg（图 7.4）。听诊心尖区杂音消失，拔除鞘管，局部压迫止血，患者回普通病房，次日恢复良好后出院。

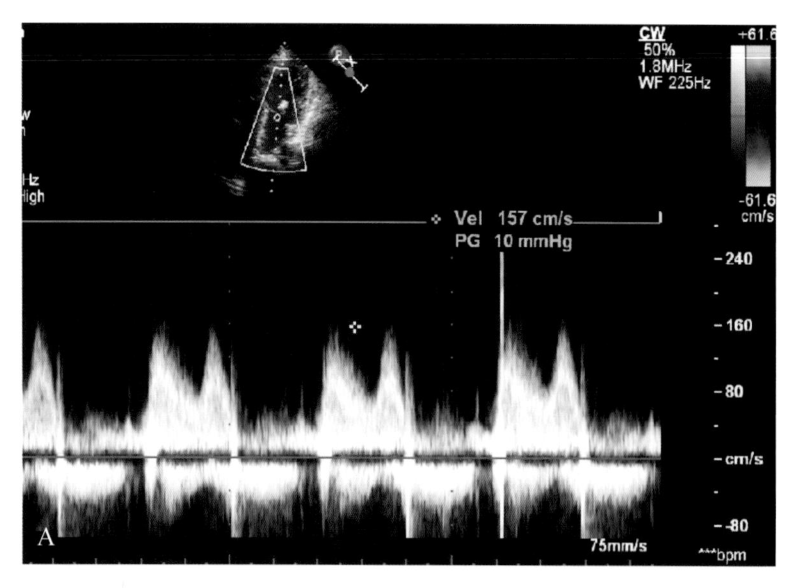

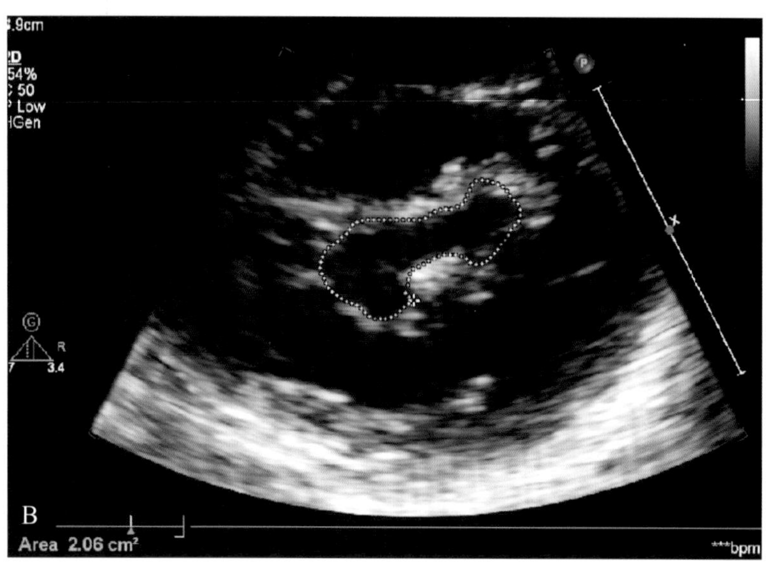

图 7.4　术后超声心动图检查

A. 连续多普勒超声显示球囊扩张后二尖瓣瓣下流速和压差较术前明显改善；B. 左心室短轴切面显示二尖瓣球囊扩张后瓣叶有效开口面积明显改善

【术后 3D 打印评估】

术后患者二尖瓣狭窄解除明显，同时对患者进行了 CT 复查，利用患者术后 CT 数据进行三维重建并 3D 打印。通过术前、术后 3D 打印模型进行比较可见：患者 PMBV 术后改善明显，二尖瓣瓣口面积明显扩大，球囊扩张对瓣叶没有损害，二尖瓣前瓣与后瓣未见撕裂，通过收缩期 3D 打印模型可见二尖瓣闭合良好（图 7.5）。

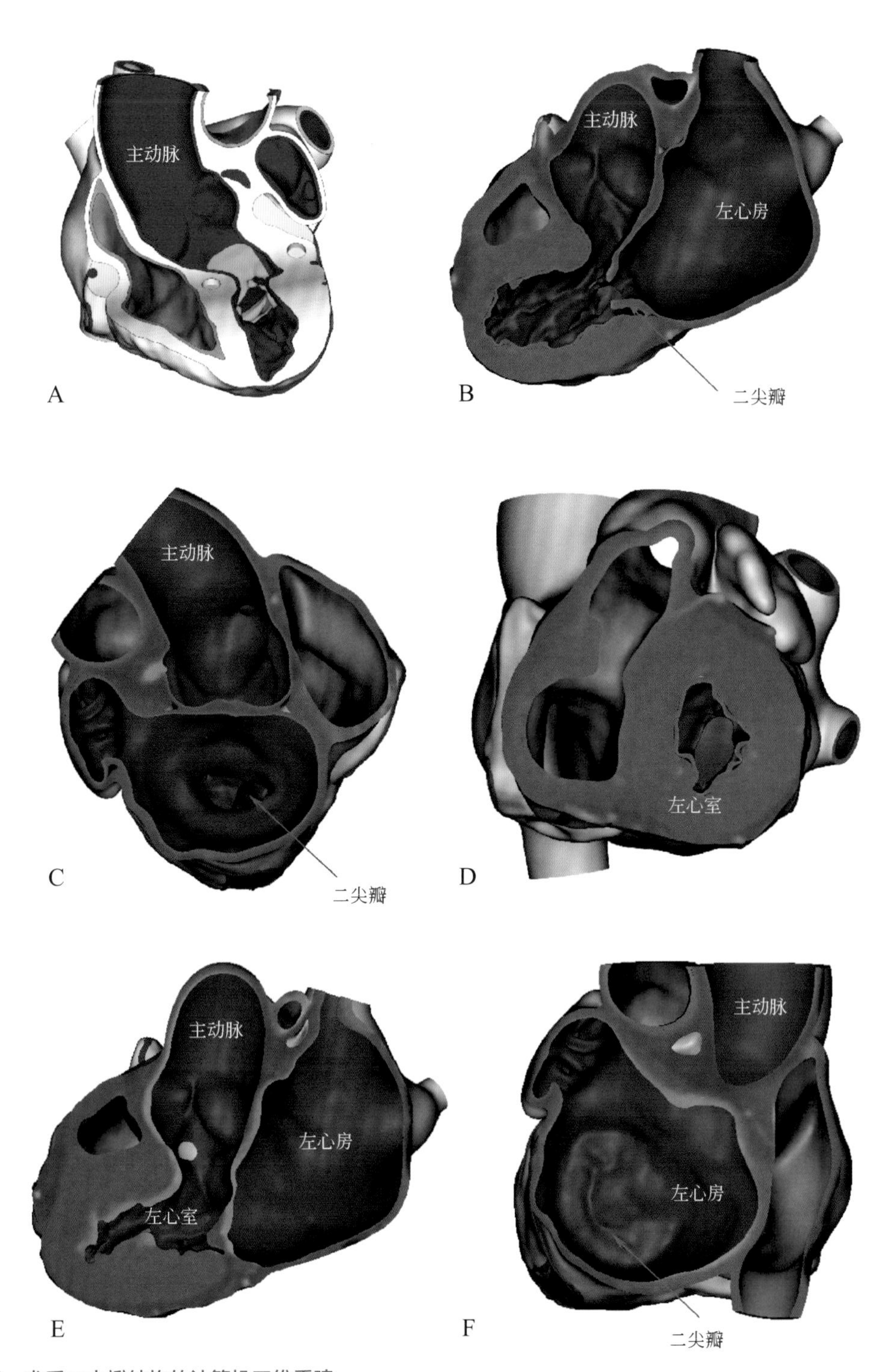

图 7.5　术后二尖瓣结构的计算机三维重建

A. 舒张期心脏剖面图观术后二尖瓣瓣口开放明显增大；B. 舒张期心脏剖面图观术后二尖瓣瓣口明显增宽；C. 舒张期左心房面观二尖瓣瓣口开放明显增大；D. 舒张期左心室面观二尖瓣瓣口开放明显增大；E. 收缩期心脏剖面图观术后二尖瓣瓣叶闭合良好；F. 收缩期左心房面观二尖瓣瓣叶闭合良好

【病例小结及讨论】

二尖瓣狭窄一般是由风湿性心脏病引起的，二尖瓣结构发生改变，导致瓣叶的开放受限，舒张期左心室回心血量减少，左心房压增高，从而引起心脏结构和功能的变化。正常二尖瓣瓣口面积约为 4 ～ 6cm^2，根据二尖瓣瓣口面积大小，可将二尖瓣狭窄分为轻、中、重度：轻度狭窄，二尖瓣瓣口面积约 1.5 ～ 2.0cm^2；中度狭窄，二尖瓣瓣口面积约 1.0 ～ 1.5cm^2；重度狭窄，二尖瓣瓣口面积 <1.0cm^2。二尖瓣狭窄患者临床表现有：夜间阵发性呼吸困难、肺水肿、咳嗽、咯血、体循环栓塞、心力衰竭及心房颤动等临床症状。超声心动图是诊断二尖瓣狭窄的首选无创性检查，可观察瓣叶活动情况，测量瓣口面积、瓣下流速、跨瓣压差、房室腔大小等。

临床治疗二尖瓣狭窄的手术方式有：经皮二尖瓣球囊成形术（PMBV）、二尖瓣成形术及二尖瓣置换术。相较二尖瓣置换而言，PMBV 手术创伤小，无须开胸和体外循环辅助，术后不需抗凝。《2020 ACC/AHA 瓣膜性心脏病患者治疗指南》及欧洲 ESC 指南均推荐：若二尖瓣解剖条件适宜，PMBV 优于二尖瓣置换（Ⅰa 级证据等级）。

此例为重度风湿性二尖瓣狭窄患者，超声影像未见明显钙化，无二尖瓣关闭不全，心功能Ⅲ级，左心房未见明显血栓，主要表现为瓣叶融合，二尖瓣下结构融合较轻，具有明确的 PMBV 适应证。为保障该患者 PMBV 手术顺利实施，减少并发症，团队在患者术前进行超声诊断的基础上，还进行了患者的 CTA 检查。一方面可排除冠状动脉疾病，另一方面应用 CT 数据三维重建二尖瓣及毗邻结构并 3D 打印，通过 3D 打印模型可更清晰观察了解二尖瓣及左心房、左心室等毗邻解剖结构，同时可以在 3D 打印模型上演练房间隔穿刺，包括位置的选择、穿刺针的方向、进针深度等，并可利用模型使用球囊导管模拟球囊扩张过程。经过术前影像学和 3D 打印的综合评估，择期对患者实施了 PMBV 手术，选择了 26mm 球囊，从 24mm 起逐次增加球囊容量，动态观察二尖瓣反流情况，反复扩张 3 次。手术效果与术前模拟一致，瓣口面积增加到 2.06cm^2，术后峰值压差由 22mmHg 降至 10mmHg，二尖瓣未见明显反流，手术效果明显。

对于传统的 PMBV 手术，一般无须行 CTA 检查，在透视及超声引导下即可完成。笔者潘湘斌教授带领团队，研究开发了全超声引导下经皮二尖瓣狭窄球囊扩张术，创伤更小、恢复更快，尤其对于儿童及妊娠妇女更有优势。笔者杨剑教授所在空军军医大学西京医院心血管外科团队尝试利用 3D 打印技术辅助指导 PMBV 手术，依据患者术前 CTA 数据进行三维建模及 3D 打印，可以进行体外模拟房间隔穿刺及球囊扩张，通过模拟可以了解房间隔的穿刺位置、球囊扩张时球囊的位置、选择合适的球囊大小以及球囊充盈的程度等，避免出现交界严重撕裂及二尖瓣急性关闭不全、心包填塞等并发症，缩短学习曲线，为复杂疑难二尖瓣狭窄患者提供了个体化的精准 PMBV 手术方案。

参考文献

[1] Asgar AW, Ducharme A, Pellerin M, et al.The evolution of transcatheter therapies for mitral valve disease: From mitral valvuloplasty to transcatheter mitral valve replacement.Can J Cardiol, 2020: D0828-282X(20): 31187-31189.

[2] Greutmann M, Benson L, Silversides CK.Percutaneous valve interventions in the adult congenital heart disease population: Emerging technologies and indications.Can J Cardiol, 2019, 35(12): 1740-1749.

[3] Kumar RK, Antunes MJ, Beaton A, et al.American Heart Association Council on Lifelong Congenital Heart Disease and Heart Health in the Young; Council on Cardiovascular and Stroke Nursing; and Council on Clinical Cardiology.Contemporary diagnosis and management of rheumatic heart disease: Implications for closing the gap: a scientific statement from the American Heart Association.Circulation, 2020, 142(20): e337-e357.

[4] Mutagaywa RK, Wind AM, Kamuhabwa A, et al.Rheumatic heart disease anno 2020: Impacts of gender and migration on epidemiology and management.Eur J Clin Invest, 2020, 50(12): e13374.

[5] Otto CM, Nishimura RA, Bonow RO, et al.2020 ACC/AHA guideline for the management of patients with valvular heart disease: A report of the American College of Cardiology/American Heart Association Joint Committee on clinical practice guidelines.J Am Coll Cardiol, 2021, 77(4): e25-e197.

[6] Passeri JJ, Dal-Bianco JP.Percutaneous balloon mitral valvuloplasty: echocardiographic eligibility and procedural guidance.Interv Cardiol Clin, 2018, 7(3): 405-413.

[7] Turi ZG.The “very” long and short of it: Follow-up of balloon mitral valvuloplasty in a select population. JACC Cardiovasc Interv, 2018, 11(19): 1953-1955.

[8] Wunderlich NC, Dalvi B, Ho SY, et al.Rheumatic mitral valve stenosis: Diagnosis and treatment options.Curr Cardiol Rep, 2019,21(3): 14.

[9] 戴汝平 . 总结经验把二尖瓣球囊扩张术提高到新水平 . 中华心血管病杂志 , 1994, 22(5): 333-334.

[10] 黄晨旭 , 林颖 , 张蕾 , 等 . 风湿性二尖瓣狭窄 (RMS) 合并肺高压 (PH) 经皮球囊二尖瓣成形术 (PMBV) 的短期疗效 . 复旦学报医学版 , 2019, 46(4): 499-503.

[11] 李慕子 , 刘垚 , 徐楠 , 等 . 单纯超声与 X 线透视引导下二尖瓣球囊扩张术的早期临床结果对比研究 . 中国循环杂志 , 2019, 34(9): 882-886.

[12] 张金荣 , 张维东 , 杨燕斐 , 等 . 经皮二尖瓣球囊扩张术 600 例临床总结 . 中国介入心脏病学杂志 , 1995, 3(4): 151-153.

病例2 3D打印指导经导管二尖瓣置换术

【病例基本信息】

患者，男性，76岁。主诉：间歇性心悸、气短、胸闷3年，加重1个月。现病史：患者于3年前无明显诱因感心悸、气短、胸闷，休息后缓解，未予特殊处理。1个月前无明显诱因胸闷持续加重。行超声心动图检查提示：二尖瓣关闭不全（大量）。既往史：合并心房颤动、甲状腺功能减退症、哮喘近10年。主要异常检查及化验指标：CRE 51μmol/L，NT-ProBNP 35000.00pg/mL。STS评分：8.340%；Euroscore评分：13.0%。

【术前诊断】

二尖瓣关闭不全；三尖瓣关闭不全；心功能Ⅳ级；心房颤动；甲状腺功能减退症；哮喘。

【术前超声检查】

术前经胸超声及经食管超声检查提示：全心明显扩大；左心室下壁运动幅度减低；收缩期双平面及3D成像可见二尖瓣关闭不全间隙。彩色多普勒超声可见大量五彩血流至左心房，二尖瓣反流（大量），V_{max}373cm/s；三尖瓣反流（中量）；二尖瓣有效瓣口面积8.3cm^2。根据PISA法计算，二尖瓣反流容积62mL；双平面法估测EF：31%（图7.6）。

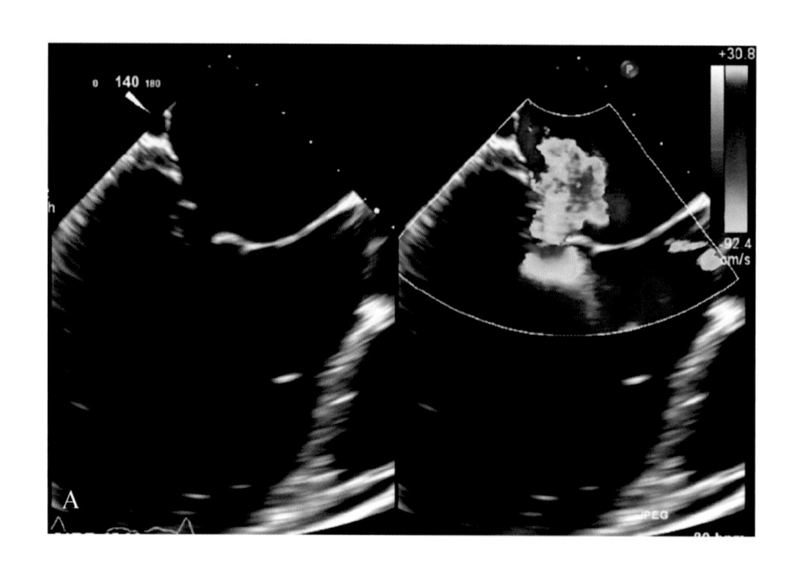

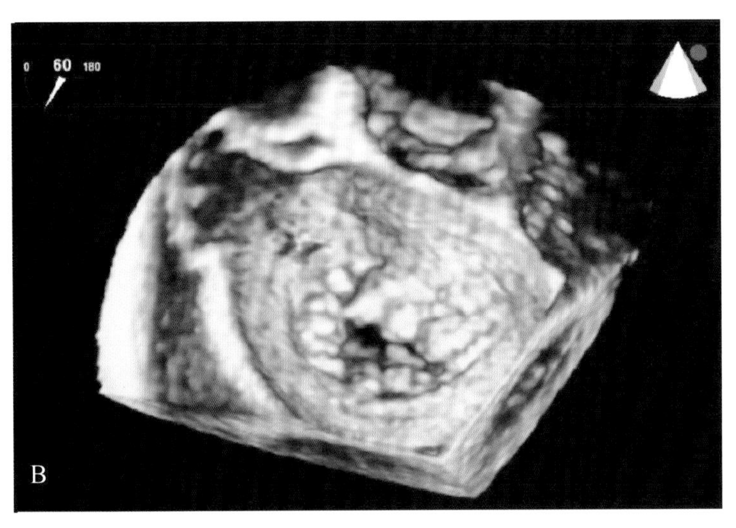

图 7.6　术前经食管超声心动图影像

A. 收缩期二维及彩色双幅对比模式评估二尖瓣反流情况；B.3D 超声影像显示二尖瓣脱垂

【术前 CTA 评估】

术前利用 Circle Cardiovascular Imaging42 软件 (Calgary，Canada) 对患者 CT 影像数据进行评估分析，测得患者舒张期二尖瓣瓣环周长径为 107.04mm，IC 径为 44.58mm，SL 径为 38mm，TT 径为 28.33mm；并对左心房、左心室的大小进行测量；利用该软件的经心尖模块，计算同轴性最佳时系统通过心尖进入二尖瓣位置需要预弯的角度；同时在收缩期模拟合适型号的支架植入左心室流出道深 20mm 时，计算出新左心室流出道有效面积为 $2.6cm^2$（图 7.7）。

【术前 3D 打印评估】

术前利用患者的 CTA 影像数据，对患者二尖瓣和毗邻组织进行数字三维重建，导出 STL 文件至 Polyjet 850 多彩多材料喷射成型 3D 打印机，后处理后得到 1∶1 医用 3D 打印模型。在超声检查和 CT 评估的基础上，3D 模型能更清楚地观察到该患者二尖瓣及毗邻组织解剖结构（图 7.8）。

该患者为二尖瓣重度关闭不全，无狭窄，瓣叶未见明显钙化，拟植入的 Mi-thos® 瓣膜（上海纽脉医疗科技股份有限公司）自身的“D”形结构设计特点，原位释放对精准定位有极高的要求。术前通过 3D 打印患者舒张期和收缩期的 1∶1 心脏模型，于体外反复多次演练，观察定位深浅不同，瓣膜释放后的形态及在左心房和左心室的分布情况，评估最佳型号器材、心尖入路的位置、同轴线、释放初始定位及释放过程中应注意的众多细节，以辅助 TMVR 手术的顺利进行（图 7.9）。最终，结合术前 CT 三维重建模拟及 3D 打印体外模拟的结果，为该患者制订了个性化的手术策略：选择经心尖入路，植入 45mm 的 Mi-thos® 瓣膜，优化同轴性、初始定位等细节后，Mi-thos® 瓣膜可以稳固锚定在二尖瓣处，并不影响 LVOT，确定了该患者详细的个性化 TMVR 手术方案。

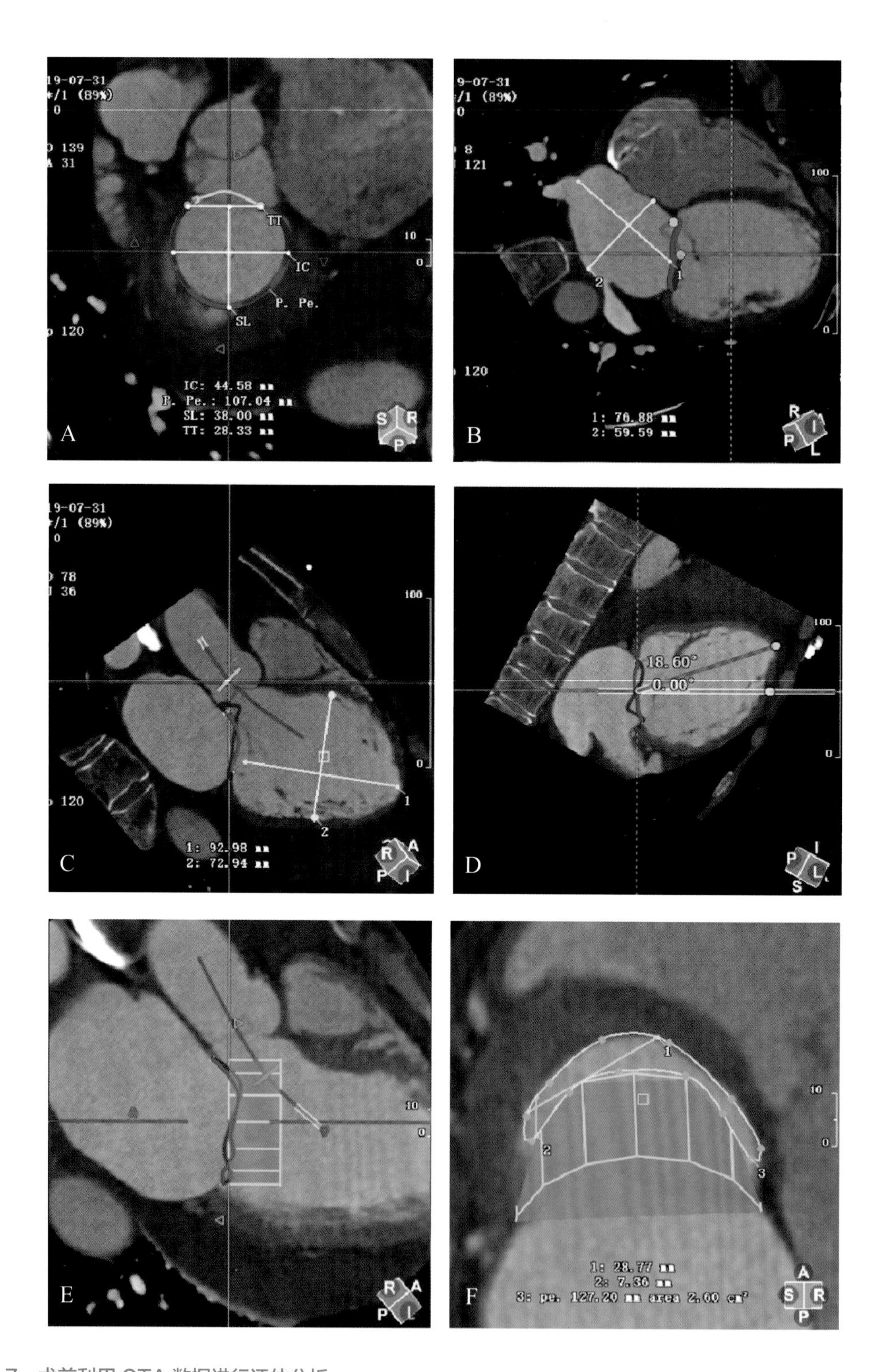

图 7.7 术前利用 CTA 数据进行评估分析

A. 二尖瓣瓣环大小测量；B. 舒张期左心房大小测量；C. 舒张期左心室大小测量；D. 心尖与二尖瓣之间的夹角测量；E. 三腔心切面显示于左心室流出道面深度为 20mm 处模拟植入经导管瓣膜的效果；F. 测算新左心室流出道的有效面积

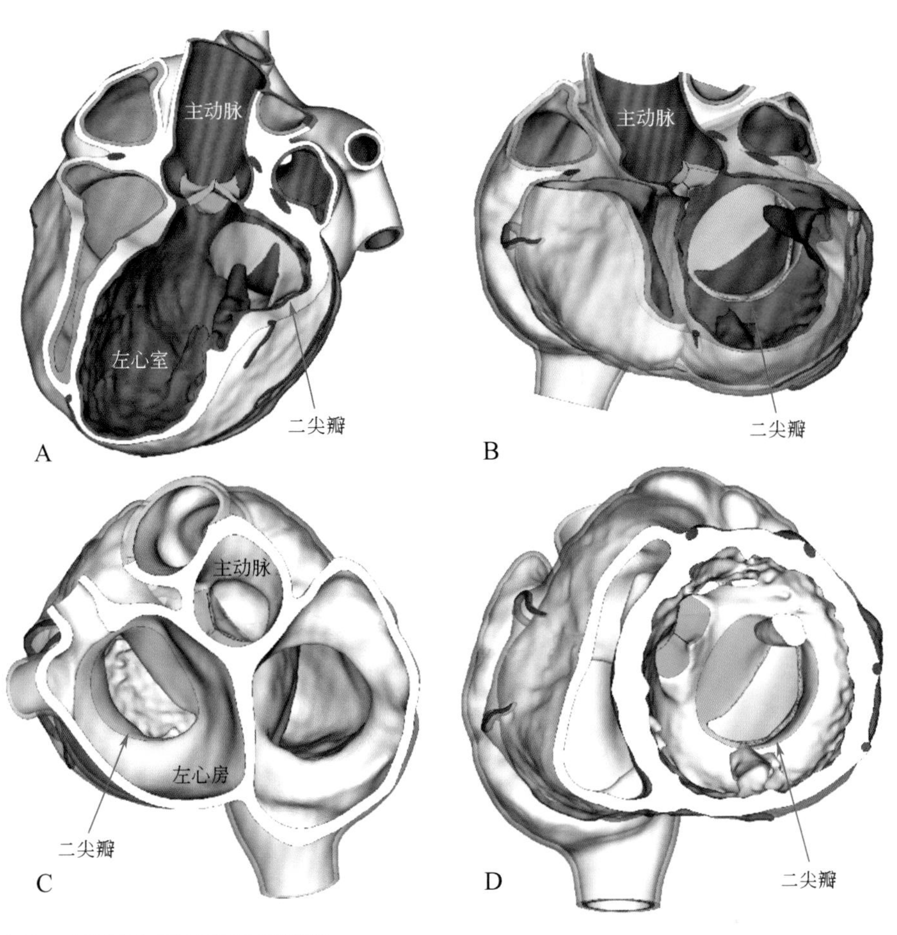

图 7.8 术前二尖瓣结构的计算机三维重建

A. 舒张期五腔心剖面图观；B. 舒张期心脏剖面图观；C. 舒张期左心房面观；D. 舒张期左心室流出道面观

蓝色为二尖瓣瓣叶，绿色为主动脉瓣瓣叶

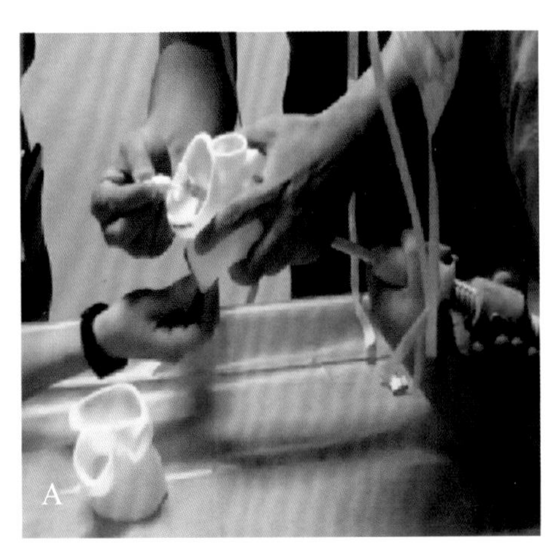

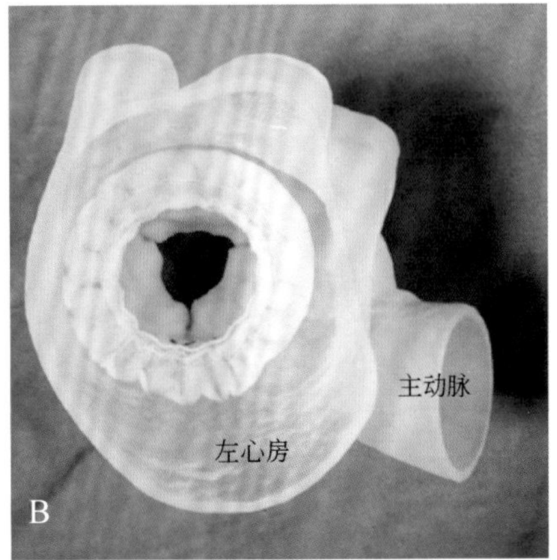

图 7.9

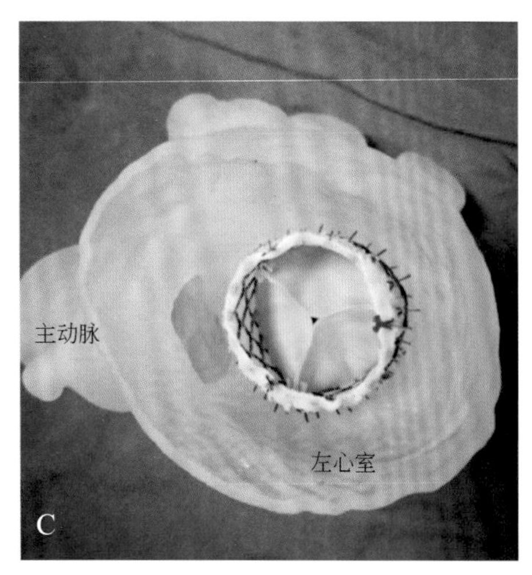

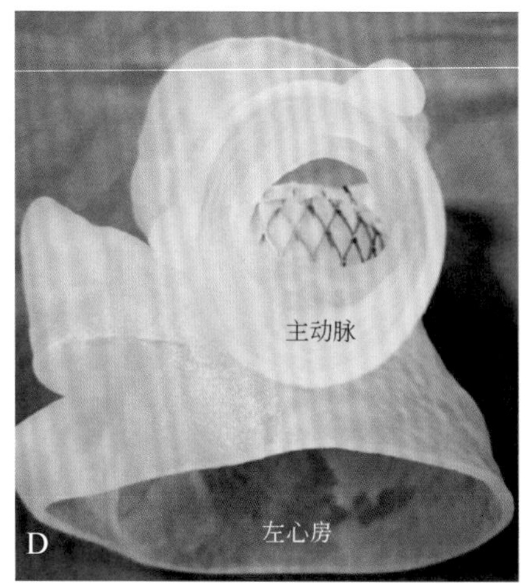

图 7.9 术前利用 3D 打印二尖瓣模型体外模拟 Mi-thos® 瓣膜释放

A.3D 打印模型体外模拟瓣膜释放过程；B. 释放后左心房面观；C. 释放后左心室面观；D. 释放后升主动脉面观

【手术过程】

于复合导管室内经心尖入路对患者实施 TMVR 手术。全身麻醉，仰卧位，消毒手术部位并铺单，经右侧股静脉放置临时起搏导管于右心室心尖部，经左侧股动脉鞘管放置 6F 猪尾巴导管至左心室，造影显示二尖瓣大量反流；透视下确定心尖位置，于左侧胸前外侧第 6 肋间行 5cm 手术切口，逐层进入胸腔，切开、悬吊心包，经食管超声辅助确定心尖荷包缝合位置，3-0 prolene 双针带垫片六边形缝荷包；心尖穿刺，置入 6F 穿刺鞘，操纵多功能导管及导丝跨越二尖瓣进入左心房，交换以 Lunderquist 加硬导丝（美国 COOK 公司），沿该导丝经心尖荷包送入装载好的 45mm 的 Mi-thos® 瓣膜导管输送系统至左心房，部分释放 Mi-thos® 瓣膜左心房侧盘片，在 TEE 引导下旋转调整定位，将其“D”形结构与自体二尖瓣解剖结构相匹配；确定好释放位置后，快速心室起搏至 180 次 / 分，待血压降至 50mmHg 左右时，下拉 Mi-thos® 瓣膜并快速释放左心室部分，停止起搏，撤回输送系统。术后应用猪尾巴导管在左心室进行造影，结果显示：Mi-thos® 瓣膜在原位二尖瓣处形态、位置理想，瓣周及中心无明显反流（图 7.10）；经食管超声心动图检查瓣膜的形态位置及反流情况与造影结果一致，左心室流出道通畅，无压差（图 7.11）。测量左心室压力后，撤除所有导管及导丝，充分止血，手术结束后送患者入重症监护室，术后 7 天该患者顺利出院。

【术后 3D 打印评估】

术后半年患者随访，进行 CTA 检查，利用患者 CTA 数据再次进行三维重建（图 7.12）并 3D 打印，结果显示 Mi-thos® 瓣膜在左心房和左心室面的分布合理，瓣膜稳固性良好，对左心室流出道没有影响，人工 Mi-thos® 瓣膜贴合紧密，未见明显瓣周漏，术后通过 3D 打印模型能良好地诠释手术结果（图 7.13）。

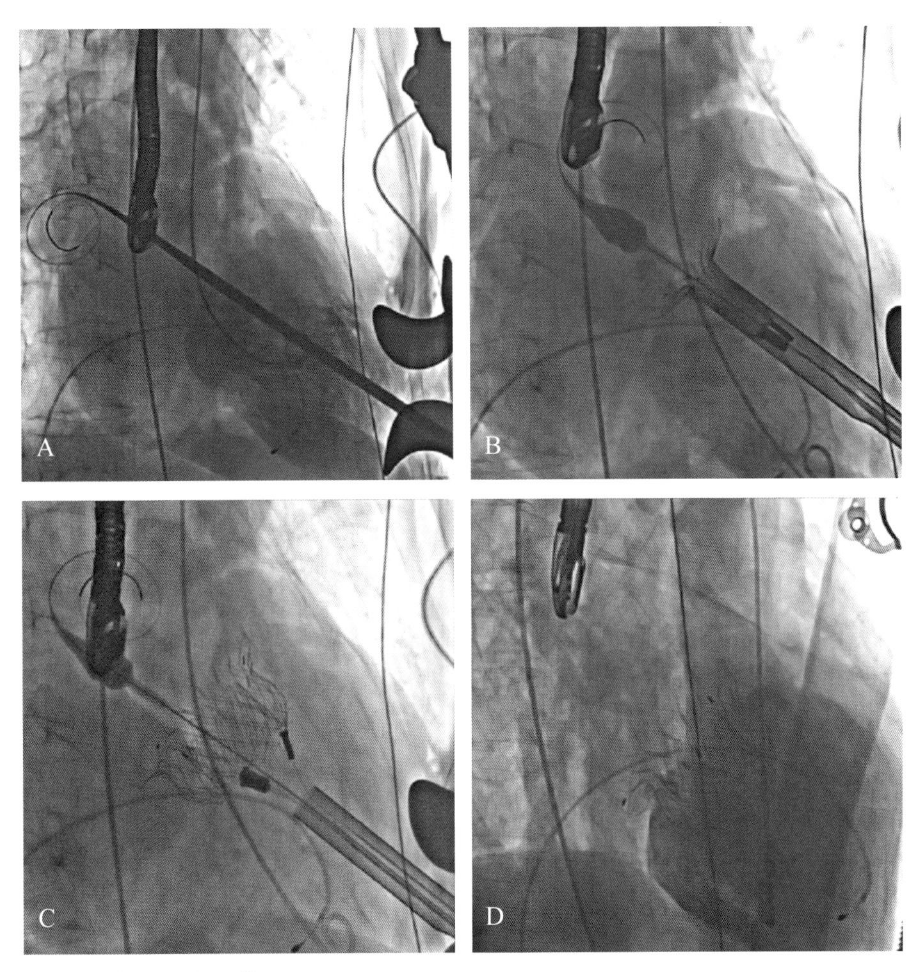

图 7.10 TMVR 造影及透视影像

A. 左心室造影可见二尖瓣大量反流至左心房；B.Mi-thos® 输送系统在二尖瓣位置定位；C. 完全释放 Mi-thos® 瓣膜；D. 左心室造影，未见瓣周及中心性反流

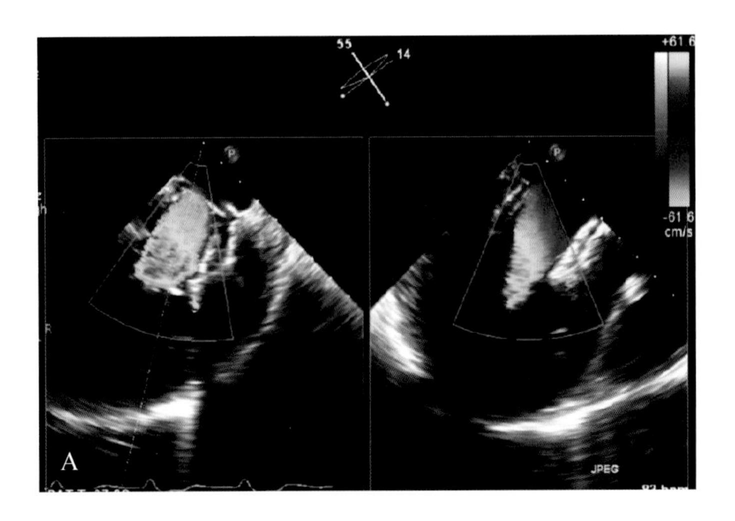

图 7.11

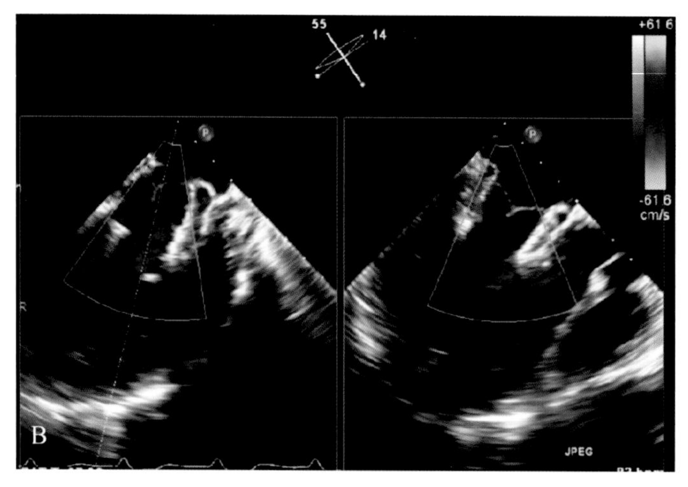

图 7.11 TMVR 术后经食管超声心动图检查

A. 舒张期双平面可见二尖瓣形态理想，彩色多普勒超声提示瓣周无反流；B. 收缩期双平面可见二尖瓣关闭良好，彩色多普勒超声提示无反流

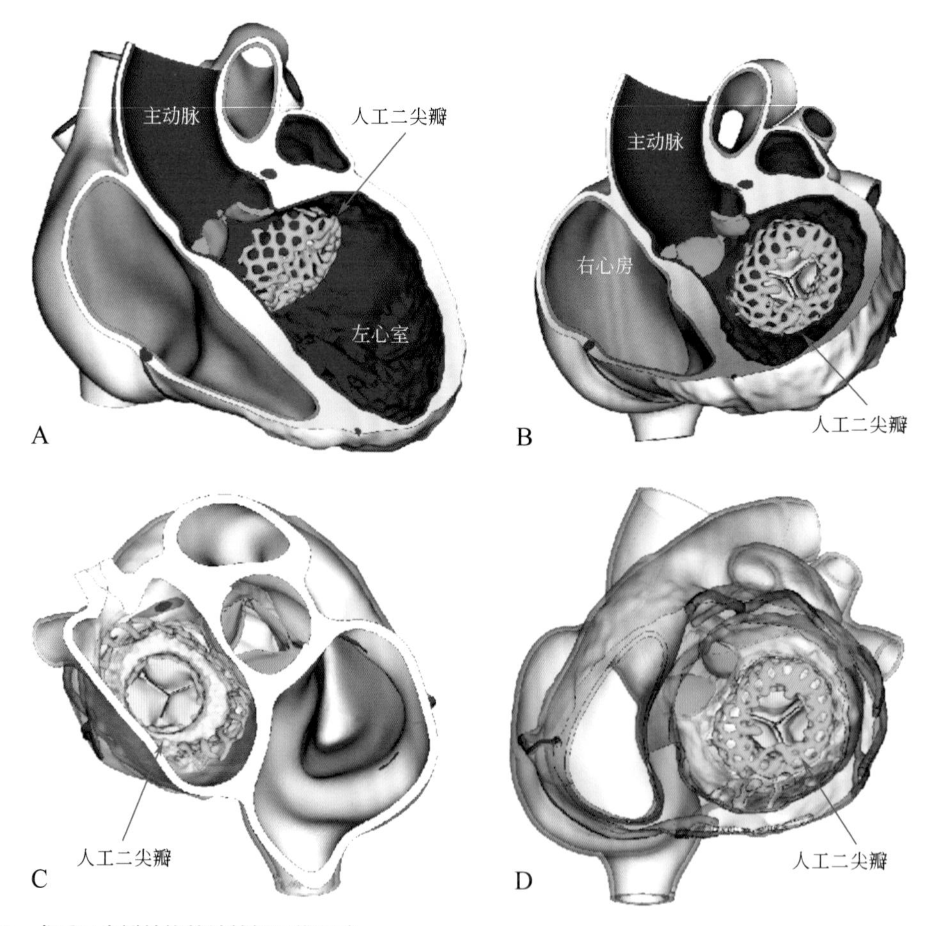

图 7.12 术后二尖瓣结构的计算机三维重建

A. 收缩期五腔心剖面图侧位观；B. 收缩期四腔心剖面图侧位观；C. 收缩期轻度透明下左心房面观；D. 收缩期轻度透明下左心室流出道面观

蓝色为 Mi-thos® 瓣膜瓣架，黄色为 Mi-thos® 瓣膜瓣叶，绿色为主动脉瓣瓣叶

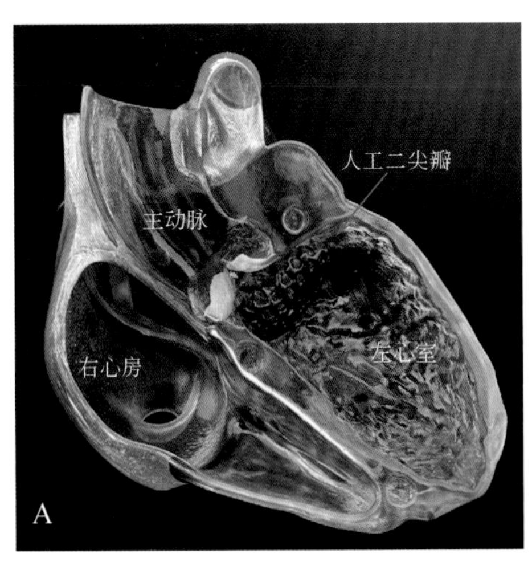

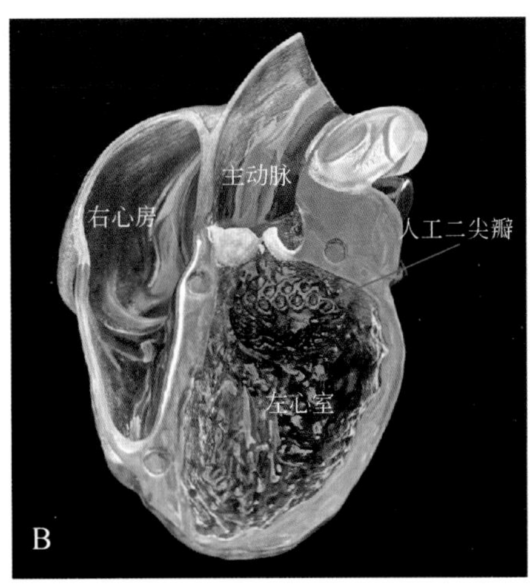

图 7.13 术后心脏 3D 打印模型

A. 剖面图，侧位观；B. 剖面图，正位观

【病例小结及讨论】

与经导管二尖瓣修复（TMVr）相比，经导管二尖瓣置换（TMVR）可以突破二尖瓣瓣膜解剖及病变种类的限制，同时随着生物瓣膜技术的成熟，其耐久性也可以得到更好的保障，所以理论而言有广阔的适应证、更加稳定而确切的疗效以及优越的远期效果。然而，二尖瓣结构复杂，对 TMVR 开展提出了极高要求。目前，全球约有 20 余种 TMVR 的瓣膜正在研发中，2020 年 Tendyne 获得 CE 认证上市销售，2021 年 11 月 Medtronic 公布了经股静脉入路 Intrepid 系统的早期人体研究数据，国内上海纽脉医疗科技股份有限公司的 Mi-thos® 和上海以心医疗器械有限公司的 MitraFix™ 也均开展了临床 FIM 研究，取得较好的初步临床效果。相对于介入二尖瓣修复装置，介入二尖瓣置换技术仍具有以下明显优势：①适用于不同类型及病理改变导致的二尖瓣病变；②更好的可操作性：即使在早期开展阶段，手术也具有较高的成功率；③相对介入二尖瓣修复技术 TMVR 瓣膜植入操作时间较短，平均瓣膜植入时间小于 30min；④二尖瓣植入后即刻的血流动力学改善程度更佳，效果更稳定（较低的二尖瓣瓣周漏发生率及良好的二尖瓣跨瓣血流动力学结果）。虽然大规模随机对照研究及远期随访仍有待进一步观察，但 TMVR 对于治疗高龄高危及不能耐受外科手术的二尖瓣反流患者，已经体现出一定的技术优势。

本病例是笔者所在中心开展的第一例经导管二尖瓣置换术，经查新为“亚洲首例 3D 打印指导下经导管二尖瓣置换术”，应用的是我国首款经导管二尖瓣置换系统——上海纽脉医疗科技股份有限公司的 Mi-thos® 瓣膜，手术顺利，患者恢复良好。该患者术前二尖瓣重度反流，心脏收缩及舒张功能严重降低，同时全心扩大，是传统外科手术的高危患者。术前心肌损伤指标 NT-ProBNP 持续增高，难以纠正，此类患者经多学科讨论后优先考虑选择 TMVR 手术。在此病例 TMVR 治疗过程中，适应证筛选及精准定位是手术的最大挑战。因该患者为单纯二尖瓣重度关闭不全，二尖瓣瓣叶没有明显钙化，瓣膜释放时定位没有明显参考，过高或过低都会影响重要毗邻结构，出现瓣周漏及左心室流出道梗阻等严重并发症；其次就是同轴性、释放角度和瓣膜型号选择等问题，在术前通过 CTA 影像学评估可得到初步推荐。为了制订更加完善的手术策略，笔者所在空军军医大学西京医院心血管外科团队术前利用 3D 打印技术，体外三维建模并打印了患者 1 : 1 的二尖瓣及毗邻组织心脏解剖模型，通过选定拟植入型号的瓣膜，模拟不同条件下经导管二尖瓣的释放过程，观察释放后瓣膜的形态、在左心房和左心室的分布情况，通过反复的模拟和测试，该患者最佳选择为 45mm 的 Mi-thos® 瓣膜，能牢固固定，同时发生左心室流出道梗阻和瓣周漏的可能性较低。基于 3D 打印的辅助指导，在多学科会诊和保障下，对该患者进行了创新性的经导管二尖瓣置换手术，手术过程顺利，结果与 3D 打印模型模拟结果一致，术后无明显并发症，半年随访结果显示预后良好，3D 打印技术再次证实了 TMVR 技术的安全有效性，探索实施了此类高危患者的精准及个性化经导管治疗，取得了技术性的突破，显示出 3D 打印技术对于原位 TMVR 术等创新性新技术的顺利开展具有显著的指导价值。由于目前 TMVR 属于早期阶段，临床应用案例较少，后期团队将继续跟进随访，观察患者的长期预后结果，以进一步评估这一新技术的安全有效性。

参考文献

[1] Fiorilli PN, Herrmann HC, Szeto WY.Transcatheter mitral valve replacement: Latest advances and future directions.Ann Cardiothorac Surg, 2021, 10(1): 85-95.

[2] Imbrie-Moore AM, Paullin CC, Paulsen MJ.A novel 3D-printed preferential posterior mitral annular dilation device delineates regurgitation onset threshold in an ex vivo heart simulator.Med Eng Phys, 2020, 77: 10-18.

[3] Kargoli F, Pagnesi M, Rahgozar K.Current devices and complications related to transcatheter mitral valve replacement: The bumpy road to the top.Front Cardiovasc Med, 2021, 8: 639058.

[4] Segaran N, Saini G, Mayer JL.Application of 3D printing in preoperative planning.J Clin Med, 2021, 10(5): 917.

[5] Tang JY, Lu LH, Yang J, et al.Transcatheter mitral valve implantation using a novel system: Preclinical results.J Geriatr Cardiol, 2020, 17(9): 566-573.

[6] Tang JY, Liu Y, Yang J.A novel case of transcatheter mitral valve-in-valve replacement using Mi-thosTM system.J Geriatr Cardiol, 2020, 17(9): E1-E5.

[7] Vukicevic M, Filippini S, Little SH.Patient-specific modeling for structural heart intervention: Role of 3D printing today and tomorrow CME.Methodist Debakey Cardiovasc J, 2020, 16(2): 130-137.

[8] Ma YY, Ding P, Yang J, et al.Three-dimensional printing for heart diseases: Clinical application review. Biodes Manuf, 2021, 30: 1-13.

[9] 潘文志，周达新，葛均波. 经导管二尖瓣置换术的应用现状与展望. 上海医药，2017, 38(3): 11-15.

[10] 秦悦, 徐臣年, 杨剑. 经心尖入径二尖瓣置换术的临床应用及展望. 中国介入心脏病学杂志, 2019, 27(2): 115-118.

[11] 王首正, 胡盛寿, 潘湘斌, 等. 经导管二尖瓣置换术治疗功能性二尖瓣反流一例. 中国胸心血管外科临床杂志, 2018, 25(12): 1100-1102.

[12] 杨东涛, 何晓菊, 杨剑. 经导管二尖瓣植入术的进展. 心脏杂志, 2017, 29(4): 482-486.

病例 3　3D 打印指导经导管二尖瓣“瓣中瓣”置换术

【病例基本信息】

患者，女性，72 岁。主诉：二尖瓣生物瓣置换术后 11 年，间歇性胸闷、气短半年，加重 3 个月。现病史：患者于 11 年前因二尖瓣关闭不全，行二尖瓣生物瓣置换术，半年前无明显诱因感气短、胸闷，休息后缓解，未予特殊处理。其后症状逐渐持续性加重。行超声心动图检查提示：二尖瓣位生物瓣置换术后，生物瓣狭窄伴关闭不全。既往史：既往患高血压 30 年。主要异常检查及化验指标：NT-ProBNP 3066.00pg/mL。STS 评分：8.840%；Euroscore 评分：11.2%。

【术前诊断】

二尖瓣生物瓣衰败；三尖瓣关闭不全；二尖瓣置换术后；心功能Ⅳ级；肺动脉高压；高血压Ⅲ级。

【术前超声检查】

术前经胸超声及经食管超声检查提示：二尖瓣生物瓣重度关闭不全并狭窄，考虑生物瓣衰败；三尖瓣关闭不全；左心房大；肺动脉高压（收缩压 70mmHg）；舒张期二尖瓣瓣口开放受限，测得二尖瓣有效瓣口面积 2.5cm^2；收缩期可见关闭不全间隙 4.0mm。彩色多普勒血流提示：二尖瓣生物瓣下血流速度加快 V_{max}256cm/s，PG_{max}26mmHg；瓣上反流，为偏心性，长度 5.5cm，面积 9.7cm^2，容积 14mL（中 - 大量）；三尖瓣中量反流（图 7.14）。

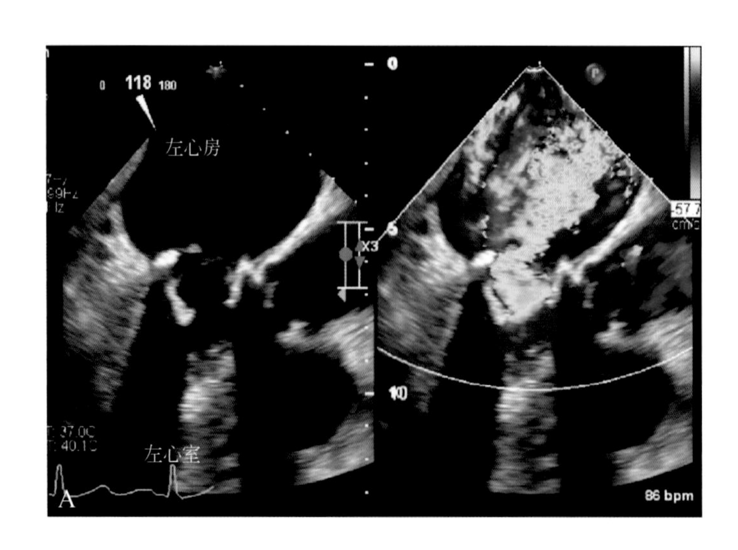

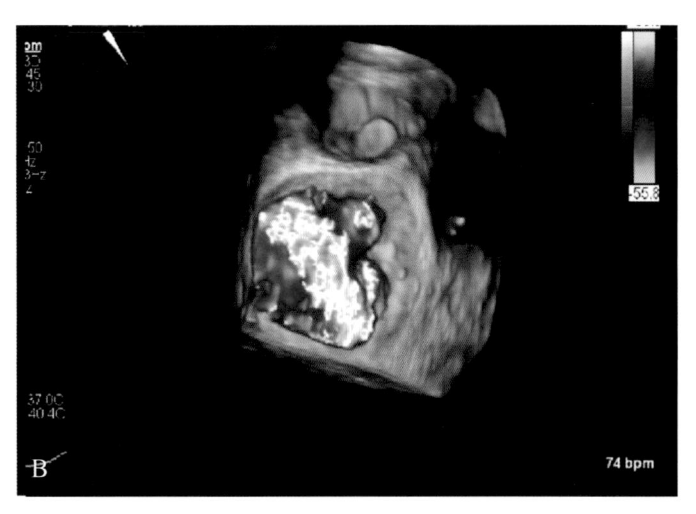

图 7.14 术前经食管超声检查

A. 二维及彩色双幅对比模式下可见衰败生物二尖瓣关闭不全间隙，彩色多普勒超声可见大量五彩血流至左心房；B.3D 成像左心房面彩色多普勒超声可见大量五彩血流

【术前 CTA 评估】

术前将患者 CT 数据导入 Circle Cardiovascular Imaging42 软件 (Calgary，Canada)，对患者衰败二尖瓣生物瓣及相应解剖进行分析评估，测量患者衰败生物瓣瓣环有效面积为 3.9cm^2，瓣架高度为 19.64mm，左心室（长径、前后径、左右径）大小为 76.36mm×37.87mm×39.59mm，左心房（长径、前后径、左右径）大小为 56.91mm×65.02mm×64.15mm；并利用软件设置支架在左心室面的植入深度为 12mm 时，测量左心室流出道面积为 3.23cm^2（图 7.15）。

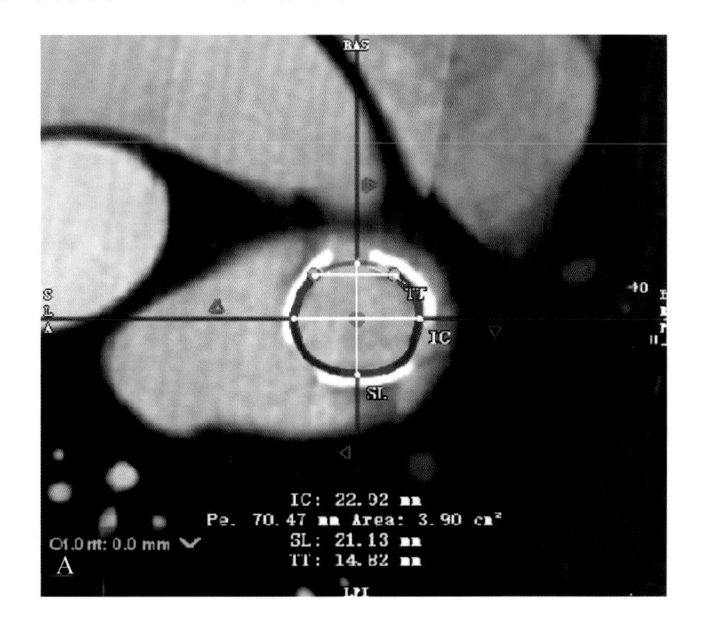

图 7.15

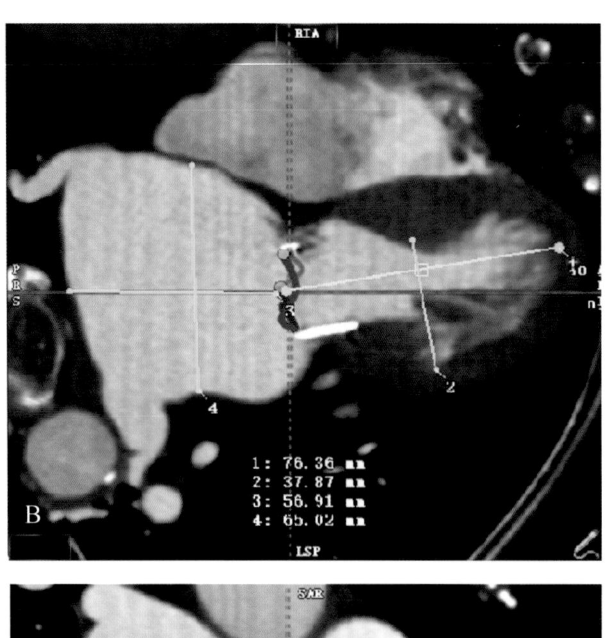
RIA
1: 76.36 mm
2: 37.87 mm
3: 56.91 mm
4: 65.02 mm
B
LSP

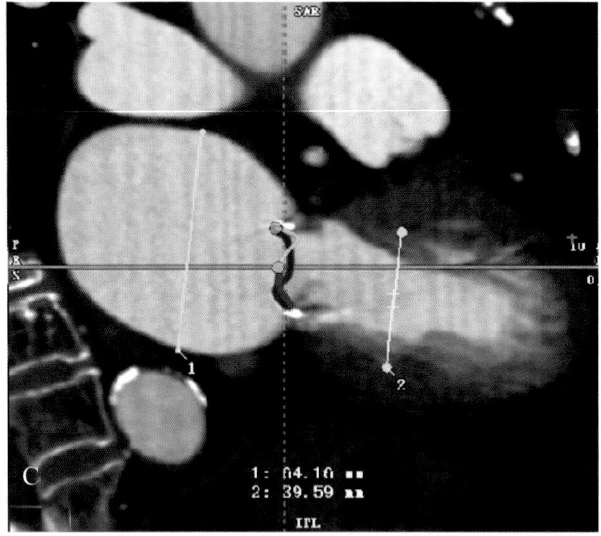
SAR
1: 64.10 mm
2: 39.59 mm
C
ITL

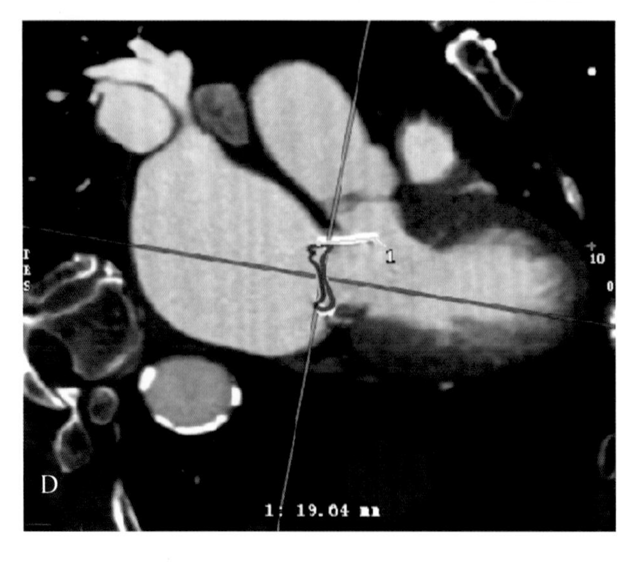
D
1: 19.64 mm

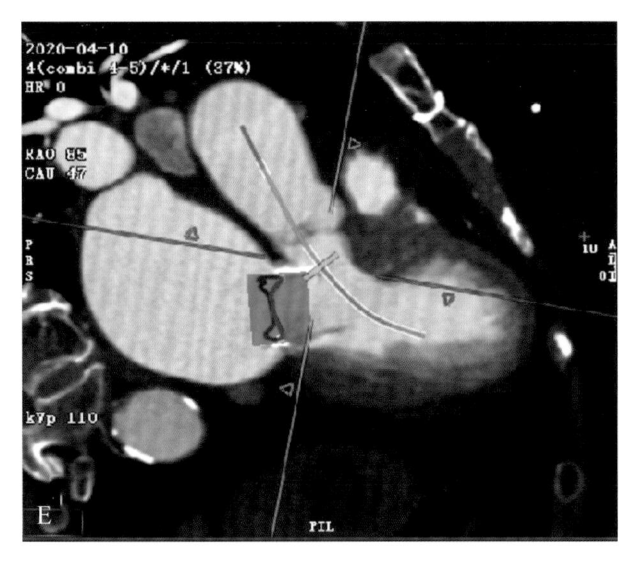

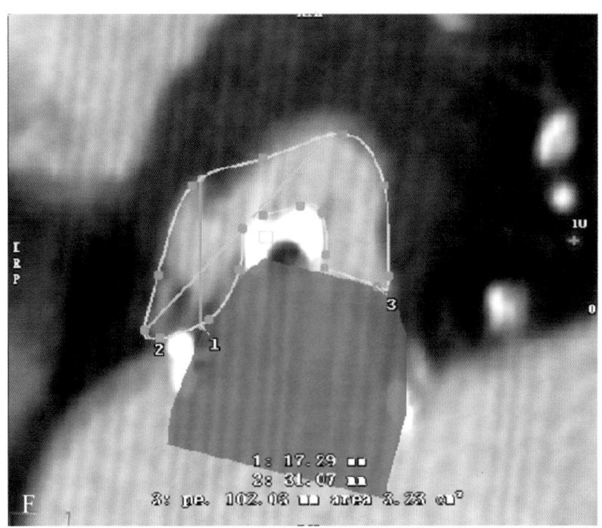

图 7.15 术前利用 CTA 数据进行评估分析

A. 测量二尖瓣瓣环有效面积；B. 测量收缩期左心房、左心室大小；C. 测量舒张期左心房、左心室大小；D. 测量衰败生物瓣瓣架高度为 19.64mm；E. 收缩期时选择合适型号的支架模拟植入左心室流出道面深度为 12mm；F. 软件测算出新流出道的有效面积为 3.23cm^2

【术前 3D 打印评估】

术前利用患者的 CTA 影像数据，对患者二尖瓣和毗邻组织进行数字三维重建（图 7.16），导出 STL 文件至 Polyjet 850 多彩多材料喷射成型 3D 打印机，后处理后得到 1：1 医用 3D 打印模型，在超声检查和 CT 评估的基础上，通过 3D 打印模型可清楚观察患者衰败生物二尖瓣的形态，左心房与左心室的形态、大小、结构，以及患者房间隔的厚度与合适的穿刺位置。

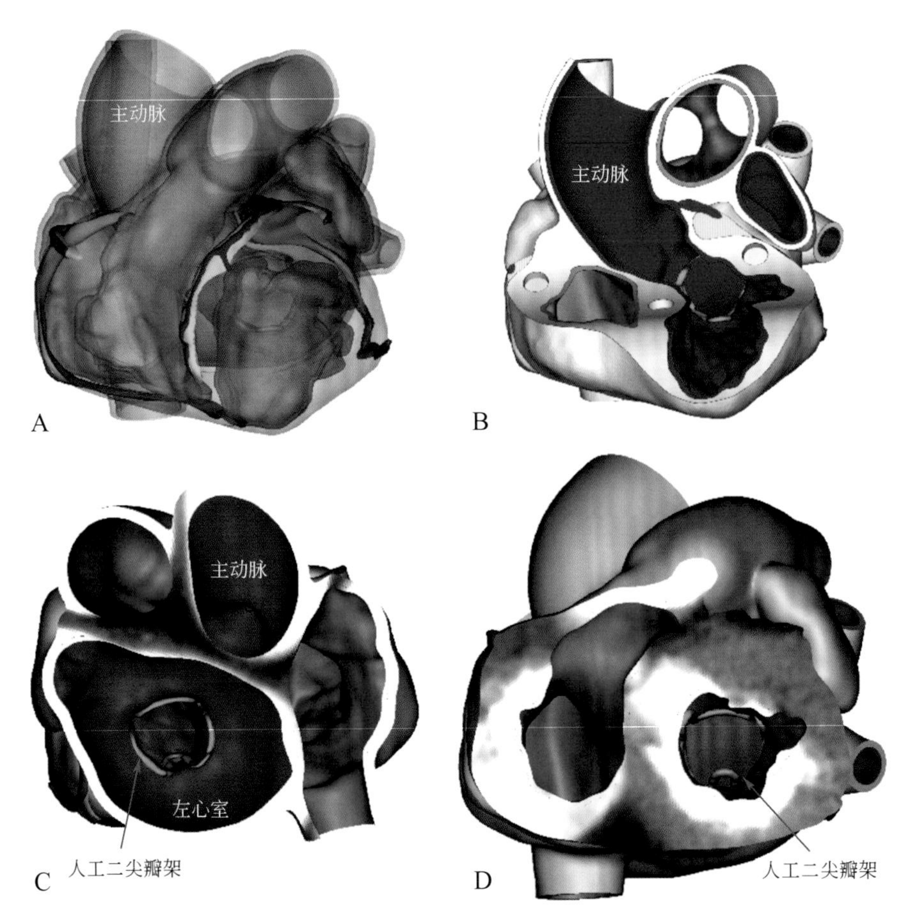

图 7.16 术前二尖瓣结构的计算机三维重建

A. 心脏模型三维重建透明下左冠在前观二尖瓣及毗邻组织解剖结构；B. 心脏剖面图观二尖瓣及毗邻组织解剖结构；C. 左心房面观衰败生物二尖瓣及毗邻组织解剖结构；D. 左心室流出道面观衰败生物二尖瓣及毗邻组织解剖结构

绿色为衰败生物二尖瓣瓣架

同时，利用 3D 打印模型在体外模拟房间隔穿刺，应用球囊扩张式瓣膜进行“瓣中瓣”手术模拟，通过选择合适尺寸的球囊扩张式瓣膜，完全充盈球囊，观察介入瓣膜与自体生物瓣支架之间的贴附，评估瓣周漏风险，应用游标卡尺精准测量植入后瓣膜展开的尺寸，判断不同植入深度对瓣膜稳定性及左心室流出道的影响，对该患者进行了个体化手术方案制订（图 7.17）。

【手术过程】

在复合导管室内实施经皮穿刺房间隔途径的二尖瓣“瓣中瓣”手术。手术时患者取仰卧位，静脉复合全身麻醉，消毒手术部位并铺单，经右侧颈外静脉放置临时起搏器导管于右心室，分别穿刺左侧股动脉和右侧股静脉。经左侧股动脉鞘管放置 6F 猪尾巴导管至左心室，造影显示二尖瓣大量反流，记录左心室压力曲线；经右侧股静脉置入 9F 血管鞘并送入加硬导丝，退出 9 F 鞘管，再缓慢置入 22F 鞘管至下腔静脉；在经食管超声引导下穿刺房间隔，利用 14mm 球囊多次充分扩张增厚的房间隔；应用导丝、导管建立股静脉 - 房

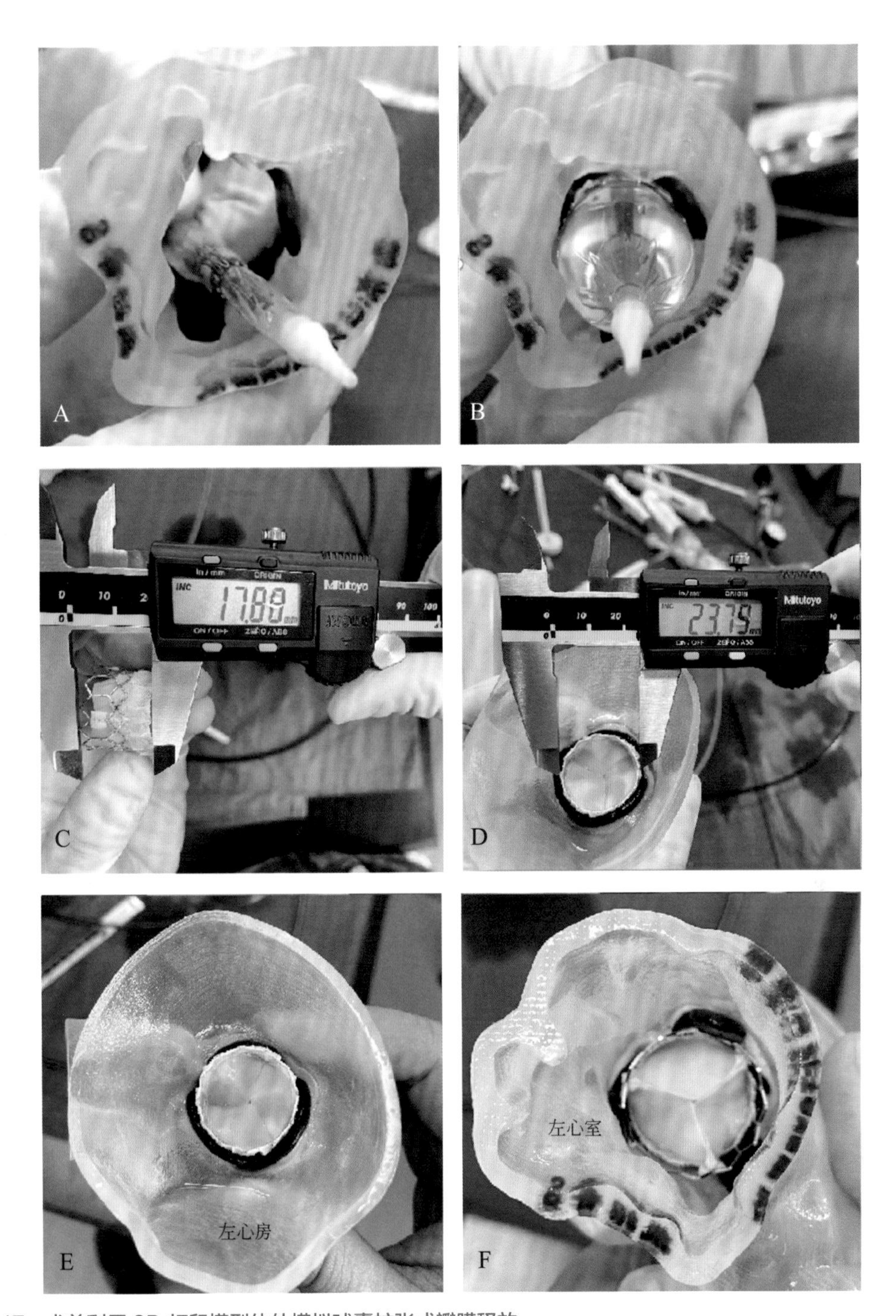

图 7.17　术前利用 3D 打印模型体外模拟球囊扩张式瓣膜释放

A. 输送系统从左心房穿过衰败二尖瓣至左心室定位；B. 球囊完全充盈；C. 游标卡尺精确测量瓣膜长径；D. 游标卡尺精确测量瓣膜横径；E. 评估 TMVR 术后效果，左心房面观；F. 评估 TMVR 术后效果，左心室面观

间隔 - 左心房 - 左心室的通路，交换以 Lunderquist 加硬导丝（美国 COOK 公司）进入左心室；沿加硬导丝送入装载好 26mm 的 Prizvalve® 瓣膜导管输送系统，穿过房间隔至二尖瓣生物瓣内；精确调整释放位置和瓣膜同轴性后，快速心室起搏至 180 次 / 分，待血压降至 50mmHg 左右时，快速完全充盈球囊；撤出输送系统，左心室造影结果显示：球囊扩张式瓣膜在衰败二尖瓣处形态、位置理想，瓣周及中心无明显反流（图 7.18）。

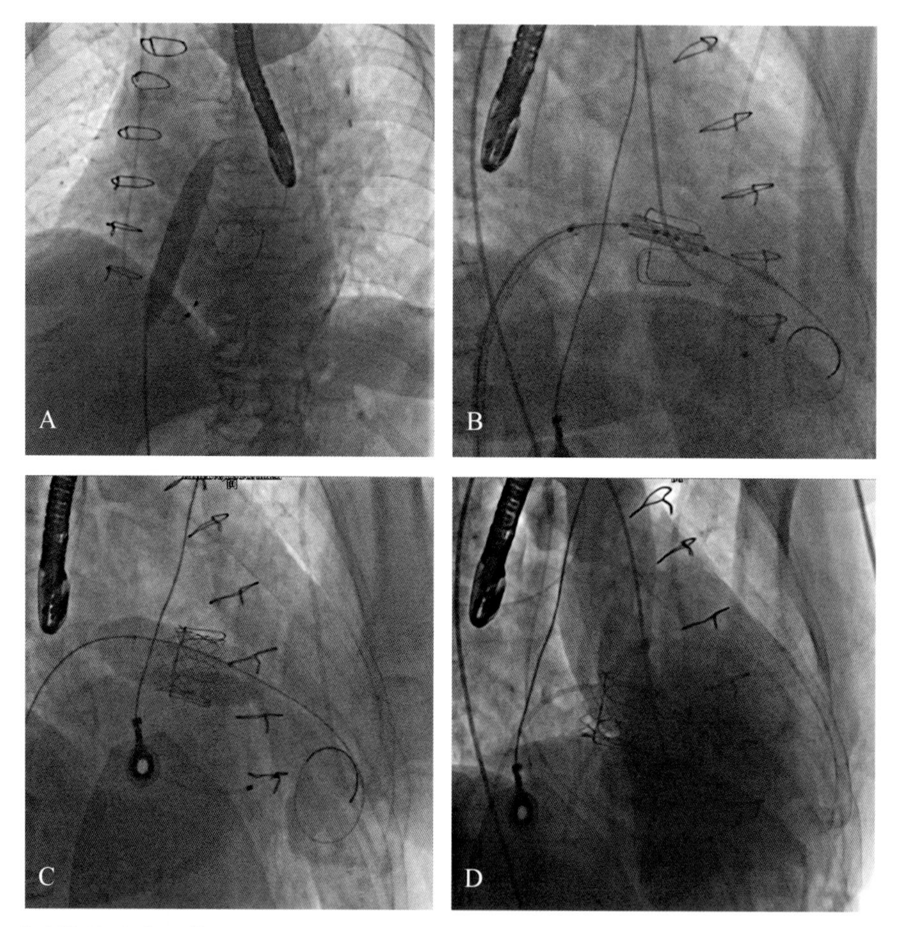

图 7.18 术中造影及透视影像

A. 球囊充分扩张房间隔；B. 输送系统通过房间隔至二尖瓣生物瓣内；C. 充盈球囊扩张式瓣膜；D. 左心室造影

术中经食管超声心动图检查显示球囊扩张式瓣膜的形态、位置良好，未见瓣膜中央及瓣周反流，二尖瓣前向血流通畅，房间隔穿刺处微量分流（图 7.19）。退出所有导管及导丝，压迫止血穿刺点，手术结束，送患者入重症监护室，术后 5 天顺利出院。

【术后 3D 打印评估】

术后应用患者的随访 CTA 数据对二尖瓣局部解剖结构进行三维重建（图 7.20），相同技术 1 : 1 打印实物模型。通过 3D 打印心脏模型，可清楚观察患者二尖瓣“瓣中瓣”术后情况，球囊扩张式瓣膜与原生物瓣架贴合紧密，位置理想，从左心房和左心室面均可见球囊扩张式瓣膜关闭良好（图 7.21）。

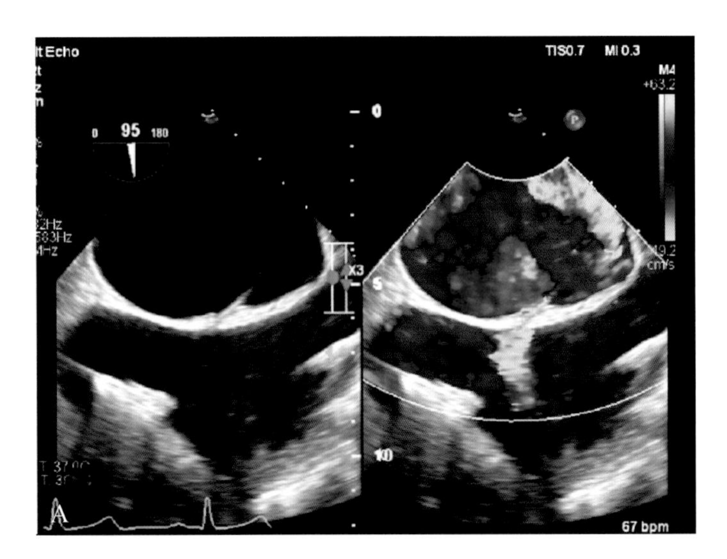
TIS0.7 MI 0.3
M4
95
0
180
X3
67 bpm
A

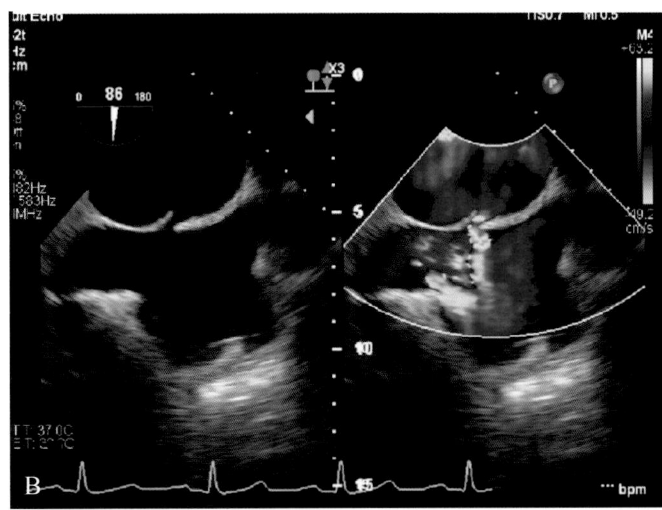
M4
86
0
180
X3
bpm
B

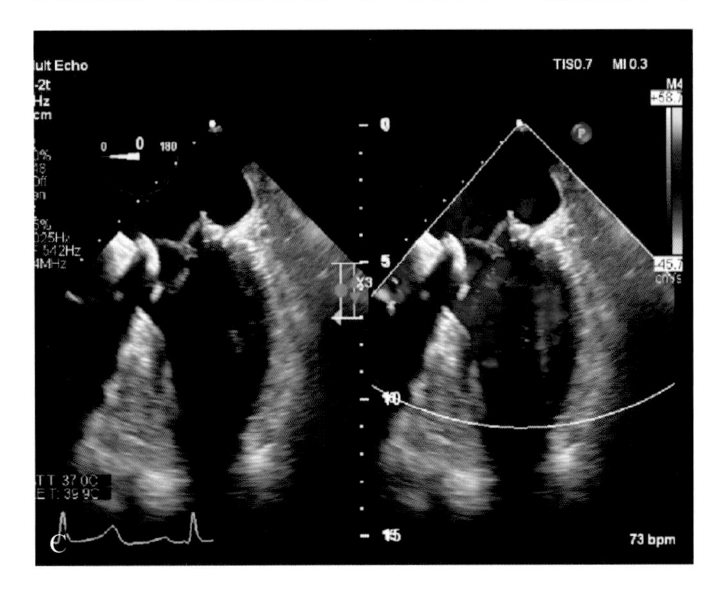
TIS0.7 MI 0.3
M4
0
180
X3
73 bpm
C

图 7.19

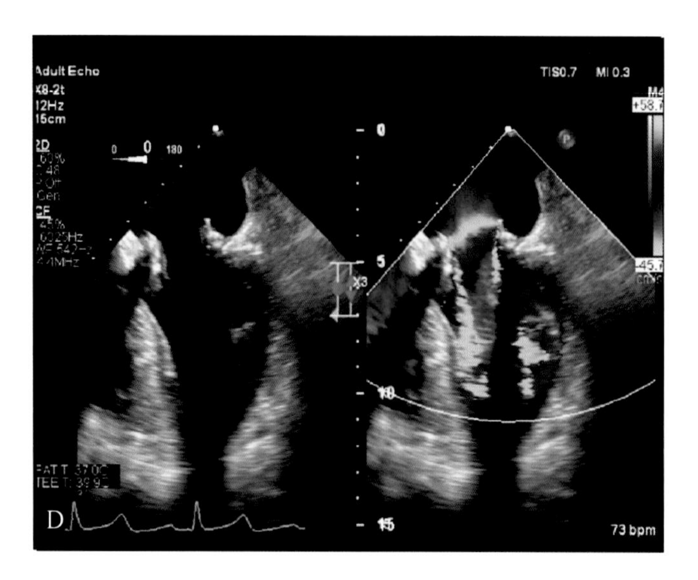

图 7.19 术后经食管超声心动图检查

A. 超声引导穿刺房间隔；B. 房间隔穿刺处微量分流；C. 收缩期二尖瓣图像；D. 舒张期二尖瓣图像

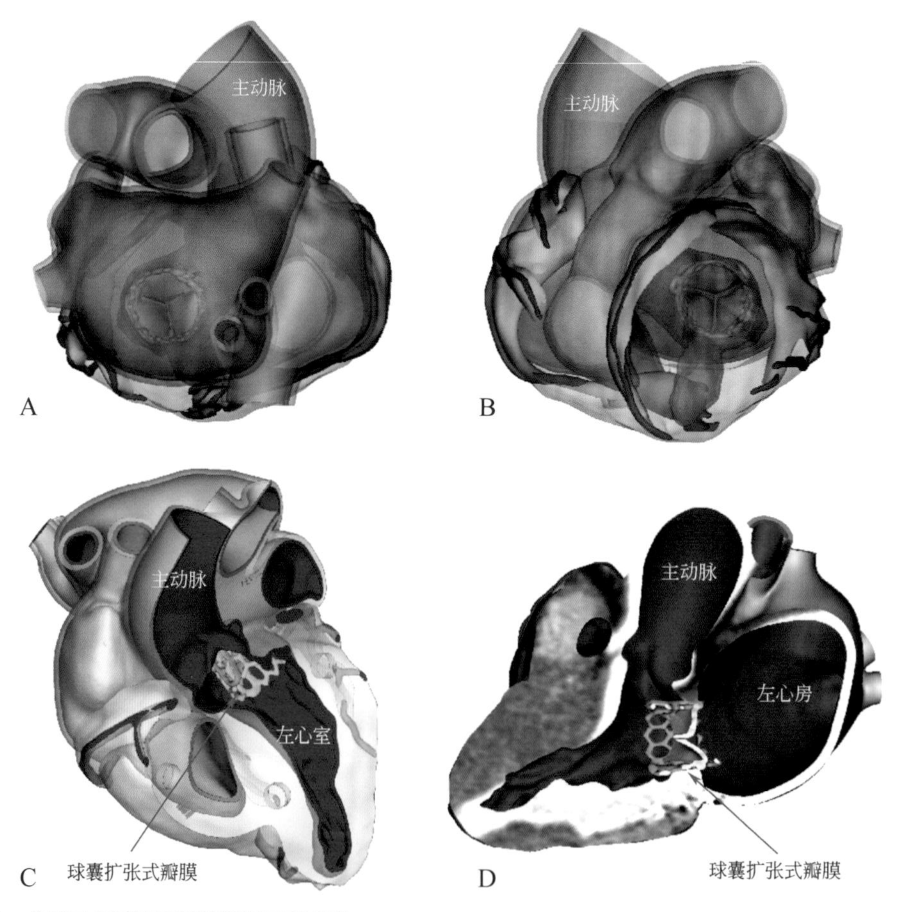

图 7.20 术后二尖瓣结构的计算机三维重建

A. 收缩期心脏模型透明下左心房面观；B. 收缩期心脏模型透明下左心室面观；C. 正位观；D. 侧位观
绿色为球囊扩张式瓣膜瓣架，紫色为球囊扩张式瓣膜瓣叶

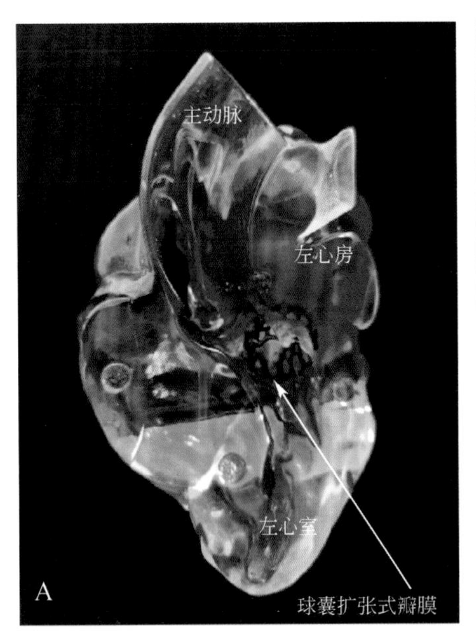

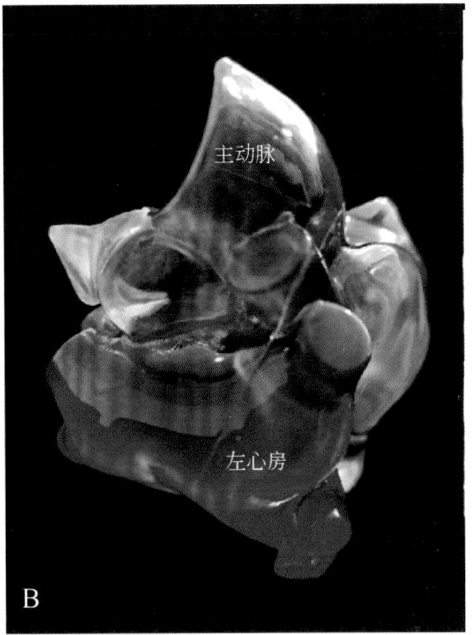

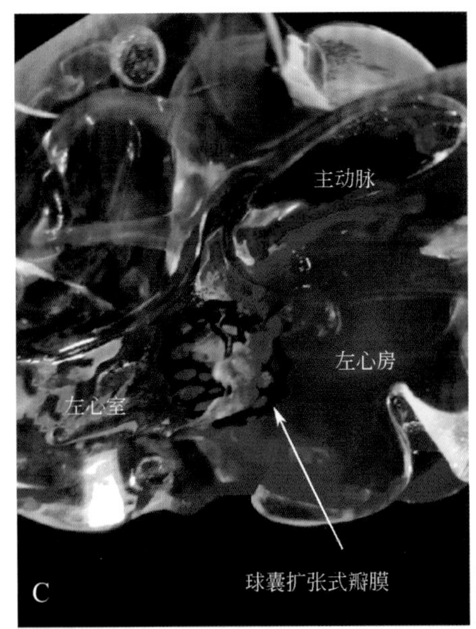

图 7.21 术后心脏模型 3D 打印

A. 剖面模型，正位观；B. 整体模型，左心房侧观；C. 剖面模型细节，显示球囊扩张式瓣膜

【病例小结及讨论】

对于既往进行二尖瓣生物瓣置换的患者，由于生物瓣使用寿命的局限性（通常会在 10 ～ 15 年出现生物瓣衰败），患者需二次开胸进行瓣膜置换。对于体质弱及心功能较差的老年患者，二次开胸手术具有较高的手术风险。近年来，随着经导管瓣膜置换器械及技术的不断发展，利用不同的介入瓣膜通过经导管“瓣中瓣”手术治疗二尖瓣生物瓣衰败的病例已有较多的报道。以 Edwards SAPIEN 系列瓣膜为代表的球囊扩张式瓣膜在二尖瓣生物

瓣衰败的“瓣中瓣”手术中发挥出良好的临床价值，尤其是经股静脉 - 房间隔途径进行 TMVR，可以通过最小的创伤完成复杂的手术，最大程度简化了手术操作，改善患者预后。

这是笔者所在中心开展的第一例经房间隔途径二尖瓣“瓣中瓣”置换术，经查新为“国内首例经皮房间隔途径二尖瓣瓣中瓣置换术”，应用的是上海纽脉医疗科技股份有限公司研发的我国首款球囊扩张式主动脉瓣膜 Prizvalve®。该球囊扩张式瓣膜的支架设计较短，有强的径向支撑力，其可调弯的输送系统有不同的入路方式：经股动脉、经股静脉、经心尖等。Prizvalve® 球囊扩张式瓣膜瓣架材料为钴铬合金，具有良好的生物相容性；瓣架内外缝制有 PET 材质的裙边，能够有效地降低瓣周漏的发生；生物瓣叶使用牛心包材料制作而成，经过特有的抗钙化处理；其规格大小有 20mm、23mm、26mm、29mm 四种型号（图 7.22）。Prizvalve® 球囊扩张式瓣膜治疗心脏瓣膜病时，不仅可用于主动脉瓣狭窄的治疗，还可用于外科主动脉瓣、二尖瓣及三尖瓣生物瓣衰败等相关心脏瓣膜疾病的救治。

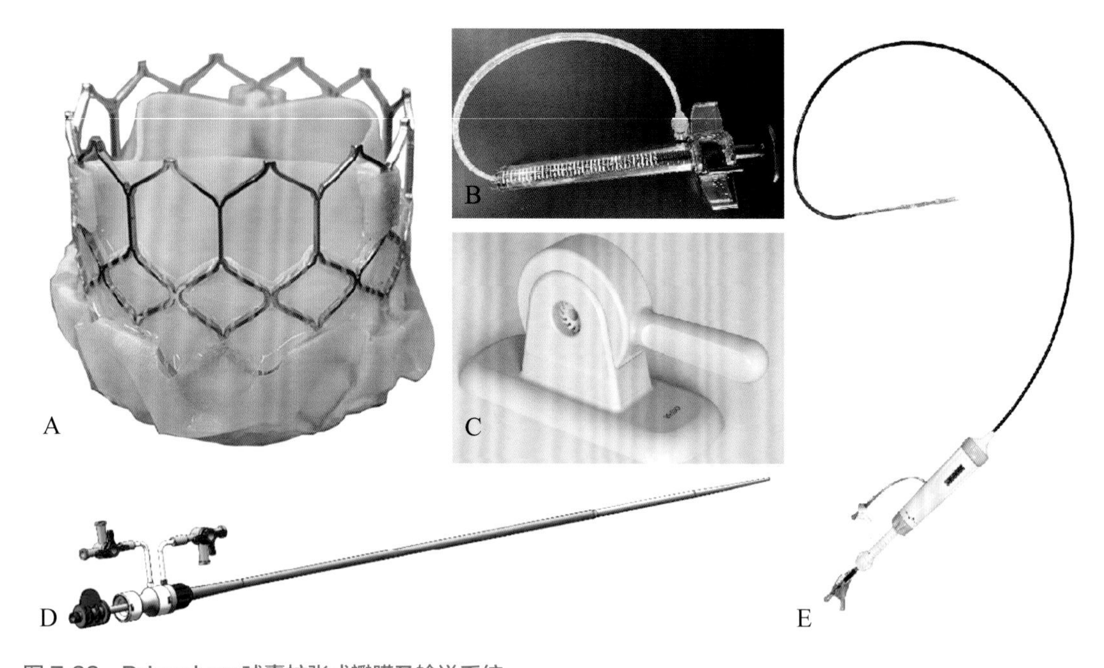

图 7.22 Prizvalve® 球囊扩张式瓣膜及输送系统

A.Prizvalve® 球囊扩张式瓣膜侧位观；B. 球囊冲压装置；C. 瓣膜压握机；D. 可扩张动脉鞘管；E. 可调弯输送器

目前，心血管 3D 打印技术在经导管主动脉瓣置换（TAVR）、经导管二尖瓣置换（TMVR）、经导管三尖瓣置换（TTVR）、经导管肺动脉瓣置换（TPVR）手术中的辅助指导作用效果显著，术前能让术者及医师清楚观察瓣膜及周围组织的解剖结构，可体外模拟测试以规避相应的并发症，并能利用相应的模拟器让术者进行体外模拟手术操作过程。团队术前对此例患者的 CT 数据进行了详细评估，并利用 CT 数据对患者二尖瓣及毗邻结构进行了计算机三维重建及 3D 模型打印，利用 3D 打印模型精准了解患者二尖瓣的具体解剖结构、房间隔的穿刺部位等，术前应用游标卡尺精确测量了瓣膜植入后的各项参数，为合理规划手术方案及策略提供了有益参考。在 3D 打印的辅助指导下，此例生物瓣衰败的患者 TMVR 手术定位精准，术后瓣膜形态、位置理想，无瓣周及中心性反流发生，术后随访 1 ～ 6 个月患者恢复良好，无并发症。

本中心结合 3D 打印技术，首次应用国产的球囊扩张式瓣膜，通过经股静脉 - 穿刺房间隔途径，以最微创的方式，采取“瓣中瓣”技术治疗二尖瓣生物瓣衰败，取得了满意的初期临床效果。3D 打印技术对于“瓣中瓣”的顺利开展具有显著的指导价值，可协助制订个性化手术策略，极大程度简化手术操作、优化手术流程、加速学习曲线并降低并发症。目前，已开启国产首个球囊扩张式瓣膜 Prizvalve® 的国内上市前的临床注册研究，使国内自主研发的介入瓣膜种类更为丰富，为老年危重瓣膜病患者提供了有效的治疗措施和方法。

参考文献

[1] Celi S, Gasparotti E, Capellini K, et al.3D printing in modern cardiology.Curr Pharm Des, 2020, 22: 1918-1930.

[2] Keenan NM, Bennetts JS, McGavigan AD, et al.Transcatheter transseptal mitral valve-in-valve replacement : An early Australian case series and literature review.Heart Lung Circ, 2020, 29(6): 921-930.

[3] Murphy DJ, Ge Y, Don CW.Use of cardiac computerized tomography to predict neo–left ventricular outflow tract obstruction before transcatheter mitral valve replacement.J Am Heart Assoc, 2017, 6(11): e007353.

[4] Nejjari M, Himbert D, Brochet E, et al.First-in-man full percutaneous transfemoral valve-in-valve implantations using Edwards SAPIEN 3 prostheses to treat a patient with degenerated mitral and aortic bioprostheses.Interact Cardiovasc Thorac Surg, 2016, 23(3): 508-510.

[5] Wang DD, Qian Z, Vukicevic M, et al.3D Printing, computational modeling, and artificial intelligence for structural heart disease.JACC：Cardiovascular Imaging, 2021, 14(1): 41-60.

[6] Whisenant B, Kapadia SR, Eleid MF, et al.One-year outcomes of mitral valve-in-valve using the SAPIEN 3 transcatheter heart valve.JAMA Cardiol, 2020, 5(11): 1245-1252.

[7] 陆云涛 , 刘欢 , 杨晔 , 等 . 经导管瓣中瓣和环中瓣手术在再次瓣膜手术中的应用 . 中国心血管病研究 , 2020, 18(4): 302-306.

[8] 罗兴达 , 李小辉 , 廖胜杰 , 等 . 3D 打印技术在二尖瓣疾病治疗中的应用 . 中国胸心血管外科临床杂志 , 2019, 26(5): 509-513.

[9] 马燕燕 , 刘洋 , 杨剑 , 等 . 国产球囊扩张式瓣膜的临床应用初探 . 中国介入心脏病学杂志 , 2021, 29(2)：101-106.

[10] 宋宏宁 , 郭瑞强 . 基于医学影像学的 3D 打印技术在心血管疾病诊疗中的应用现状及研究进展 . 中国医学影像技术 , 2017, 33(3): 375-380.

[11] 王媛 , 王墨扬 , 任心爽 , 等 .3D 打印技术在心脏瓣膜病领域的应用进展 . 中华心血管病杂志 , 2017, 45(2): 167-169.

病例 4　3D 打印指导经导管二尖瓣缘对缘修复术

【病例基本信息】

患者，男性，65 岁。主诉：活动后心悸、气短、胸闷 2 年，加重 6 个月。1 年前诊断为急性 ST 段抬高型心肌梗死。STS 评分：8.6%；Euroscore 评分：9%。

【术前诊断】

二尖瓣关闭不全；三尖瓣关闭不全；心功能Ⅳ级；心房颤动。

【术前超声检查】

经食管超声检查提示：左心增大，左心室前间壁、前壁、侧壁及心尖部室壁运动幅度降低，余左心室壁阶段收缩幅度亦弥漫性减低；双平面法估测 LVEF：38%。左心室心尖部局部向外膨凸，范围约 28mm×15mm，可见轻微矛盾运动。右心室壁运动幅度正常。二尖瓣瓣环扩大（前后径 33mm，内外径 32mm），二尖瓣前叶长 30mm，后叶长 13mm，瓣口开放面积 5.2cm^2。后叶受瓣下腱索牵拉关闭受限，前叶 A2 区累及部分 A1 区瓣尖对合错位。彩色多普勒超声提示：二尖瓣反流（4+），缩流颈约 4.3mm×18.6mm，三尖瓣少量反流，估测肺动脉收缩压约 77mmHg；根据 PISA 法计算，二尖瓣反流容积 80mL（图 7.23）。

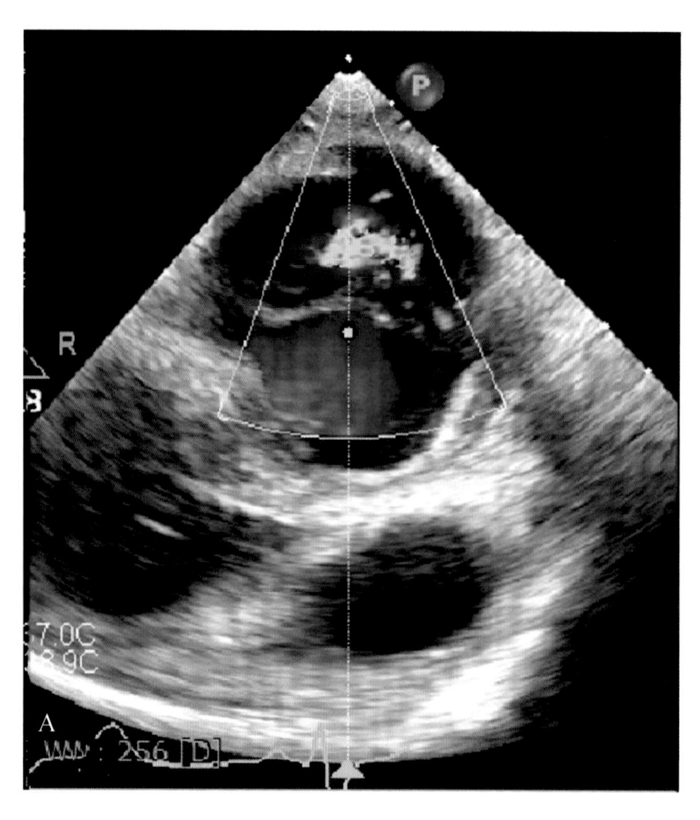

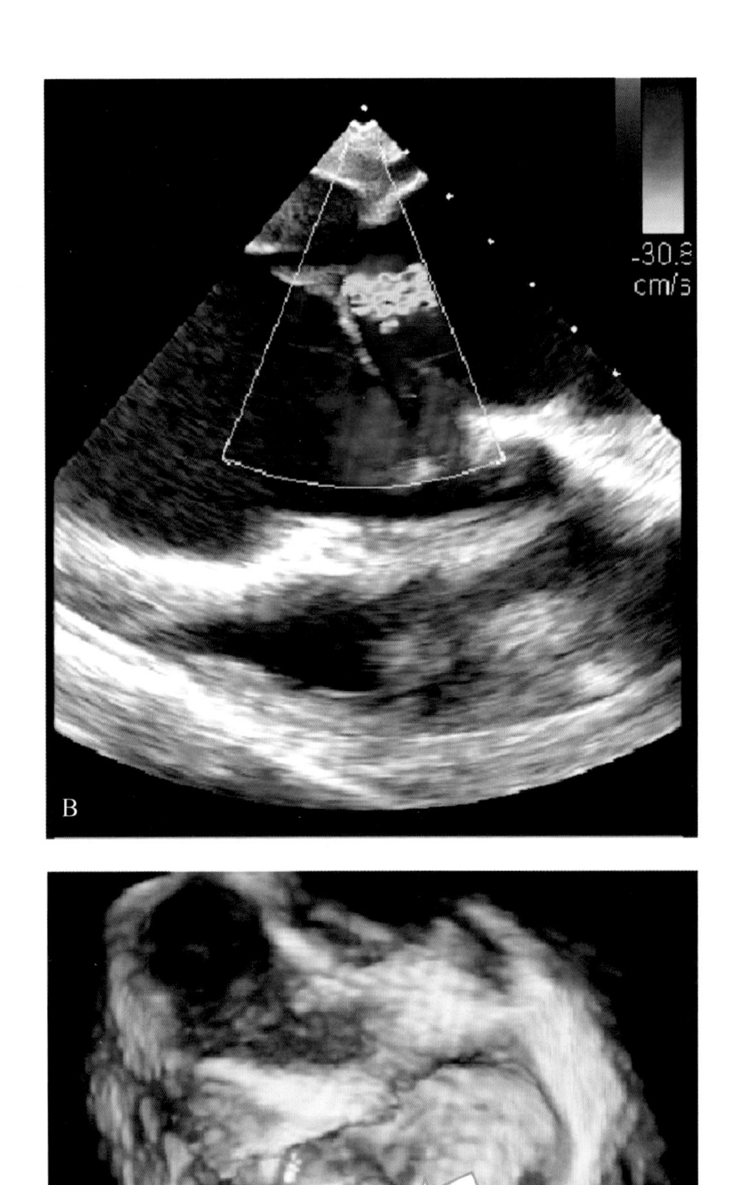

图 7.23 术前经食管超声心动图影像

A. 食管中段水平双平面显示二尖瓣反流分布于 1 区和 2 区；B. 显示来自 2 区的中大量反流；C. 二尖瓣 En face 切面显示花彩血流区域为二尖瓣反流的 1 区和部分 2 区（箭头所指为二尖瓣反流区域）

【术前 CTA 评估】

将患者术前 CT 数据导入 Circle Cardiovascular Imaging42 软件 (Calgary，Canada)，对患者二尖瓣及相应解剖进行分析评估，测得患者二尖瓣舒张期瓣环周长为 123.6mm，IC 为 42.7mm，SL 为 29.7mm，TT 为 31.1mm；并对左心房、左心室的大小进行测量；同时计算出舒张期相二尖瓣有效瓣口面积为 4.95cm^2（图 7.24）。

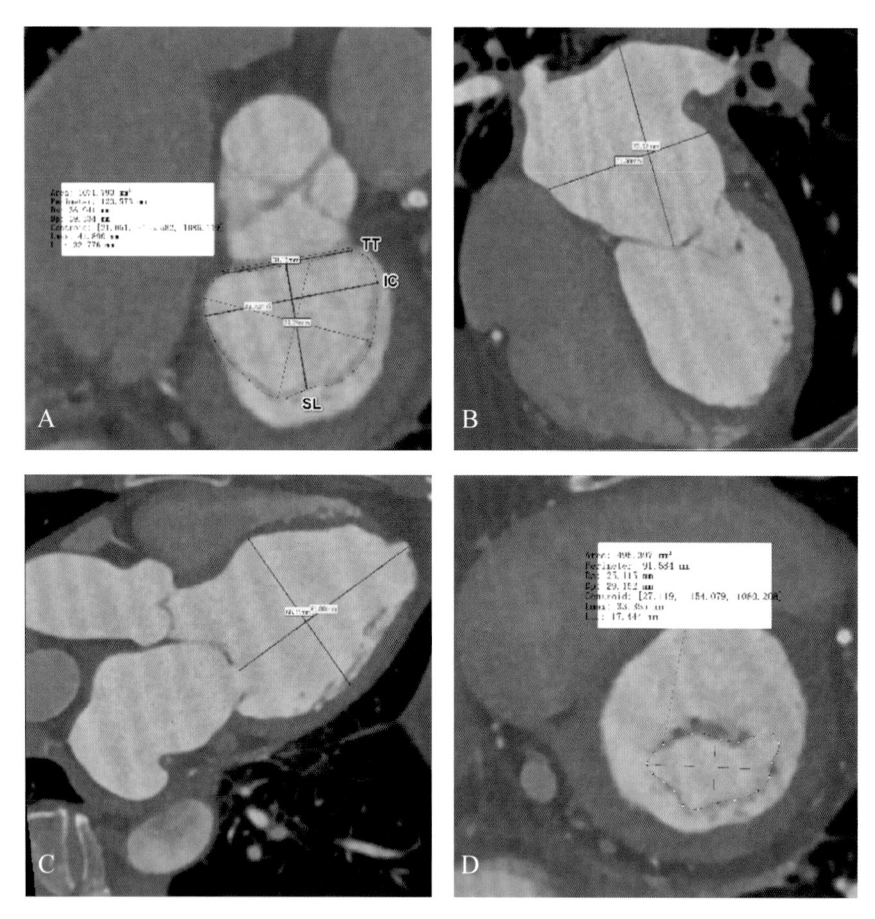

图 7.24 术前利用 CTA 数据进行评估分析

A. 测量二尖瓣瓣环；B. 测量舒张期左心房大小；C. 测量舒张期心室大小；D. 测量舒张期相二尖瓣有效瓣口面积

【术前 3D 打印评估】

术前利用患者 CT 影像数据，对患者二尖瓣和毗邻组织进行三维重建并打印出 3D 模型，在超声检查和 CT 评估的基础上，3D 模型能更清楚地观察患者二尖瓣及周围解剖具体情况，重点观察二尖瓣脱垂的位置及范围。本例患者脱垂范围较广，术前治疗方案考虑可能需要两个夹子，通过 3D 模型的直观观察可以评估房间隔穿刺的最佳位置，同时可以设计两个夹子的夹持具体位置；考虑到患者的瓣口面积有限，按照手术方案如果使用两个夹子术后有导致跨瓣压差过高的风险，本例病例还利用脉动流模型模拟（见 5.5 节），预测两个夹子在预定目标位置夹持后的跨瓣压差不超过 5mmHg，帮助术者制订手术方案（图 7.25）。

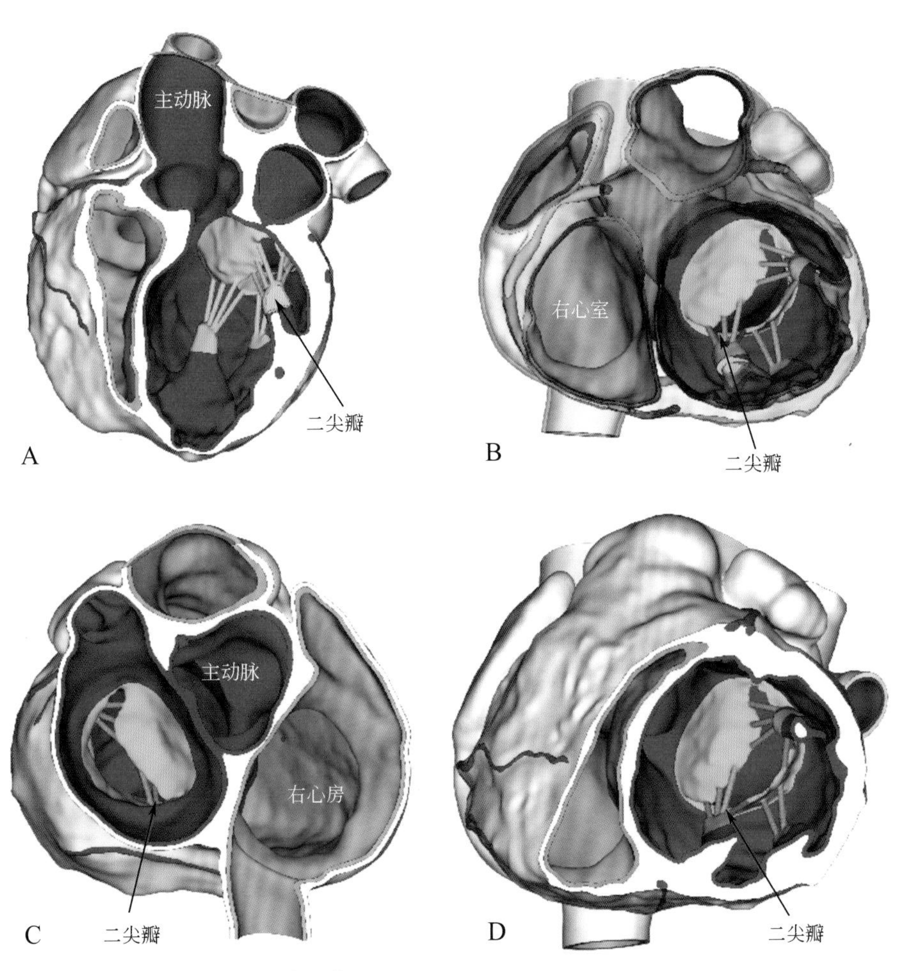

图 7.25　术前二尖瓣结构的计算机三维重建

A. 舒张期五腔心剖面图观二尖瓣及毗邻组织解剖结构；B. 舒张期轻度透明下心脏剖面图观二尖瓣及毗邻组织解剖结构；C. 舒张期左心房面观二尖瓣及毗邻组织解剖结构；D. 舒张期左心室流出道面观二尖瓣及毗邻组织解剖结构

绿色为二尖瓣瓣叶

【手术过程】

该患者应用 MitraClip 进行经导管缘对缘修复手术，在杂交手术室内进行。患者取仰卧位，进行全身麻醉气管插管。经右侧股静脉穿刺，逐级扩张，送入 MitraClip 器械引导鞘管。根据右心房形态，选择 Fast-Cath™ SL1 穿刺鞘和 BRK 穿刺针，在食管超声引导下，穿刺卵圆窝后上部位，穿刺点距离二尖瓣瓣环的垂直距离约 4.2cm。房间隔穿刺成功且超声检查确认无心包积液后，静脉给予普通肝素 100IU/kg，维持 ACT 大于 250s。将超硬导丝送入左上肺静脉，沿导丝送入 MitraClip 器械引导鞘管，使其通过房间隔进入左心房，退出引导鞘扩张内芯及导丝。沿引导鞘送入 MitraClip 夹子输送系统，在食管超声 X-plane 切面及三维图像引导下，调整输送系统的方向，使夹子垂直朝向于目标瓣叶区域，并进行输送系统夹子运动轨迹测试。将夹子双臂打开 180°，调整夹子的方向，使其垂直于瓣叶对合缘。在完成以上步骤后，关闭夹子，将夹子送入二尖瓣左心室侧，将夹子双臂打开至

120°，在超声引导下抓持 2 区前后瓣瓣叶。成功抓持瓣叶后，关闭夹子双臂。超声检查评估夹持瓣叶的长度，二尖瓣反流的程度及位置，二尖瓣跨瓣压差，肺静脉血流频谱等。在完成上述评估后按照器械操作规范释放夹子。此例患者瓣叶病变范围较广，1 个夹子不能明显改善二尖瓣反流，遂在第一个夹子外侧 1、2 区交界处位置同法植入第 2 个夹子，食管超声测跨瓣压差为 3mmHg，二尖瓣反流 1+，释放夹子，退出引导鞘及输送系统（图 7.26）。

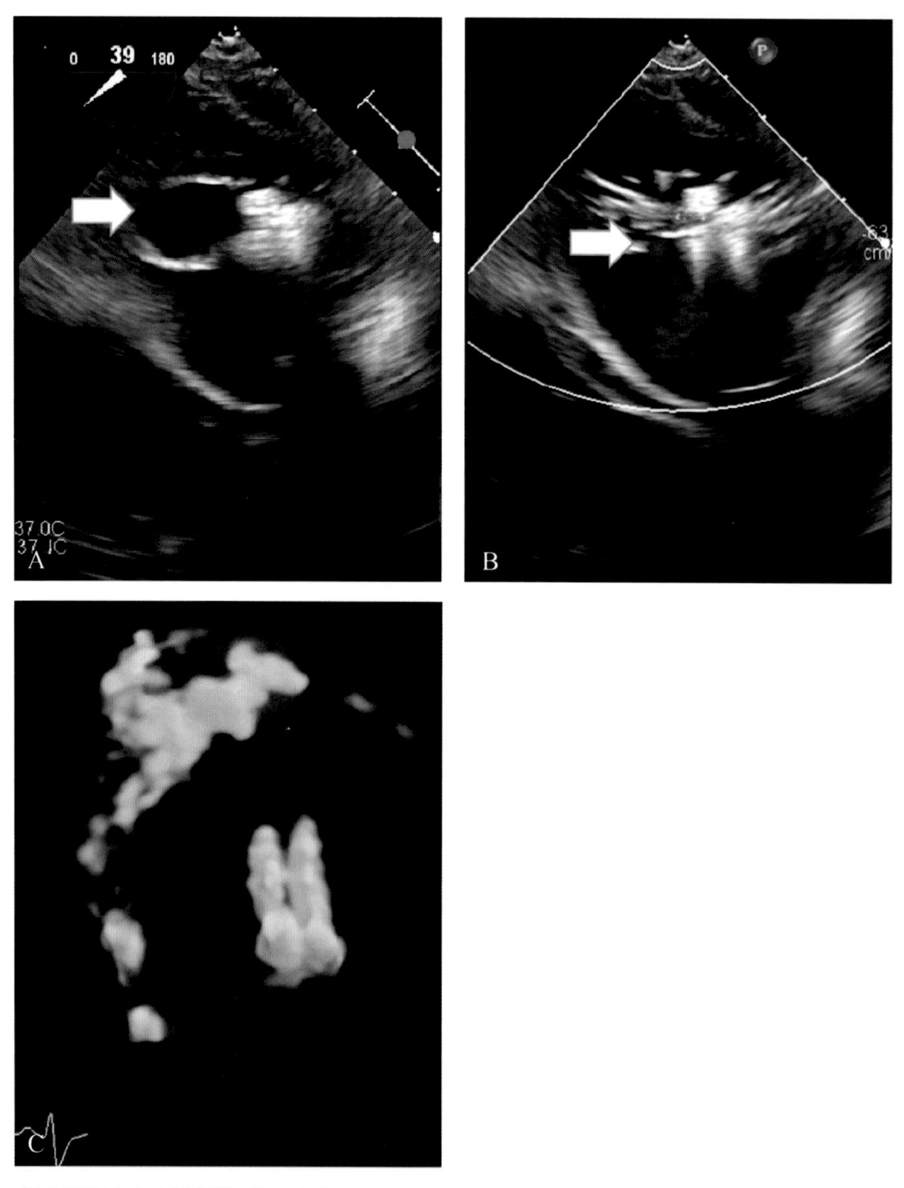

图 7.26 经食管超声心动图引导 TEER 术

A. 食管中段水平二尖瓣短轴切面显示：在 1 区及 2 区探及 2 个紧密相邻的夹子，二尖瓣瓣口开放良好，未见血流加速（箭头所指为舒张期开放的二尖瓣 3 区瓣口）；B. 食管中段水平二尖瓣短轴切面显示：收缩期反流基本消失（箭头所指为紧邻 2 个夹子的微量二尖瓣反流花彩频谱）；C. 食管中段水平二尖瓣 En face 切面显示：紧密相邻的 2 个夹子周围并没有明确的残余二尖瓣反流（箭头所指为紧密相邻的 2 个夹子）

【术后 CTA 影像数据评估】

术后利用软件对患者 CT 影像数据进行评估分析，测得患者二尖瓣舒张期瓣环周长为 130.1mm，IC 为 49.5mm，SL 为 26.8mm，TT 为 20.4 mm；并对左心房、左心室的大小进行测量；同时计算出舒张期相二尖瓣有效瓣口面积为 $2.5cm^2$（图 7.27）。

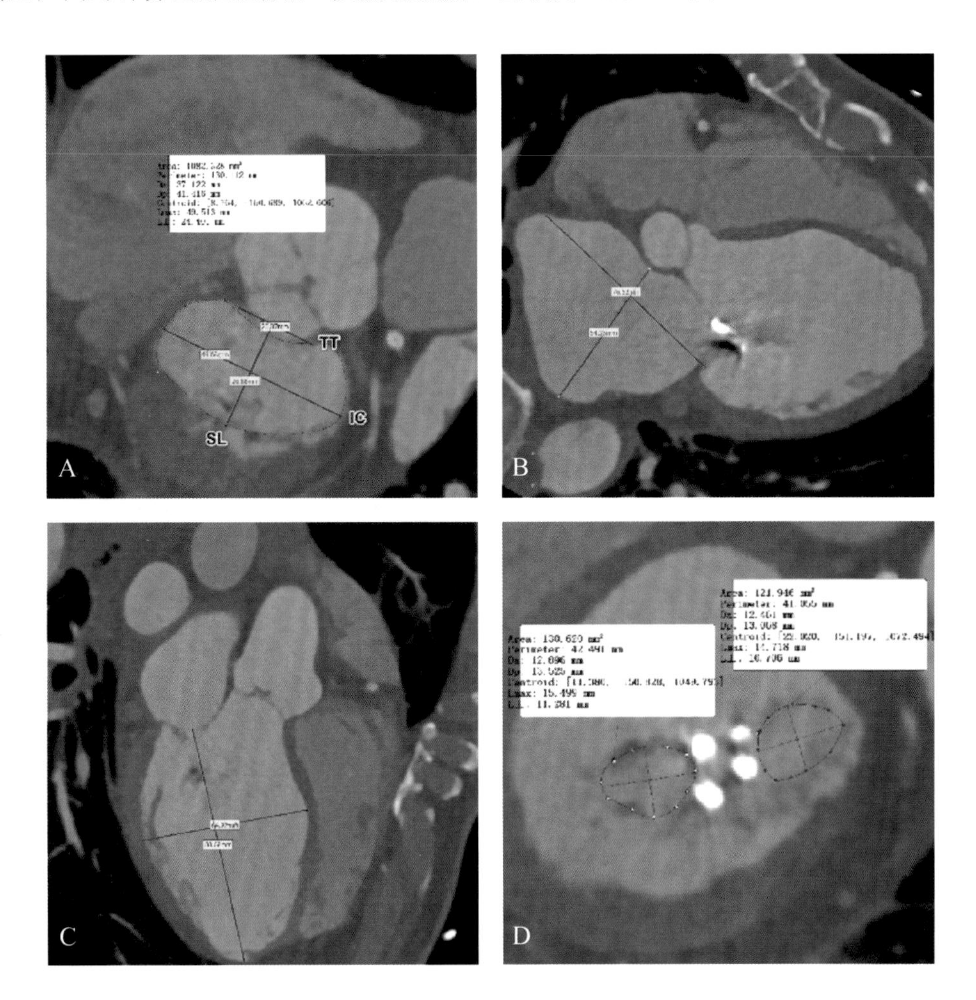

图 7.27　术后利用 CTA 数据进行评估分析

A. 对患者术后二尖瓣瓣环大小进行测量；B. 测量术后舒张期左心房大小；C. 测量术后舒张期心室大小；D. 计算术后舒张期相二尖瓣有效瓣口面积

【术后 3D 打印评估】

术后应用患者的随访 CTA 数据对二尖瓣局部解剖结构进行三维重建（图 7.28），相同技术 1∶1 打印实物模型。通过 3D 打印心脏模型，可清楚观察患者经导管缘对缘修复术后，2 个夹子将二尖瓣 A2、P2 区域紧密夹合。

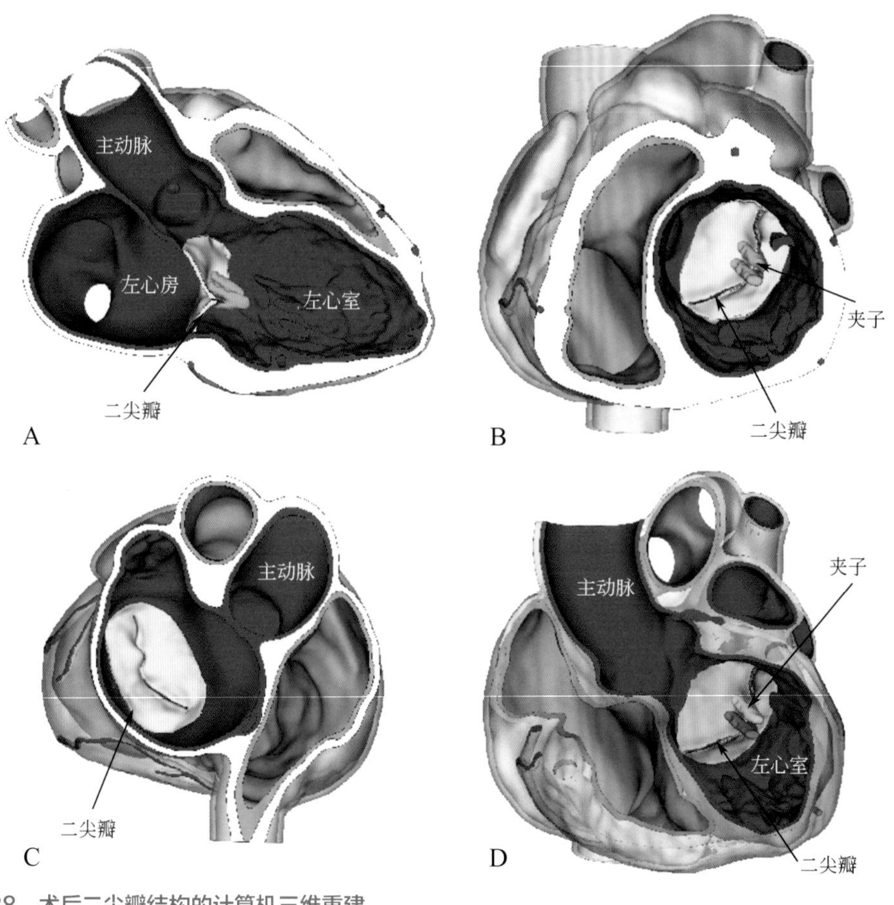

图7.28 术后二尖瓣结构的计算机三维重建

A. 舒张期左心室长轴剖面图观二尖瓣及毗邻组织解剖结构；B. 舒张期轻度透明下心脏剖面图观二尖瓣及毗邻组织解剖结构；C. 舒张期左心房面观二尖瓣及毗邻组织解剖结构；D. 舒张期左心室流出道面观二尖瓣及毗邻组织解剖结构

【病例小结及讨论】

2003年以来，经导管二尖瓣缘对缘修复（TEER）技术逐步成熟并进入临床。目前，应用TEER技术治疗MR已获得了2017欧洲心脏病学会（ESC）/欧洲心胸外科协会（EACTS）瓣膜性心脏病管理指南推荐（Ⅱb）及《2020 ACC/AHA瓣膜性心脏病患者治疗指南》推荐（Ⅱa）。其中的代表产品MitraClip于2020年6月经国家药品监督管理局批准进入中国市场，应用于极高外科手术风险的二尖瓣反流患者。自从2021年1月在中国医学科学院阜外医院开始首例MitraClip商业植入以来，2021年全年全国共有40家单位开展了182例MitraClip手术。同时数家国产二尖瓣缘对缘修复器械也在全国开始了临床研究。

长期以来，TEER手术几乎完全依赖于超声的评估和引导，除了少量报道应用3D打印辅助手术方案中房间隔穿刺的位置选择以外，尚无应用3D打印模型模拟进行TEER术前手术方案的规划和术后效果的评估方面的经验，究其原因是3D模型是瓣膜静态的模拟与评估，缺少动态模拟的参考价值。随着3D打印技术和脉动流技术在瓣膜介入领域应用的成熟和推广，我们也开始探索将二者与超声技术结合应用于TEER手术。

由于经导管二尖瓣缘对缘修复技术是生理性而非解剖矫治，术中需精确评价跨瓣压差，尽量规避相对性二尖瓣狭窄的风险；由于病变的复杂性，可能需要多个夹子、不同型号夹子的组合夹持才能较好地降低二尖瓣反流。如何平衡有效减少二尖瓣反流和相对性二尖瓣狭窄的风险，是 TEER 手术需要面对的难题。本例患者术前超声评估二尖瓣脱垂范围较广，需要考虑植入 2 个夹子以有效减少二尖瓣反流，但患者的术前二尖瓣瓣口面积并不理想，导致相对性二尖瓣狭窄的风险增高。术前 3D 打印模型可以清晰地显示二尖瓣脱垂的位置和范围，再结合超声影像，为术者精准规划和植入夹子提供了有效参考。同时脉动流的测试为植入多个、不同型号夹子组合的可行性和植入位置的选定也具有一定的参考价值。术后 3D 打印模型也可观察夹子的夹持位置与夹持深度，同时估算二尖瓣有效瓣口面积，对手术效果的评估也有一定的参考价值。

术前 3D 打印模型结合脉动流技术，将二尖瓣的静态模拟与动态评估相结合，为 3D 打印技术在 TEER 技术领域的应用提供了可能的应用前景。未来随着 3D 打印模型的逼真度和与脉动流技术结合的经验日趋完善，同时结合术中 3D 影像融合技术的辅助，复杂的二尖瓣反流病变的治疗将进一步向精准和智能的方向发展。

参考文献

[1] St Goar FG, Fann JI, Komtebedde J, et al.Endovascular edge-to-edge mitral valve repair: short-term results in a porcine model.Circulation, 2003, 108(16): 1990-1993.

[2] Condado JA, Acquatella H, Rodriguez L, et al.Percutaneous edge-to-edge mitral valve repair: 2-year follow-up in the first human case.Catheter Cardiovasc Interv, 2006, 67(2): 323-325.

[3] Bavry AA, Arnaoutakis GJ.Perspective to 2020 American College of Cardiology/American Heart Association (ACC/AHA) Guideline for the management of patients with valvular heart disease.Circulation, 2021, 143(5): 407-409.

[4] Baumgartner H, Falk V, Bax JJ, et al.2017 ESC/EACTS Guidelines for the management of valvular heart disease.Eur Heart J, 2017, 38(36): 2739-2791.

[5] Ferrari E, Gallo M, Wang C, et al.Three-dimensional printing in adult cardiovascular medicine for surgical and transcatheter procedural planning, teaching and technological innovation.Interact Cardiovasc Thorac Surg, 2020, 30(2): 203-214.

[6] 高漫辰 , 段福建 , 张戈军 , 等 . 经导管缘对缘修复技术初步实践 : MitraClip 治疗二尖瓣反流早期结果报道 . 中国胸心血管外科临床杂志 , 2022, 29(5): 547-552.

[7] 郭耀霞 , 冯天鹰 , 尹海军 . 超声心动图在经皮二尖瓣缘对缘修复术中的应用进展 . 生物医学工程与临床 , 2016, 20(6):646-649.

[8] 潘文志 , 龙愉良 , 周达新 , 等 . 经导管二尖瓣缘对缘修复（TEER）的过去、现在和未来 . 中国胸心血管外科临床杂志 , 2021, 28(12): 1409-1414.

[9] 潘湘斌 . 经导管缘对缘技术（MitraClip）治疗二尖瓣反流——亚太心脏病学会（APSC）专家共识 . 中国循环杂志 , 2022, 37(1): 4-11.

病例 5 3D 打印指导经导管二尖瓣瓣周漏封堵术

【病例基本信息】

患者，男性，64 岁。18 年前因感染性心内膜炎行二尖瓣、主动脉瓣置换术，主诉：双瓣置换术后 18 年，3 年前因二尖瓣瓣周漏再次手术，术后检查即发现二尖瓣瓣周漏，近 4 个月病情加重，胸闷、气短、心悸伴溶血。行超声心动图检查提示：二尖瓣、主动脉瓣位金属瓣置换术后，二尖瓣瓣周漏。主要异常检查及化验指标：BUN 23.26mmol/L，CRE 302μmol/L，NT-ProBNP 12617.00 pg/mL。STS 评分：12.678%；Euroscore 评分：11.2%。

【术前诊断】

二尖瓣、主动脉瓣置换术后；二尖瓣瓣周漏；心功能Ⅳ级；三尖瓣关闭不全；溶血性贫血。

【术前超声检查】

术前经胸及经食管超声检查提示：二尖瓣、主动脉瓣置换术后；二尖瓣瓣周漏；三尖瓣关闭不全；室间隔及左心室壁普遍增厚；左心房扩大；肺动脉高压（收缩压 55mmHg）；主动脉硬化。彩色血流及多普勒超声提示：二尖瓣位金属瓣下血流速度加快 V_{max}236cm/s，PG_{max}22mmHg，瓣周可见两束反流，测后内侧处瓣周反流宽度 3mm，长度 4.7cm，面积 6.9cm^2，容积 8.5mL；近左心耳处瓣周反流宽度 2mm，长度 4.8cm，面积 4.7cm^2，容积 5.2mL。EF：53%；FS：28%（图 7.29）。

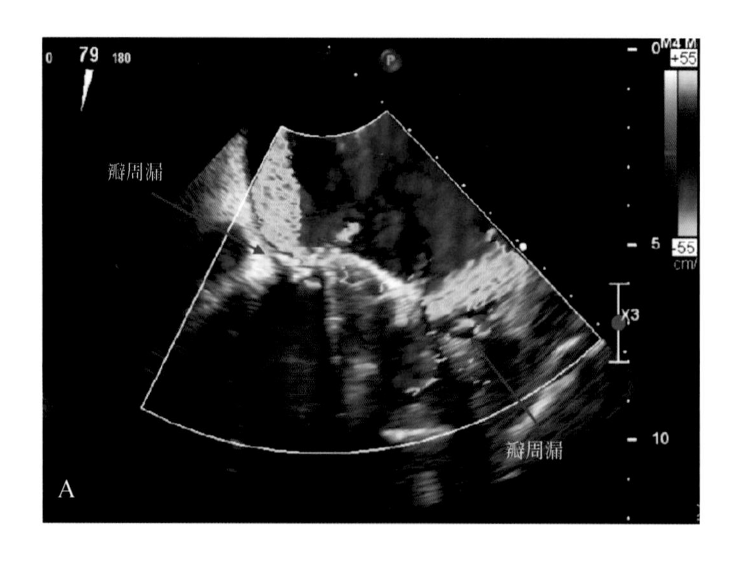

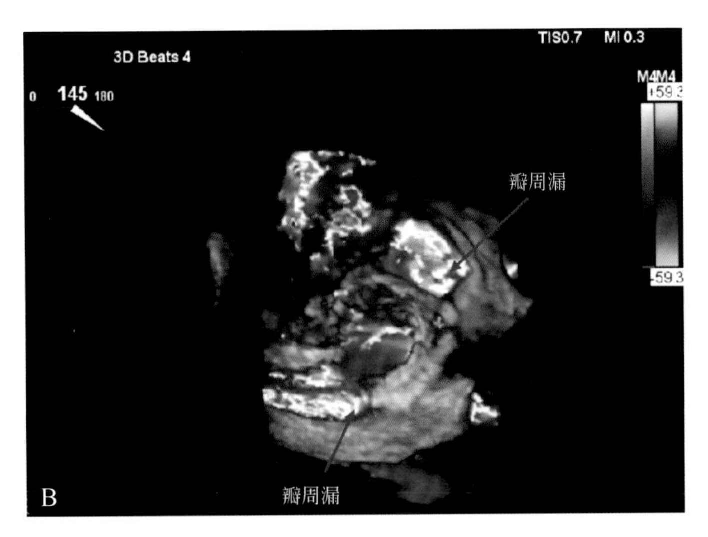

图 7.29 术前经食管超声心动图影像

A. 彩色多普勒超声显示，人工二尖瓣瓣周中到大量反流两束；B. 超声 3D 成像可见瓣周两束反流至左心房

【术前 3D 打印模拟评估】

术前利用患者的 CTA 影像数据，对患者二尖瓣和毗邻组织进行数字三维重建，导出 STL 文件至 Polyjet 850 多彩多材料喷射成型 3D 打印机，进行后处理得到 1∶1 医用 3D 打印模型。在超声检查和 CTA 评估的基础上，利用 3D 打印模型，可清楚观察人工二尖瓣的解剖结构，瓣周漏位置以及漏口的大小、形态（图 7.30）。

此外，可利用患者 1∶1 模型体外模拟瓣周漏封堵手术，在模型上确定心尖穿刺位置后，导丝通过左心室穿过二尖瓣瓣周漏漏口，选择不同种类和大小的封堵器模拟术中封堵，可直接观察到漏口处封堵器与人工二尖瓣及主动脉瓣之间的位置关系，评估不同封堵器是否会对人工机械瓣瓣叶的正常启闭产生影响。同时还可以选择合适大小的封堵器，以及每个漏口可能需要释放封堵器的个数，都可以利用 3D 打印模型进行精准的术前模拟（图 7.31）。通过 3D 打印模型术前评估后，可以对患者进行个体化、精准化的手术策略制订，辅助经导管瓣周漏封堵手术顺利完成。

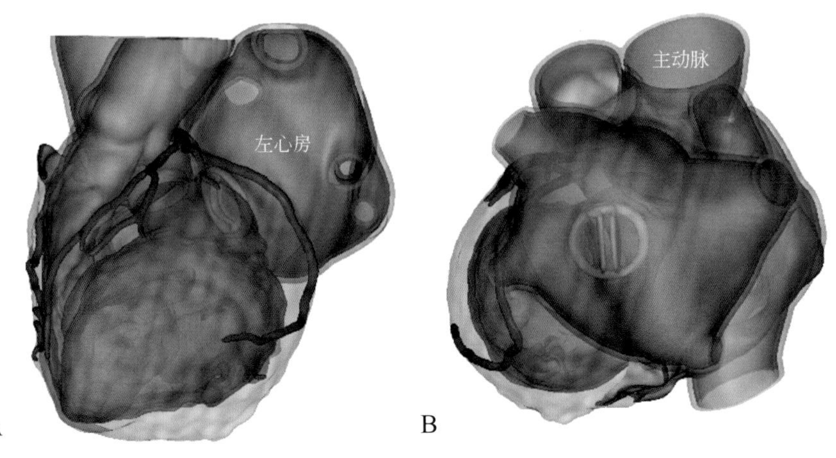

图 7.30

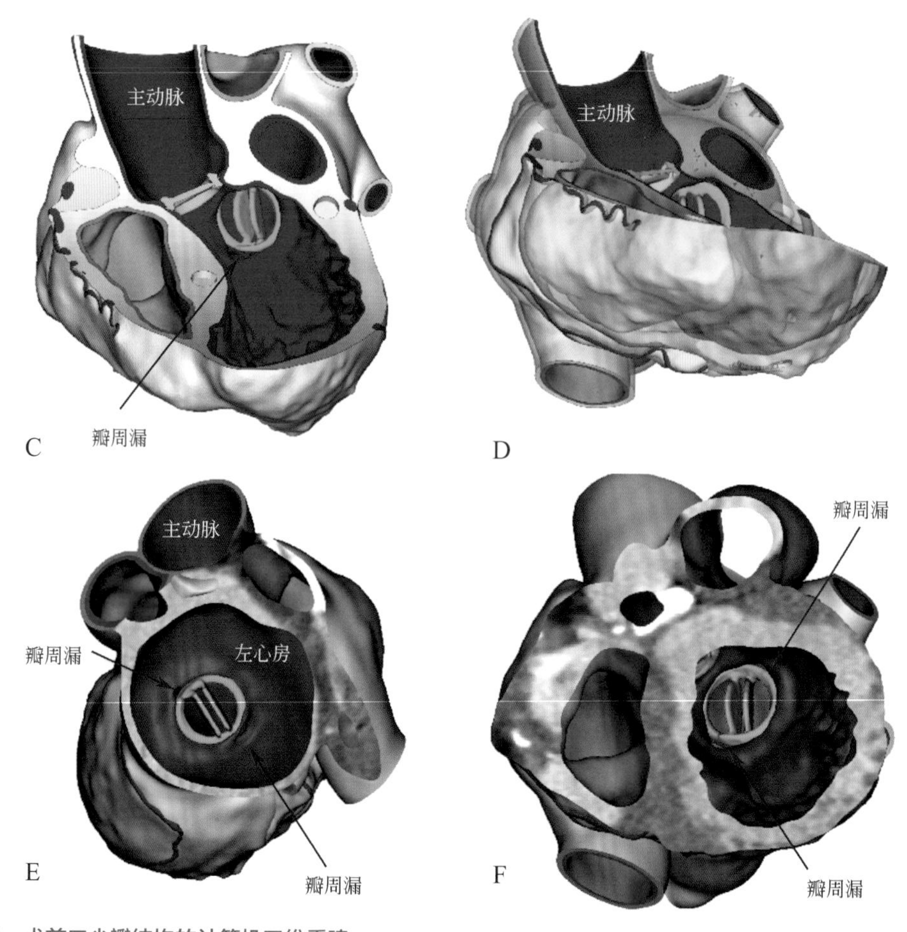

图 7.30　术前二尖瓣结构的计算机三维重建

A. 舒张期透明下侧位观；B. 舒张期透明下左心房面观；C. 舒张期心脏剖面图正位观；D. 舒张期心脏剖面图侧位观；E. 舒张期心脏剖面图左心房面观；F. 舒张期心脏剖面图左心室面观

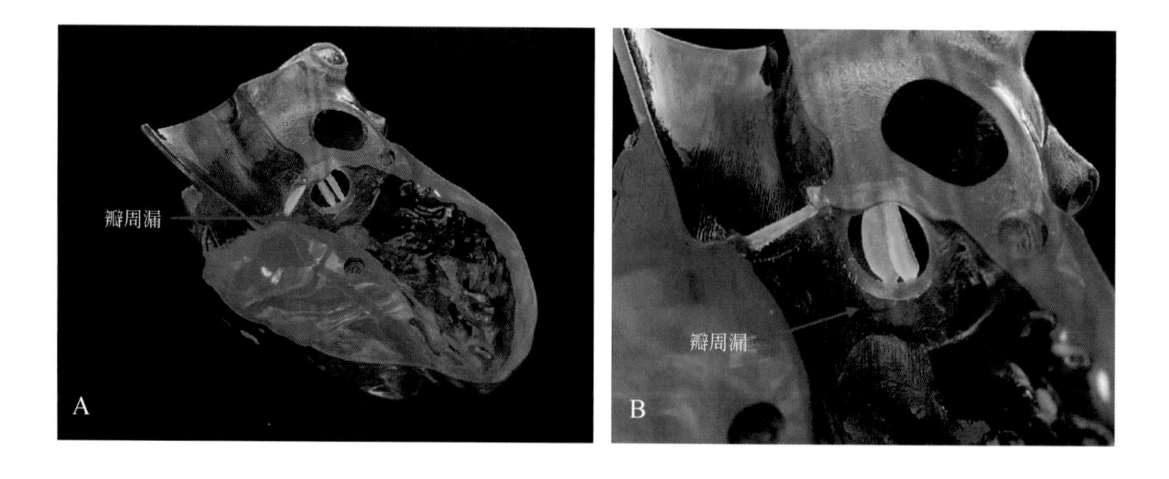

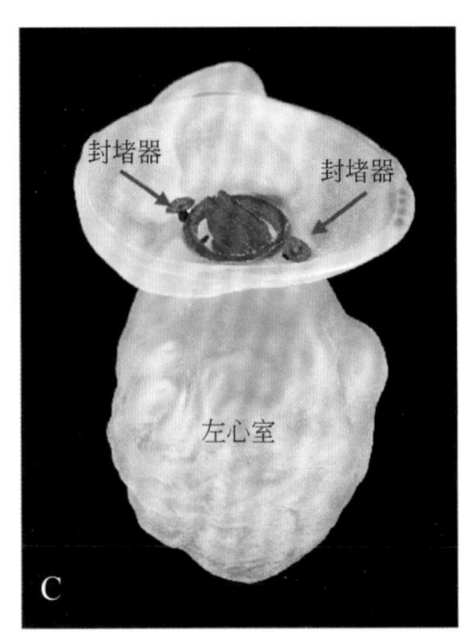

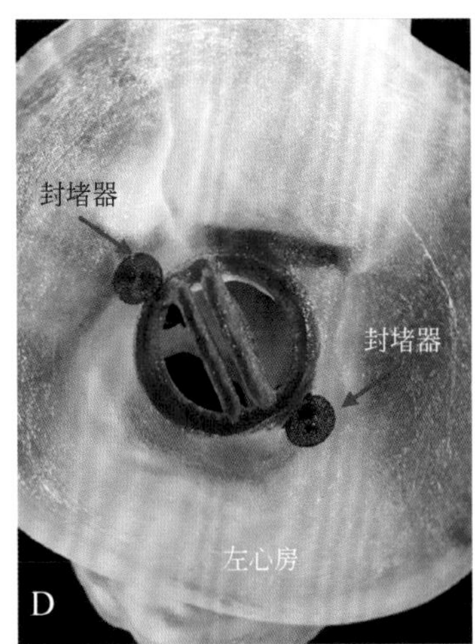

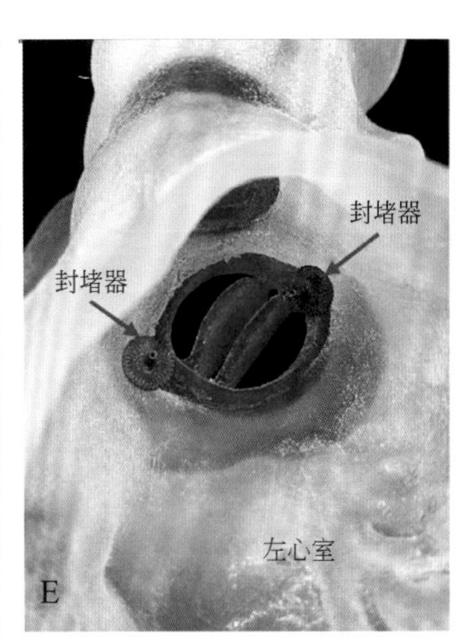

图 7.31　应用术前 3D 打印心脏模型模拟手术

A. 多彩剖面模型整体观；B. 多彩剖面模型局部观，显示瓣周漏；C. 软质模型模拟封堵术，整体观；D. 软质模型模拟封堵术，左心房侧局部观；E. 软质模型模拟封堵术，左心室侧局部观

【手术过程】

于介入导管室对该患者行经皮穿刺经心尖二尖瓣瓣周漏封堵手术。患者取平卧位，消毒手术部位并铺单，超声引导下确定经皮及心尖的穿刺位置于左锁骨中线外第 6 肋间处。结合透视进行穿刺，导丝经皮穿过心尖进入左心室，置换导丝为 6F 穿刺鞘管，于该鞘管内送入多功能导管，操纵导管导丝通过左心室到达二尖瓣瓣周，调整方向和角度通过漏口后进入左心房，交换以加硬导丝，沿加硬导丝送入 6F 输送长鞘。根据术前 3D 打印模拟结果，选择一枚 14mm 的Ⅱ代血管塞封堵器（美国 Abbott 公司）封堵，调节封堵器位置及形态，仔细观察未影响到二尖瓣机械瓣的启闭，释放第一个封堵器，术中经食管超声观察封堵后反流量明显减少，于另外部位仍有残余漏存在；应用同样方法，对另一侧漏口利用封堵器进行封堵，术中经食管超声观察二尖瓣瓣周此漏口反流消失，而第一个漏口处仍有少量分流，再次应用同样方法，通过第一个封堵器旁的瓣周漏，送入输送鞘管及 10mm 的Ⅱ代血管塞封堵器进行残余漏封堵，通过经食管超声及 DSA 影像观察调整封堵器的位置，瓣周反流消失，释放封堵器。瓣周漏封堵完成后，对心尖穿刺部位应用 6mm 的Ⅱ代动脉导管未闭封堵器（美国 Abbott 公司）进行封堵，手术结束后撤出系统，通过经食管超声和 DSA 影像可见瓣周 3 个封堵器影，心尖部 1 个封堵器影，瓣膜启闭正常（图 7.32）。

术中经食管超声彩色多普勒血流显示瓣周反流消失，可见瓣周 3 个封堵器影（图 7.33）。手术结束，退出导管及导丝，局部压迫穿刺点，送患者回病房，术后 3 天顺利出院。

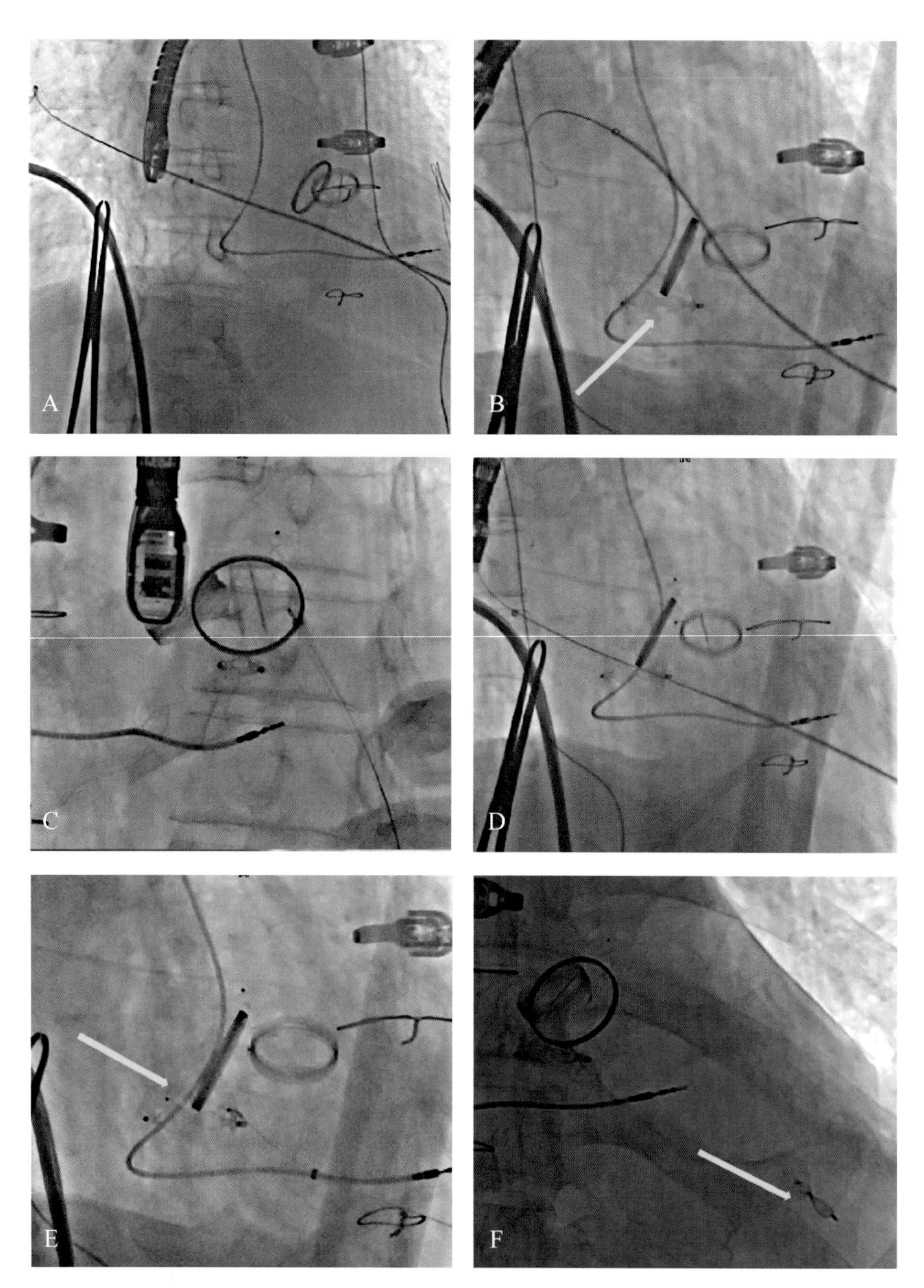

图 7.32 瓣周漏封堵术中透视影像

A. 经心尖穿刺，调整导丝导管通过第一个瓣周漏漏口；B. 导管跨过第二个漏口，黄色箭头所示为第一个封堵器；C. 释放第二个封堵器；D. 导丝导管通过第一个封堵器旁的瓣周漏；E. 释放第 3 个封堵器，黄色箭头所示为封堵器；F. 心尖穿刺部位利用 6mm 的 ADO Ⅱ封堵器进行封堵，黄色箭头所示为封堵器

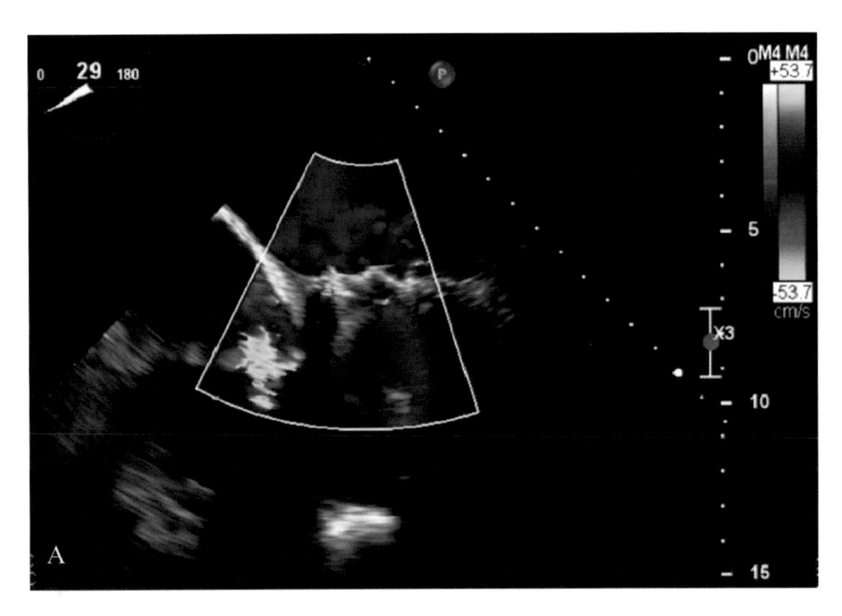

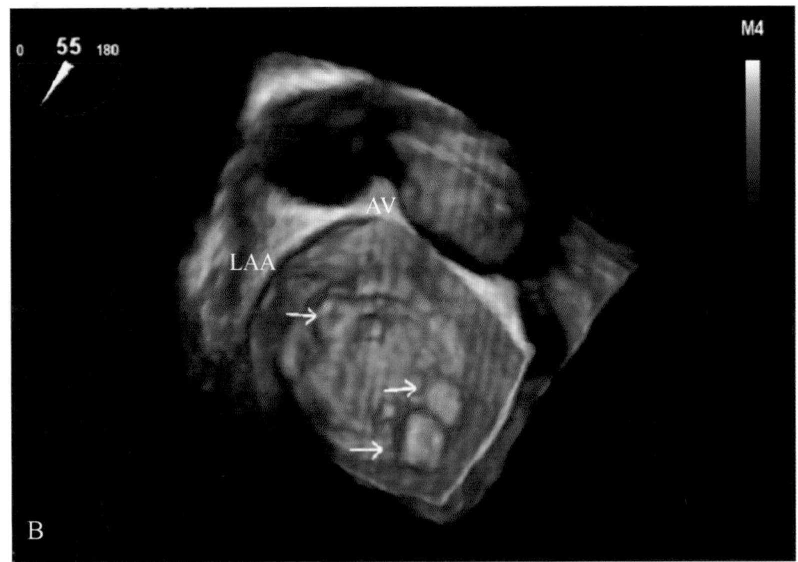

图 7.33　瓣周漏封堵术后经食管超声心动图检查

A. 术中彩色多普勒血流显示二尖瓣瓣周反流消失；B. 经食管超声三维成像，箭头所指可见 3 个封堵器影，左心房面观

【术后 3D 打印评估】

术后对患者 CT 影像数据进行二尖瓣及毗邻解剖结构三维重建（图 7.34）并 3D 打印，进一步直观、可视地评估瓣周漏封堵后的手术结果。利用 3D 打印模型可明确封堵器与二尖瓣的位置关系，封堵器的形态及分布情况，可清楚观察到心尖处 1 个封堵器、金属二尖瓣瓣周 3 个封堵器，对机械二尖瓣的正常启闭没有影响（图 7.35）。

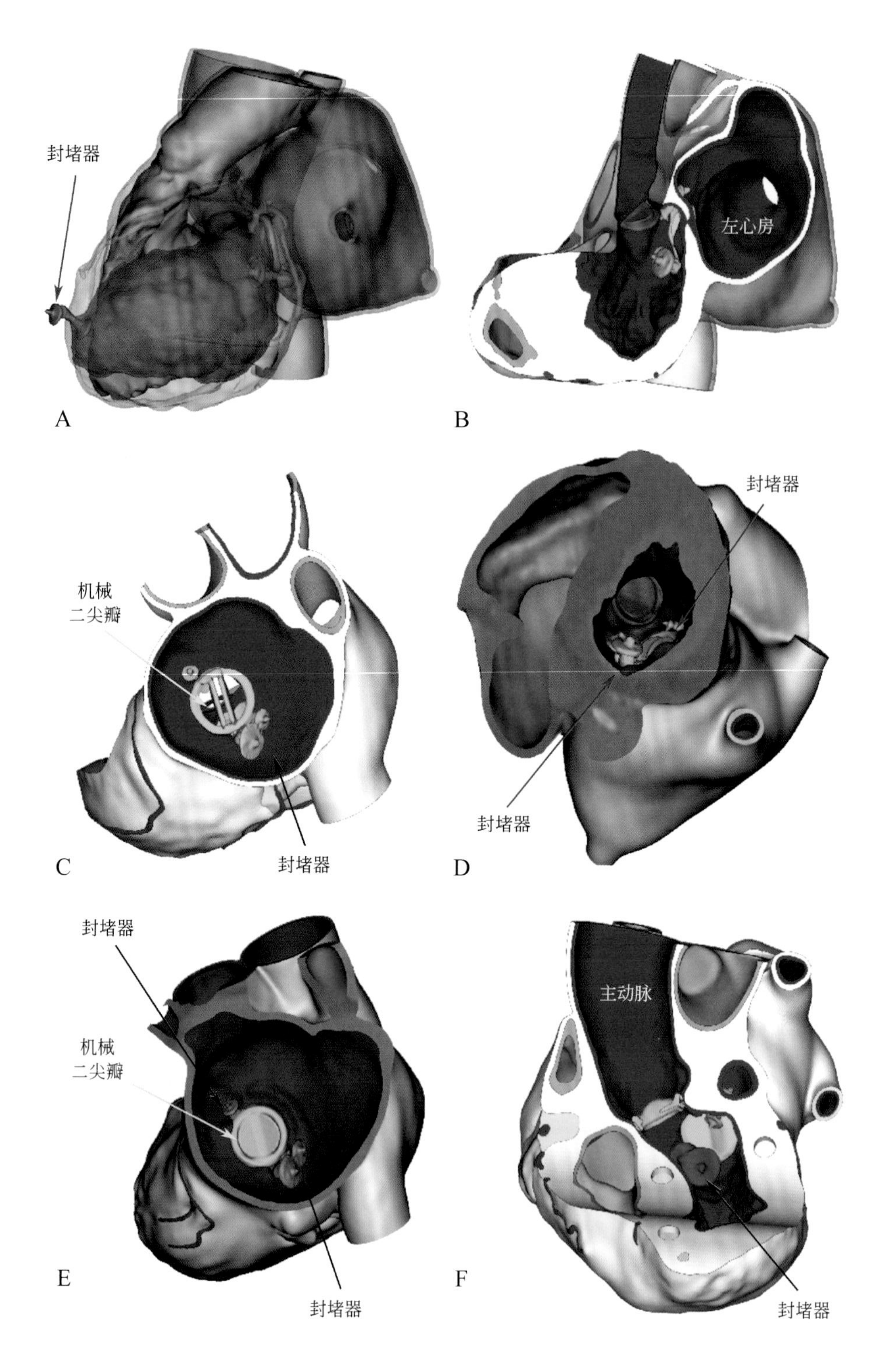

图 7.34 术后二尖瓣结构的计算机三维重建图

A. 舒张期透明下侧位观，显示心尖处封堵器；B. 舒张期心脏剖面图侧位观；C. 舒张期心脏剖面图左心房面观；D. 舒张期心脏剖面图左心室面观；E. 收缩期心脏剖面图左心房面观；F. 收缩期心脏剖面图左心室面观

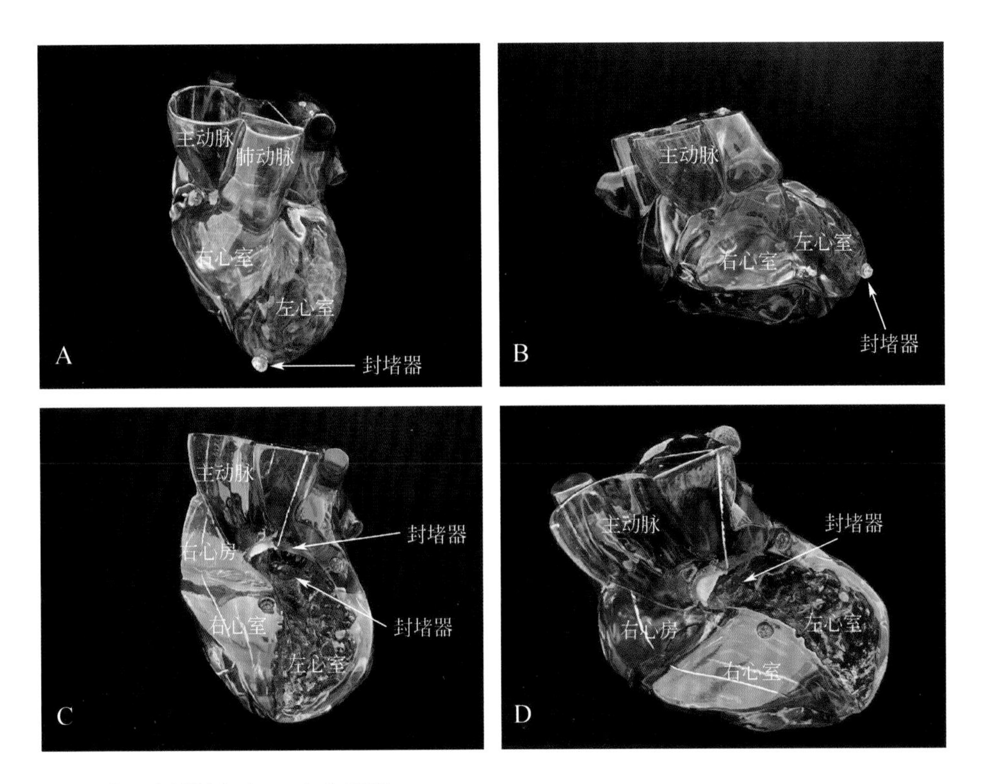

图 7.35 术后全彩多材料心脏 3D 打印模型

A. 模型正位整体观，显示心尖处封堵器；B. 模型侧位整体观，显示心尖处封堵器；C. 模型剖面正位观，显示机械瓣周封堵器；D. 模型剖面侧位观，显示机械瓣周封堵器

【病例小结及讨论】

瓣周漏（PVL）是外科及介入瓣膜置换术后主要并发症之一，发生率约为 5% ～ 15%。外科瓣膜置换术后发生瓣周漏的主要原因可能是缝线间距过大、缝线撕裂或者炎症导致缝线撕裂等，而造成人工瓣环和组织间的残余漏口；介入瓣膜置换术后瓣周漏发生的主要原因与瓣膜型号的选择、支架瓣膜的同轴性、瓣膜释放的高低、自体瓣叶钙化的分布等情况相关。一般瓣周漏常发生在二尖瓣和主动脉瓣置换术后，文献报道二尖瓣瓣周漏的发生率较主动脉瓣瓣周漏发生率高。轻微瓣周漏可以没有临床症状，加重时出现活动后胸闷、胸痛、乏力、头晕、溶血等症状，远期或心功能影响较大患者可出现下肢水肿、活动耐力明显下降、心绞痛等。其中二尖瓣瓣周漏患者心脏功能影响更大，表现更明显。二尖瓣瓣周漏的诊断，常规的经胸超声心动图（TTE）即可发现，经食管超声心动图（TEE）进一步检查可获得更清晰的图像和精确的诊断，确定二尖瓣瓣周漏的位置、大小、形态等，辨别二尖瓣瓣周漏的毗邻关系。此外，利用超声诊断二尖瓣瓣周漏的同时，还可评价瓣叶功能、漏口大小及与人工瓣的位置关系，确定二尖瓣瓣周漏是否合并血栓、赘生物及感染性心内膜炎等。

二尖瓣瓣周漏传统的治疗方式主要以外科二次手术为主，在全身麻醉体外循环辅助下行二尖瓣瓣周漏修补或再次人工二尖瓣瓣膜置换术。然而，外科再次开胸手术风险较高，患者的死亡率增加。经皮二尖瓣瓣周漏介入治疗是一种微创的治疗方法，可有经股动脉 - 主动脉逆行途径、经股静脉 - 房间隔途径和经心尖途径。其中经心尖途径路径短，便于操纵导丝、导管通过二尖瓣漏口，尤其为主动脉瓣、二尖瓣联合机械瓣置换术的复杂二尖瓣瓣周漏提供了一种有效选择。同时，可以选择在超声引导下穿刺的方法，患者仅在腹股沟及胸表部位有穿刺口，最大程度减少患者的创伤，甚至可以在局部麻醉下完成手术。但这类高难度的手术对于术前规划和方案选择提出了极高的要求和挑战：①如何选择最佳入路，避免穿刺到重要血管导致心脏压塞等并发症；②如何调整入路的方向，迅速通过瓣周漏；③如何完全封堵瓣周漏，并避免对机械瓣启闭产生影响；④如何封闭针道、充分止血等。

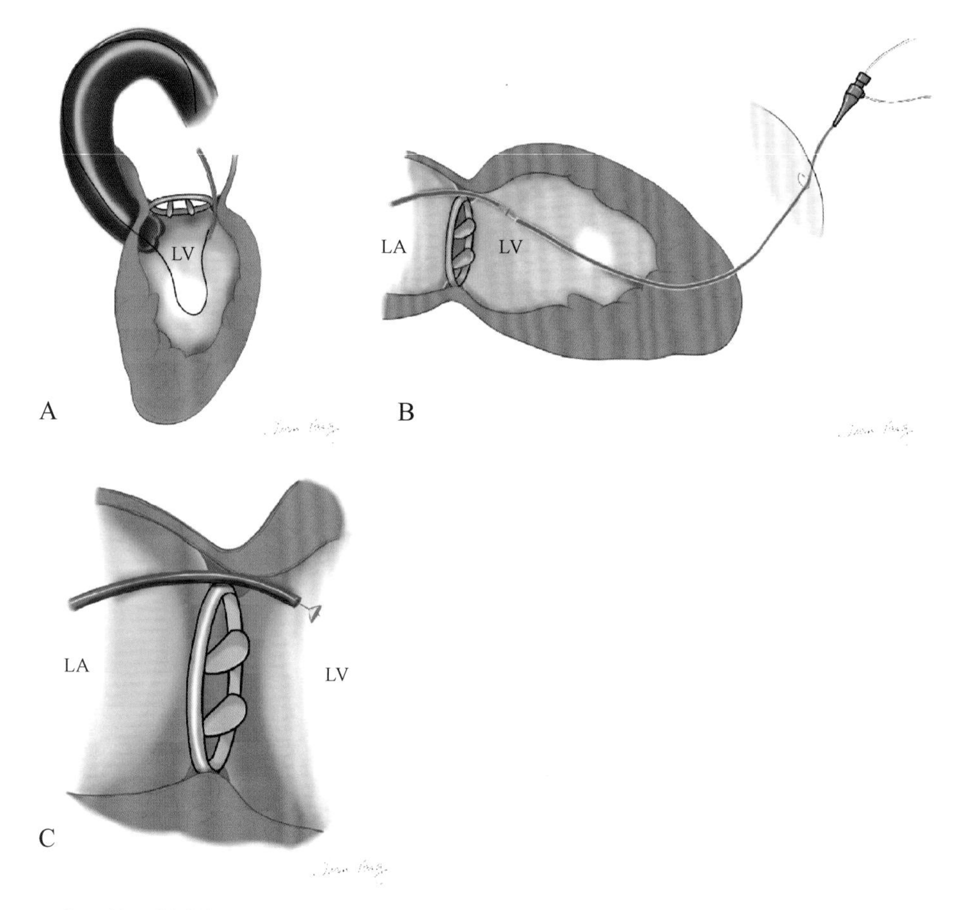

图 7.36 经导管二尖瓣瓣周漏介入治疗不同入路途径示意

A. 经股动脉 - 主动脉逆行途径；B. 经心尖途径；C. 经股静脉 - 房间隔途径

LA—左心房；LV—左心室

为了解决以上问题，笔者所在团队对患者术前 CT 数据进行了三维重建并 3D 打印，可直观了解患者二尖瓣及重要毗邻组织的解剖结构，还可在模型上利用不同体位模拟导丝、导管通过漏口，选择不同类型和大小的封堵器进行漏口试封堵，可进行封堵器大小、位置的调整使其影响不到人工二尖瓣的正常启闭，从而规划合理有效的手术策略。在 3D 打印模拟的基础上，整个手术过程导丝、导管快速通过漏口，术者对射线量的摄入明显减少，封堵器型号大小的选择与术前模拟高度一致，3 个封堵器释放位置合理，对人工机械二尖瓣的正常工作未造成影响，漏口封堵完全，通过术后经食管超声及 3D 打印模型均可见瓣周漏口消失，心尖部位穿刺点选择封堵器进行有效封堵，未出现心脏压塞等严重并发症。3D 打印对二尖瓣瓣周漏封堵手术规划起到良好的辅助作用，同时明显减少了术中 DSA 的辐射时间。

目前，随着外科和介入瓣膜置换术的不断增加，瓣周漏的患者数量也逐渐增加，通过介入方法治疗瓣周漏疾病已成为此类患者的有效微创治疗方式。笔者带领团队开展的 3D 打印指导二尖瓣瓣周漏封堵术已显示出明显的优越性：缩短了手术时间、减少术者射线的摄入、帮助优化精准选择合适的封堵器、避免干扰自体机械瓣等。尤其是经皮经心尖穿刺途径，最大程度降低了复杂二尖瓣瓣周漏患者的创伤。随着 3D 打印技术的不断提高、3D 打印材料的不断丰富，结合患者术前漏口的位置以及人工瓣膜瓣叶的形态，将来通过 3D 打印实现个体化、精准化方案，甚至可植入的 3D 打印瓣周漏封堵器都有可能成为现实，会使二尖瓣瓣周漏的经导管介入治疗迈上一个新的台阶，为此类患者带来更安全、有效的治疗选择，使更多的患者从 3D 打印技术中获益。

参考文献

[1] Alkhouli M, Zack CJ, Sarraf M, et al. Successful percutaneous mitral paravalvular leak closure is associated with improved midterm survival. Circ Cardiovasc Interv, 2017, 10(12): e005730.

[2] Garcia-Sayan E, Chen T, Khalique OK.Multimodality cardiac imaging for procedural planning and guidance of transcatheter mitral valve replacement and mitral paravalvular leak closure.Front Cardiovasc Med, 2021, 8: 582925.

[3] Hascoet S, Grzegorz SG, Bagate F.Multimodality imaging guidance for percutaneous paravalvular leak closure: Insights from the multi-centre FFPP register.Arch Cardiovasc Dis, 2018, 111(6-7):421-431.

[4] Liu Y, Xu CN, Yang J, et al.Transcatheter closure of mitral paravalvular leak via multiple approaches.J Interv Cardiol, 2021, 2021:6630774.

[5] Yang C, Liu Y, Yang J, et al. Prognosis of transcatheter closure compared with surgical repair of paravalvular leak after prosthetic valve replacement: A retrospective comparison.Thorac Cardiovasc Surg, 2020, 68(2): 148-157.

[6] 金屏 , 赖盛伟 , 杨剑 , 等 . 瓣周漏介入封堵治疗的安全性和有效性 . 心脏杂志 , 2019, 31(1): 22-27.

[7] 潘欣，张卫，吴卫华，等. 经导管封堵心脏人工瓣膜置换术后周围漏. 中华心血管病杂志，2011, 39(3): 217-220.

[8] 徐臣年，刘洋，杨剑，等. 二尖瓣置换术后瓣周漏的介入治疗效果分析. 中华心血管病杂志，2016, (3): 238-243.

[9] 徐承义，苏晞，何亚峰. 经导管介入封堵术治疗瓣周漏的现状. 中国介入心脏病学杂志，2020, 28(10): 579-584.

第 8 章

3D 打印技术应用于经导管二尖瓣介入治疗的进展和展望

经导管二尖瓣修复和置换是二尖瓣疾病治疗的革命性技术突破，这项技术不同于传统外科瓣膜手术，需要术者根据术前影像进行精准测量、制订个性化手术策略，并在术中结合影像指导充分理解二尖瓣和心脏的动态三维结构功能。基于疾病诊断概念建立的传统影像技术无法充分满足经导管二尖瓣介入治疗的需求。经导管二尖瓣介入治疗在临床应用伊始，3D 打印技术就已经开始在诸多方面发挥作用，包括辅助术者精准测量制订手术策略，选择适当的器械种类及型号，辅助加速新器械研发，医师培训，患者教育等。

8.1 3D 打印在经导管二尖瓣介入治疗中的应用进展

以经导管缘对缘修复（TEER）为代表的经导管二尖瓣修复技术出现后，对复杂病变治疗的不断挑战催生了初始 3D 打印技术在经导管二尖瓣介入治疗中的应用。早期的尝试主要是通过三维重建和 3D 打印技术呈现二尖瓣瓣环和瓣叶结构，用于观察正常和病变瓣膜的解剖结构。然而，二尖瓣复合体是通过瓣环、瓣叶、腱索、乳头肌及相邻心脏结构共同工作体现二尖瓣功能和动态形变，单纯的瓣叶打印，并不能充分体现 3D 打印技术辅助指导治疗的优势。Vukicevic 等开发了一种多材料、3D 打印的二尖瓣模型，应用于 MitraClip 行经皮二尖瓣修复的体外模拟和手术策略制定中取得了良好效果（图 8.1）。

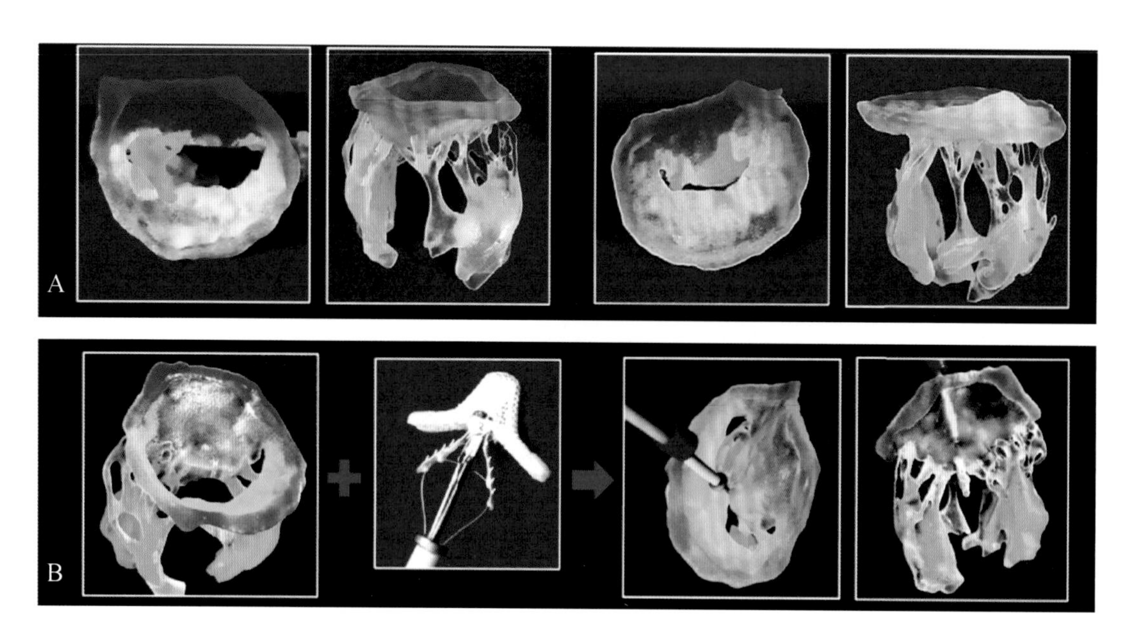

图 8.1 3D 打印二尖瓣复合体结构及应用 MitraClip 体外模拟

A. 多彩 3D 打印二尖瓣复合体结构；B. 应用 MitraClip 体外模拟 TEER 术

[引自 Wang DD,et al.JACC：Cardiovascular Imaging，2021，14(1)：41-60]

目前经导管二尖瓣置换（TMVR）技术仍在早期发展阶段，二尖瓣功能和解剖结构复杂，技术难度大，患者适应证筛选困难，因此 TMVR 技术发展一直伴随着包括 3D 打印在内的多模态影像技术支持。左心室流出道梗阻是主要的致命并发症之一，3D 打印技术能够较好地模拟二尖瓣与左心室流出道的立体位置关系，人工瓣膜固定位置及不同 TMVR 产品植入后新左心室流出道（neo-LVOT）的测量和风险评估，为适应证筛选和风险预测发挥了很大作用（图 8.2）。

目前，除 TEER 技术外，多数经导管二尖瓣修复及置换技术，包括瓣环修复、瓣叶修复、腱索修复及多种类型置换技术仍处在早期发展阶段，临床应用案例有限，但文献报道中各种技术都可应用 3D 打印技术进行辅助。综合来看 3D 打印技术在二尖瓣介入治疗中的主要作用体现在以下几个方面：获得三维立体结构，观察判断适应证，指导手术方案制订，预判手术难度；指导选择适当的器械种类和型号；根据解剖结构，制订个性化手术方案；减少更多侵入性或非侵入性影像学检查手段的应用；研发新器械和器械体外测试模拟；医师技术培训，缩短新技术学习曲线；患者教育沟通等。相信随着临床应用经验的不断积累，3D 打印指导经导管二尖瓣介入治疗还会取得更多的应用场景突破。

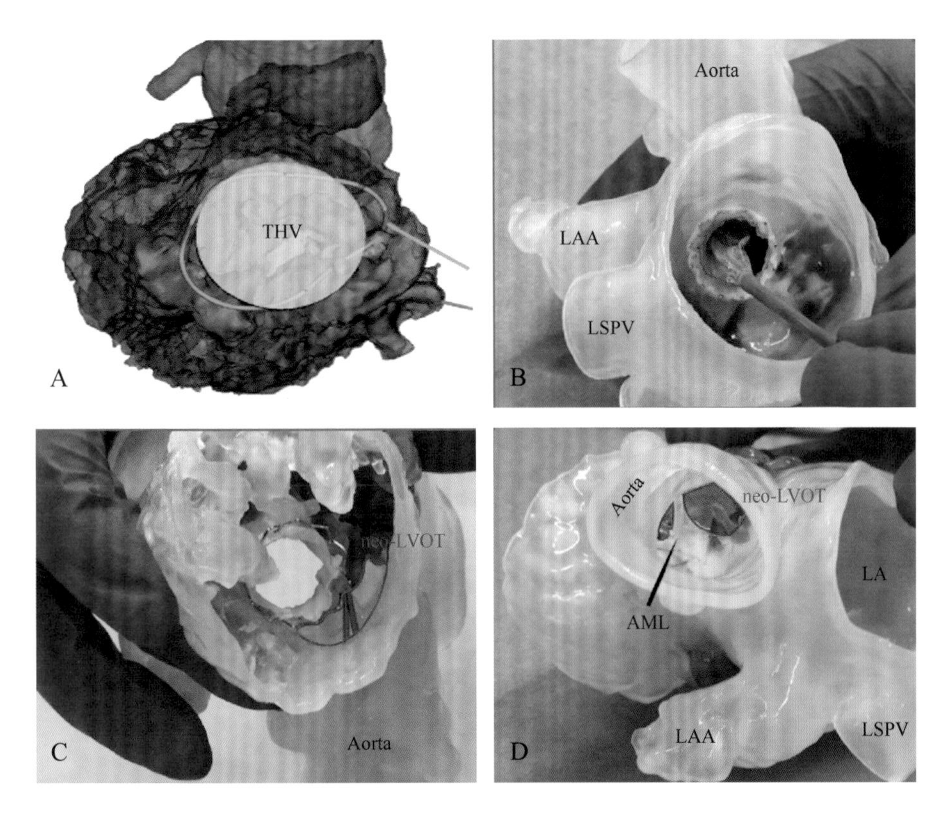

图 8.2 应用 3D 打印模型模拟 TMVR 技术预测手术风险

A. 数字模型模拟 TMVR 术；B. 应用球囊扩张式瓣膜及 3D 打印模型模拟 TMVR，左心房面观；C. 应用球囊扩张式瓣膜及 3D 打印模型模拟 TMVR，左心室面观；D. 评估 TMVR 后左心室流出道梗阻情况

AML—二尖瓣前叶；Aorta—主动脉；LA—左心房；LAA—左心耳；LSPV—左上肺静脉；neo-LVOT—新左心室流出道；THV—经导管介入瓣膜

[引自 Ooms J,et al.Eur Heart J Case Rep，2020，4(3)：1-6]

8.2 3D 打印技术在经导管二尖瓣介入治疗中应用的展望

经导管二尖瓣介入治疗等结构性心脏病领域的快速发展，对影像技术支持手段不断提出新的需求，3D 打印及成像技术从影像、计算、材料科学等诸多方面也不断进步，未来将在精准医疗、二尖瓣相关新器械研发等各个方向发挥更大作用。

8.2.1 精准测量、准确模拟及手术方案制订

伴随 3D 打印相关产业软件、硬件迭代，成像和建模技术准确性将进一步提升，结合材料科学发展，建模和打印实物模型的仿真程度会更加精细化，更加准确地体现二尖瓣复合体结构功能、力学反馈、模拟植入物与自身心脏结构关系等特性。这些技术进步将

有助于患者解剖结构精准测量、适应证筛选、手术方案制订等工作准确性的进一步提升（图 8.3）。

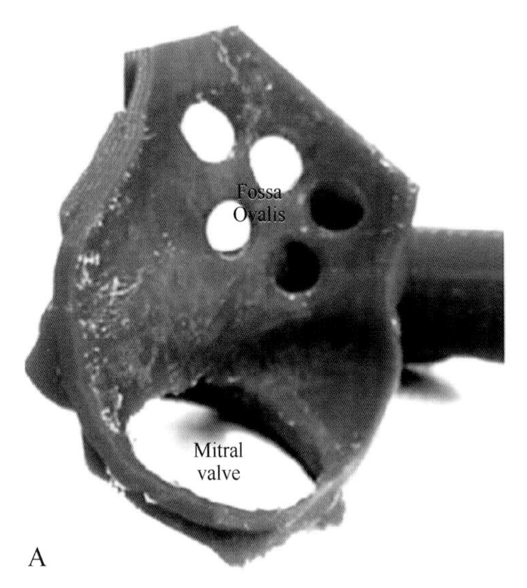

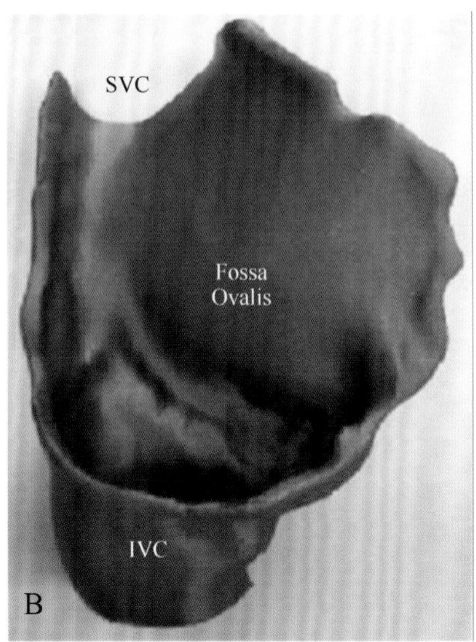

图 8.3　3D 打印辅助指导手术方案房间隔穿刺位置选择

A.3D 打印模型显示不同房间隔穿刺位置；B.3D 打印模型显示卵圆窝毗邻关系

Fossa Ovalis—卵圆窝；IVC—下腔静脉；Mitral valve—二尖瓣；SVC—上腔静脉

[引自 Ferrari，E et al.Interact Cardiovasc Thorac Surg，2020，30(2)：203-214]

8.2.2　流体力学和流固耦合建模评估预后

3D 打印技术与三维仿真计算机模拟等技术的融合，实现了计算流体力学和流固耦合建模在二尖瓣结构功能评估中的应用。将计算流体力学（CFD）纳入 CT 衍生的三维计算模型，可以对二尖瓣病理生理状态和特定治疗目标进行评估和量化。该类模型的建立还可用于评估选择二尖瓣介入治疗器械类型、型号、植入深度等对血流动力学的影响，从而评估预测治疗预后结果，包括术后反流、左心室流出道梗阻程度，甚至未来预测瓣膜耐久性等（图 8.4）。

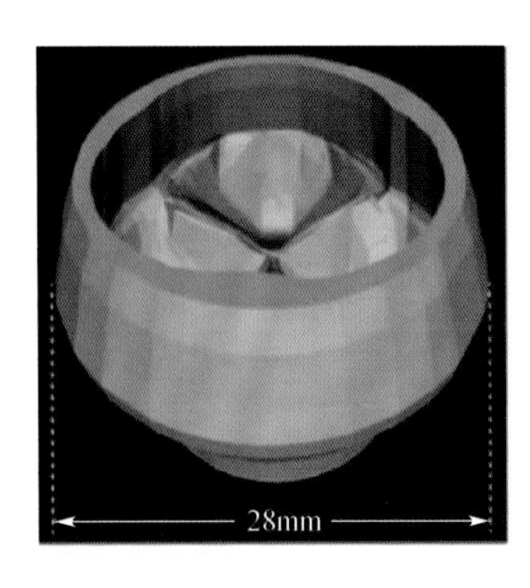

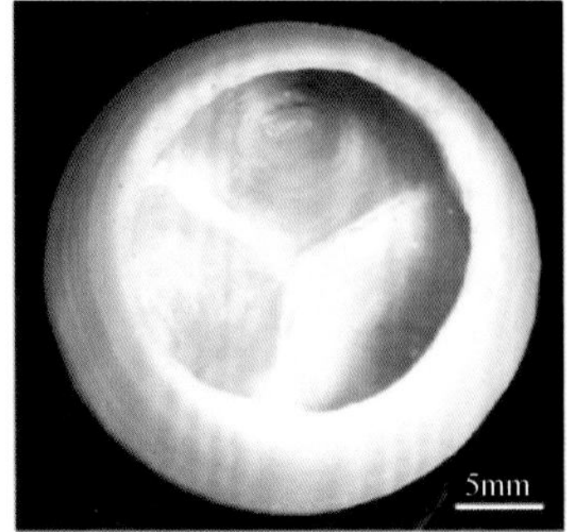

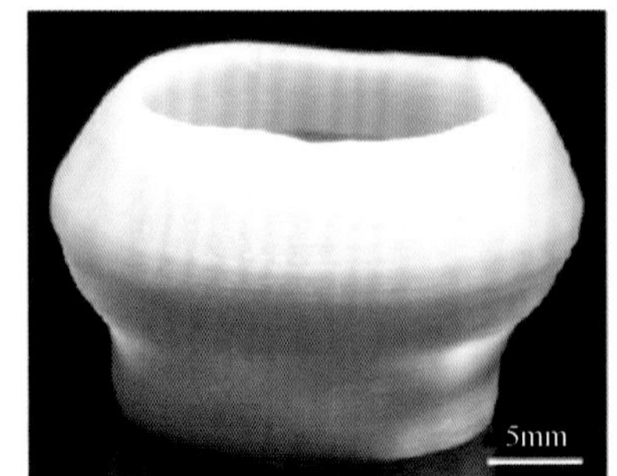

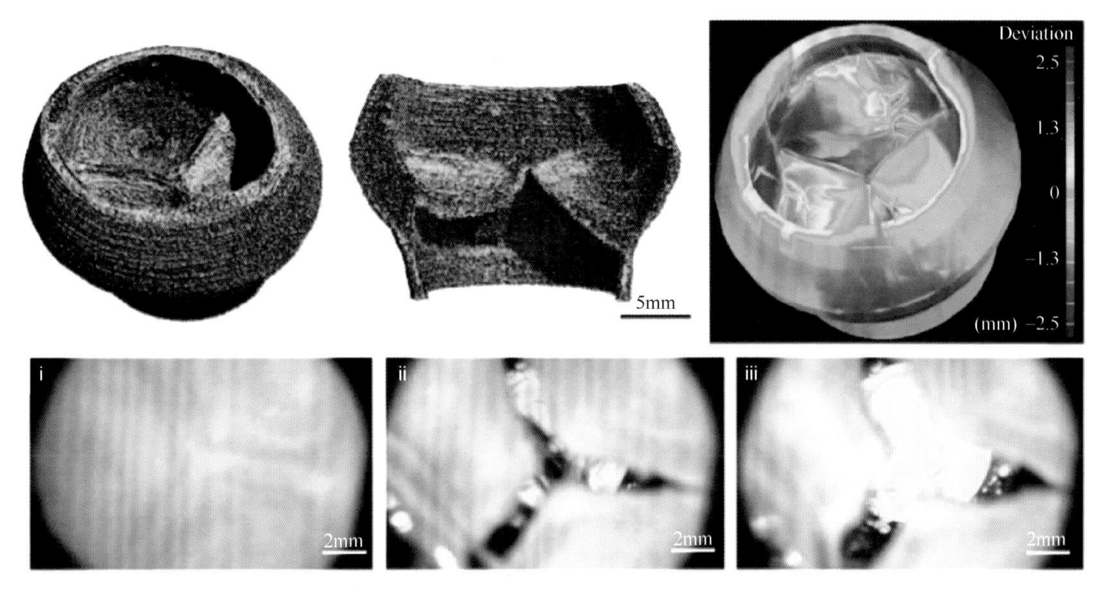

图 8.4 3D 打印流体力学仿真模拟辅助瓣膜器械设计及功能评估

[引自 Lee，et al.Science，2019，365 (6452)：482-487]

8.2.3 3D 打印个性化定制二尖瓣治疗器械

个性化 3D 打印可植入器械在骨科、口腔医学等医疗领域已经进入临床，并在精准医疗、个性化治疗方面发挥了重要作用。在以患者为中心的新型医疗模式引导下，未来在心血管领域引入 3D 打印植入物可能性很大。虽然仍处于早期阶段，但目前已经有研究团队在研究聚合物材料人工瓣叶 3D 打印技术。随着 3D 打印技术和材料科学的快速发展，包括近年出现的动态 4D 打印技术等，在充分模拟二尖瓣复杂解剖结构及功能，动态立体形变等特点的基础上，根据患者解剖结构功能特点定制的经导管二尖瓣微创治疗器械也将成为未来的重要发展趋势。

8.2.4 生物 3D 打印活性二尖瓣治疗技术

生物活性材料打印已经取得了一定突破，未来打印活性可植入物是生物医学工程学不断努力的重要方向之一。组织工程学与 3D 打印技术的融合拓展了新的技术和产业领域。心肌和血管的 3D 生物打印已经进入早期在体试验阶段，并获得了初步的研究成果；而在瓣膜研发领域，人工瓣膜植入物多年来面临的抗凝和耐久性问题，很早就催生了组织工程瓣膜的研究，并取得了一些进展。目前已有研究团队开展了全瓣膜结构生物 3D 打印的探索工作，相信未来生物 3D 打印技术发展能够在以往组织工程瓣膜研究的基础上，进一步推进生物活性瓣膜植入物研发（图 8.5）。

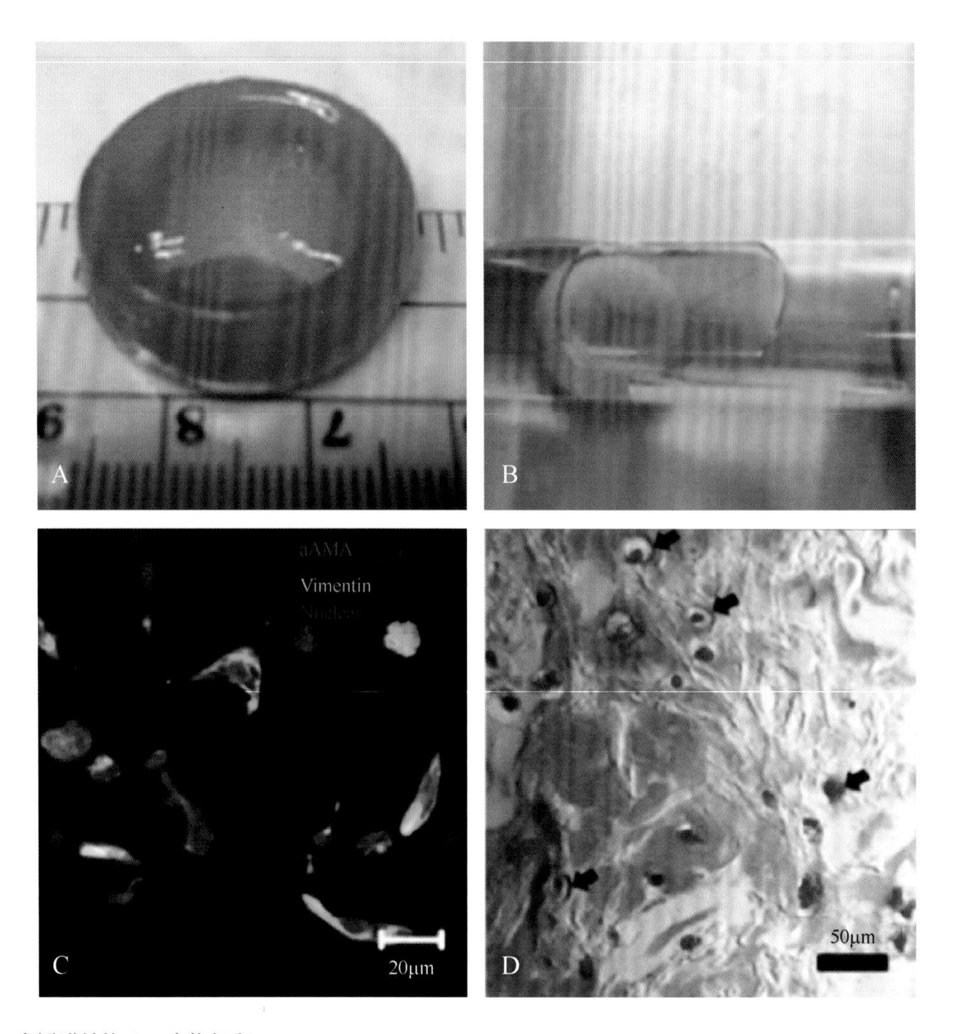

图 8.5 全瓣膜结构 3D 生物打印

A.3D 生物打印的三叶瓣结构；B.3D 生物打印的三叶瓣结构的体外培养；C.3D 生物打印的三叶瓣结构的免疫荧光染色；D.3D 生物打印的三叶瓣结构的生物化学染色

[引自 Chiara Gardin.Cells，2020，9（3）：742]

8.2.5 虚拟现实和全息影像助力手术方案制订和新器械研发

3D 打印结合虚拟现实及全息影像技术，是数字模拟技术的重要进步，对于术者充分理解结构细节有很大帮助，是一种有别于传统诊断性影像方法的全新影像模式。特别是结合 4D 动态影像模拟，使术者对二尖瓣等复杂解剖结构及功能有更充分的理解，并实现精准立体测量、不同期相的动态测量等，使手术方案设计、器械类型及型号选择、并发症预测等更加精准，有助于提高手术成功率，缩短手术时间，改善患者预后。

8.2.6 3D 实时图像融合指导手术操作，实现超强可视化

实时图像融合技术已经有临床应用报道，能够辅助术者精准定位，节省操作时间，但目前的影像融合技术，无论是三维 CT 与透视融合，还是三维超声与透视融合，均仍有很多待解决的问题，包括精确对应关系、动态拟合等。未来 3D 打印及成像技术及计算技术的进一步发展，一定会有更加精准、立体、拟合度更高的操作平台出现，这将给术者操作提供更多辅助支持，特别是对于解剖功能复杂、动态形变较大的二尖瓣疾病，获得理想的术中定位、手术设计等可视化场景，使更多患者受益（图 8.6）。

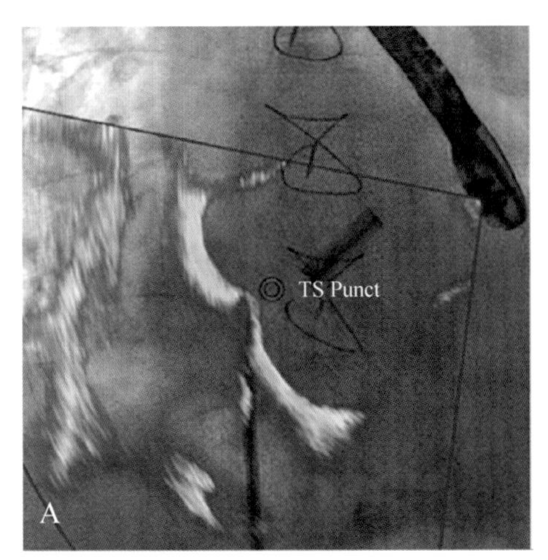

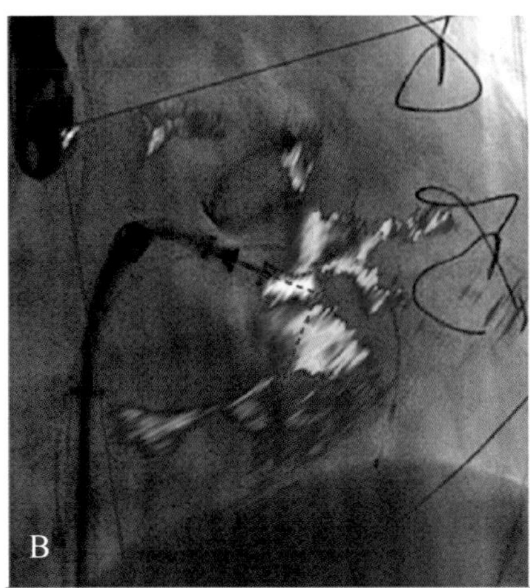

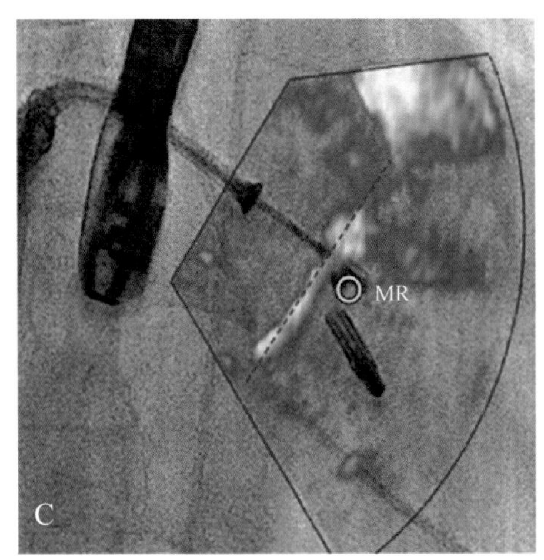

图 8.6 3D 实时图像融合指导 MitraClip 手术操作

A.3D 实时图像融合下进行房间隔穿刺；B.3D 实时图像融合调整器械方向及角度；C.3D 实时图像融合释放 MitraClip

TS Punct—房间隔穿刺点；MR—二尖瓣反流处

[引自 Pascual I，et al.*Ann Transl Med*，2020，8(15)：965]

8.2.7 人工智能技术助力经导管瓣膜介入治疗

基于超现实主义和人工智能（artificial intelligence，AI）模拟在医疗器械培训中展现出的潜在适应性，使得未来它们可能成为新技术蓬勃发展的基础。通过在手术模拟中集成完整的心脏瓣膜模型，AI 技术能明显提升术者对手术器械操作和术中技术应用的信心。在深度学习框架中，将 AI 应用于术中 TEE 处理，允许计算机对自动客观获得的 TEE 图像进行质量评估和反馈。例如，在经导管瓣膜手术培训的过程中，计算机通过对术者手术操作和器械操作的自动化评估，已经发现了某些客观指标（如新手和专家在操作时间、速度、加速度等方面的差异）是可被计算机复制的。未来，实时 3D-TEE 等影像数据与机器深度学习和 AI 的结合，将有助于提供更客观有效的介入影像医师和术者培训模式。将 3D 打印技术、手术模拟、流体建模和 AI 整合，是将来临床培训、器械研发和精准医疗的重要发展方向（图 8.7）。

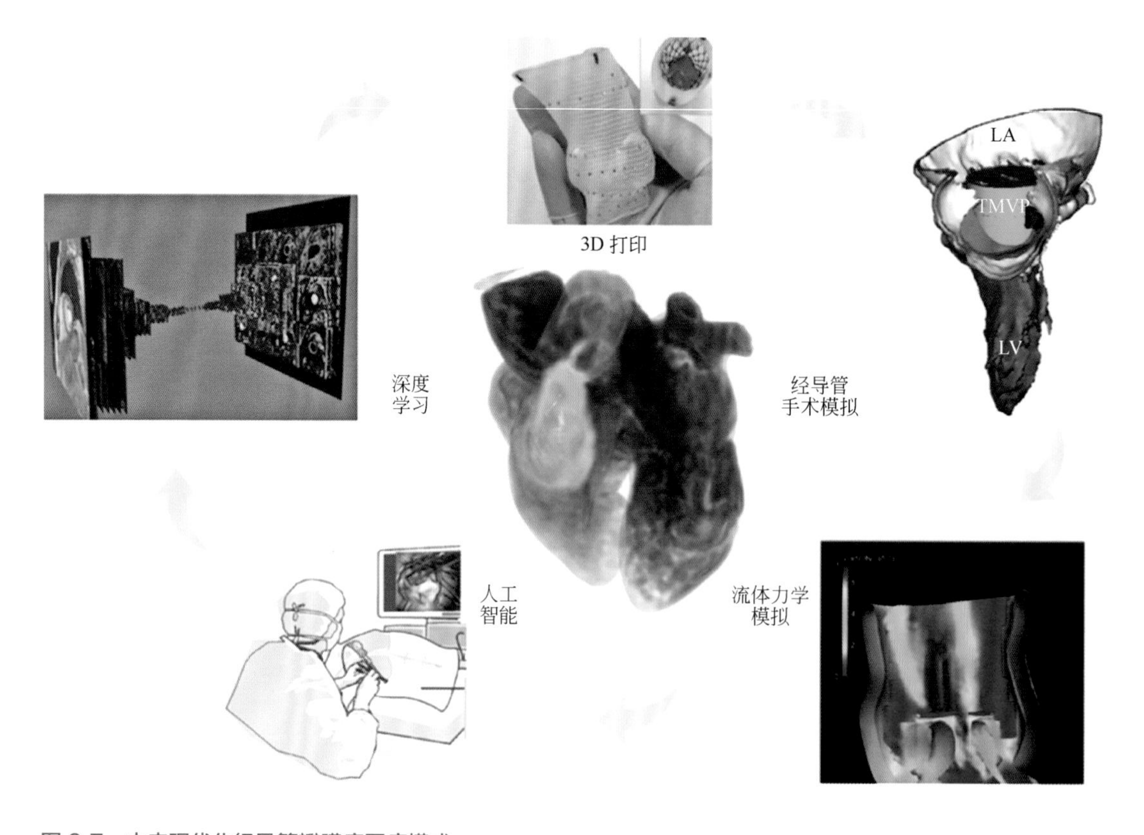

图 8.7 未来现代化经导管瓣膜病医疗模式

[引自 Wang DD，et al.*JACC Cardiovasc Imaging*，2021，14(1)：41-60]

8.3 目前存在的问题

虽然 3D 打印和成像技术在经导管二尖瓣介入治疗领域的应用场景越来越多，但在这些技术能够产生更广泛的影响之前，仍有一些问题需要解决。

① 3D 打印二尖瓣和心脏几何结构复制的准确性有待提高。打印模型必须在广泛的源成像模式、3D 打印材料和方法以及病理状态心血管建模场景中进行验证。基于 3D 打印模型制订手术策略，选择所用器械的类型和型号，均要求模型能够精准测量，且能够准确表现病理结构。建模失准的负面后果可能是手术策略制订和器械选择的失误，影响术中操作策略的实现及最终治疗效果。

② 组织特性和力学性能模拟程度有待提高。目前的 3D 打印技术虽然已经可以实现多材料多种性能成分设定打印，在一定程度上能够反映生理和病理情况的解剖结构和力学特点，但与完全模拟器官组织性能仍有差距。因此，目前的 3D 打印技术仍不能完全反映二尖瓣生理、病理解剖及结构功能特性。同时，对于动态模拟二尖瓣及心脏结构功能的流体动力学需求，包括可变荷载条件的潜在影响等均需要进一步研究。此外，当前 AI 在实际应用中的主要挑战是大量非结构化临床数据的存在。数据收集的基础是合适的源图像、服务器之间文件转换的兼容性，以及直接上传到“学习云”的效率。

虽然仍面临很多问题，但随着 CT、超声、磁共振等影像技术的进一步发展，材料科学技术的进一步突破，未来完全模拟二尖瓣及心脏结构功能的 3D 打印技术将能够实现静态、动态模拟心脏结构功能、力学特性、流体特性等，有望实现模拟血管壁、腔室壁、瓣叶等天然心脏成分生物材料打印，更真实地体外模拟瓣膜及心脏结构功能，为手术策略制订、器械选择及新器械研发助力。AI 算法也将不断激活和改进，新数据将被用来组成更精简的流程，AI 算法也将变得更加准确和高效。未来，生物 3D 打印可植入瓣膜材料及修复器械，将使 3D 打印技术在二尖瓣病变微创经导管治疗领域获得更加深入的发展。

8.4 小结

虽然 3D 打印技术在经导管二尖瓣介入治疗领域的应用仍在早期探索阶段，但个性化 3D 打印指导二尖瓣疾病精准治疗的方向已非常明确。随着影像技术、生物技术和材料科学的发展，未来以 3D 打印和成像技术指导的精准化经导管二尖瓣介入治疗定能造福更多患者。

参考文献

[1] Alonzo M, AnilKumar S, Roman B, et al.3D bioprinting of cardiac tissue and cardiac stem cell therapy.Transl Res, 2019, 211: 64-83.

[2] Bagur R, Cheung A, Chu MWA, et al.3-dimensional-printed model for planning transcatheter mitral valve replacement.JACC Cardiovasc Interv, 2018, 23, 11(8): 812-813.

[3] Ferrari E, Gallo M, Wang C, et al.Three-dimensional printing in adult cardiovascular medicine for surgical and transcatheter procedural planning, teaching and technological innovation.Interact CardioVasc Thorac Surg, 2020, 30(2): 203-214.

[4] Garcia-Sayan E, Chen T, Khalique OK.Multimodality cardiac imaging for procedural planning and guidance of transcatheter mitral valve replacement and mitral paravalvular leak closure.Front Cardiovasc Med, 2021, 8: 582925.

[5] Gardin C, Ferroni L, Latremouille C, et al.Recent applications of three dimensional printing in cardiovascular Medicine.Cells, 2020, 9(3): 742.

[6] Izzo RL, O' Hara RP, Iyer V, et al.3D printed cardiac phantom for procedural planning of a transcatheter native mitral valve replacement.Proc SPIE Int Soc Opt Eng, 2016, 9789: 978908.

[7] Lee A, Hudson AR, Shiwarski DJ, et al.3D bioprinting of collagen to rebuild components of the human heart. Science, 2019, 365 (6452):482-487.

[8] Ooms J, Minet M, Daemen J, et al.Pre-procedural planning of transcatheter mitral valve replacement in mitral stenosis with multi-detector tomography-derived 3D modeling and printing: A case report.Eur Heart J Case Rep, 2020, 4(3): 1-6.

[9] Ooms JF, Wang DD, Rajani R, et al.Computed tomography-derived 3D modeling to guide sizing and planning of transcatheter mitral valve interventions.JACC: Cardiovascular Imaging, 2021, 14(8): 1644-1658.

[10] Pascual I, Pozzoli A, Taramasso M, et al.Fusion imaging for transcatheter mitral and tricuspid interventions. Ann Transl Med, 2020, 8(15): 965.

[11] Pushparajah K, Chu KYK, Deng S, et al.Virtual reality three-dimensional echocardiographic imaging for planning surgical atrioventricular valve repair.JTCVS Tech, 2021, 7: 269-277.

[12] Reddy LVK, Murugan D, Mullick M, et al.Recent approaches for angiogenesis in search of successful tissue engineering and regeneration.Curr Stem Cell Res Ther, 2020, 15(2): 111-134.

[13] Sun Z.Clinical applications of patient-specific 3D printed models in cardiovascular disease: Current status and future directions.Biomolecules, 2020, 10(11): 1577.

[14] Theodoropoulos KC, Papachristidis A, Fonseca T, et al.Understanding the anatomy of a perforated mitral valve: From 2D echocardiography to 3D printing.Hellenic J Cardiol, 2019, 60(4): 264-265.

[15] Vukicevic M, Mosadegh B, Min JK, et al.Cardiac 3D printing and its future directions.JACC: Cardiovascular Imaging, 2017, 10: 171-184.

[16] Vukicevic M, Puperi DS, Jane Grande-Allen K, et al.3D printed modeling of the mitral valve for catheter-based structural interventions.Ann Biomed Eng, 2017, 45(2): 508-519.

[17] Vukicevic M, Vekilov DP, Grande-Allen JK, et al.Patient-specific 3D valve modeling for structural intervention.Structural Heart, 2017, 1: 236-248.

[18] Wang C, Zhang L, Qin T, et al.3D printing in adult cardiovascular surgery and interventions: A systematic review.J Thorac Dis, 2020, 12(6): 3227-3237.

[19] Wang DD, Qian Z, Vukicevic M, et al.3D printing, computational modeling, and artificial intelligence for structural heart disease.JACC: Cardiovascular Imaging, 2021, 14(1): 41-60.

[20] Wunderlich NC, Beigel R, Ho SY, et al.Imaging for mitral interventions: Methods and efficacy.JACC: Cardiovascular Imaging, 2018, 11(6): 872-901.

[21] 杨剑 . 心血管 3D 打印技术 . 北京 : 化学工业出版社 , 2020: 263-270.